똑똑한 환자는
병원 선택이 다르다

똑똑한 환자는 병원 선택이 다르다

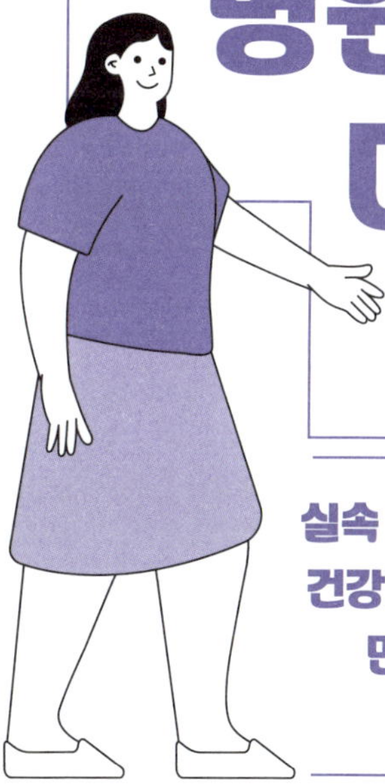

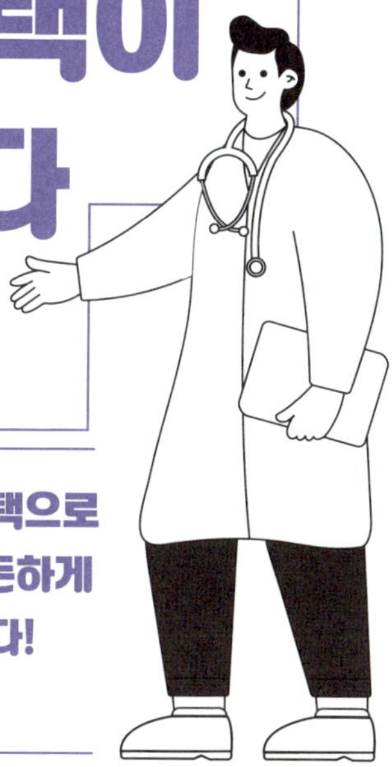

박창범 지음

실속 있는 의료 선택으로
건강도 지갑도 든든하게
만들어 드립니다!

아침사과

프롤로그

환자의 알권리를 위한 의료 지식의 힘

병원에서 마음이 상했던 경험이 있습니까? 당황스러웠거나 주눅이 들었거나 화가 머리끝까지 치밀었던 적은요? 환자로 혹은 보호자로 병원에 다녀본 사람이라면 누구나 한두 번쯤 불편과 불만을 겪은 적이 있을 것입니다. 많은 이들이 병의원을 이용하고 있지만 정보 부족으로 인한 병의원과 의사 선택의 어려움, 복잡한 진료시스템, 반복적으로 기다려야 하는 불편함, 궁금한 것을 제대로 물을 겨를도 없는 짧은 진료 시간, 의사의 난해한 설명과 권위적인 태도, 어려운 의학용어들, 끝도 없이 이어지는 검사, 담당 의사의 잦은 교체, 자신의 질병과 치료과정에 대한 이해 부족, 의료진으로부터 적절한 대우를 받지 못함으로 발생하는 서러움 등 환자들이 병의원에서 겪어야 하는 설움들은 이루 말할 수 없습니다. 어떨 때는 진료 중에 받는 스트레스가 병을 더 키우는 듯 하기도 합니다. 가족 중에서 누가 아파서 큰 병원에 입원해야 할 때면, 어떻게 해서든 그 병원에서 일하거나 관계가 있는 의사나 간호사를 찾으려고 합니다. 의사나 간호사가 없다면 원무과 직원이라도 아는 사람이 있어야 안심이 됩니다. 이러한 상황은 최근까지도 변하지 않은 것 같습니다.

그렇다면 환자들은 어떻게 해야 똑똑하고 현명하게 병의원을 이용할 수 있을까요? 이 책은 이러한 문제의식에서 출발했습니다. 병원 이용과 관련된 책들은 이미 많이 출간되었지만, 의사나 간호사 등 현직에서 근무하고 있는 의료인이 쓴 책은 찾아보기 어렵습니다. 전반적으로 병의원의 현실을 잘 반영하지 못하거나 왜곡된 부분이 많고 개인의 경험을 일반화하거나 지나치게 환자의 입장만 기술되어 있다는 문제점이 보였고, 실제로 진료를 받는 데 도움이 되지 않는 내용이 너무 많다는 생각도 들었습니다.

이 책은 대학병원에서 전문의로 환자를 진료하며 얻은 경험과 지식을 바탕으로, 병의원을 선택하고 진료를 받으며 약국에서 약을 사고, 약을 어떻게 보관하고 복용할지에 대하여, 환자들이나 일반인이 잘 모를 수 있지만 알아 두면 유용한 상식을 최대한 쉽게 설명하는 데 중점을 두었습니다.

이 책은 크게 두 부분으로 구성되어 있습니다. 첫 번째 부분은 병의원과 의사에 대한 기본적인 설명으로, 병의원을 어떻게 구분하고 각각의 특징이 무엇인지, 의사는 어떻게 분류되는지 등을 다룹니다. 또한 처방전, 진단서, 소견서 등 병의원에서 발급되는 서류에 대한 설명과 함께, 병의원을 선택하고 이용할 때 자주 접하게 되는 기초적인 내용을 포함하고 있습니다. 두 번째 부분은 환자가 병의원을 이용하며 의사에게 진료를 받을 때 실제로 겪을 수 있는 상황이나 고민을 제시하고, 이를 어떻게 해결해야 하는지에 대한 내용을 다룹니다.

건강은 모든 사람이 누려야 할 기본적인 권리이고 국가는 국민건강을 보장해야 할 의무가 있습니다. 환자는 병원에서 존중받으며, 최선의 진료를 받아야 하고, 자신의 병과 치료과정에 대해 충분히 이해한 후 의료행위를 선택하고 결정할 권리가 있습니다. 누구보다 따뜻한 보살핌과 친절한 서비스가 절실한 이들이 바로 환자들입니다. '아는 것이 힘'이라는 말처럼, 정확한 의료정보는 큰 도움이 됩니다. 이 책을 통해 많은 이들이 올바른 의료지식과 정보를 얻어 더 합리적으로 병의원을 이용할 수 있기를 바랍니다.

CONTENTS

제2장

똑똑한 환자가 병원 이용할 때 알면 좋은 상식

제1장

똑똑한 환자의 병의원과 약국 선택

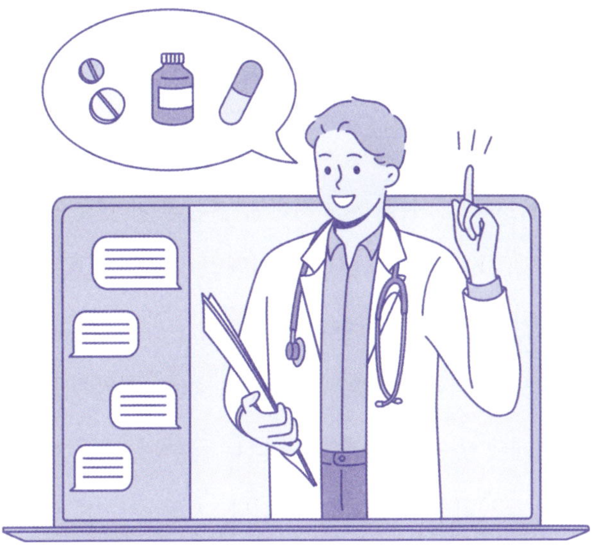

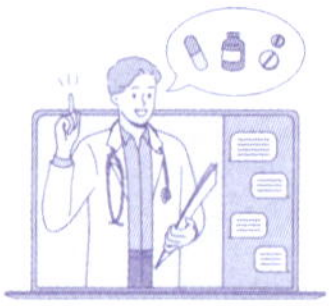

병의원의 종류와 구분

환자들이 이용할 수 있는 의료기관은 크게 의원, 병원, 종합병원, 상급종합병원과 보건소로 나뉩니다. 이들 의료기관은 분류에 따라 그리고 시설 규모와 인력 정도가 저마다 다르기에 기능과 장단점 또한 다릅니다. 여기서는 각각의 의료기관의 장단점에 대하여 알아보도록 하겠습니다.

의원

의원은 외래진료가 중심인 의료기관입니다. 흔히 집 근처에서 볼 수 있는 OO내과 의원, OO소아과 의원, OO이비인후과 의원 등이 이에 해당합니다. 먼저 장점을 살펴보겠습니다.

첫째, 종합병원에 뒤지지 않는 전문성을 갖춘 의원이 많습니다. 어떤 사람들은 동네에서 있는 의원에 대해 너무 급해서, 혹은 어쩔 수 없어서 간다는 식으로 무시하기도 합니다. 그러나 그곳에서 일하는 의사들의 실력을 살펴보면 그들을 결코 폄하할 수 없습니다. 의원을 운영하는 대다수

원장들은 대학병원이나 종합병원에서 인턴 과정, 3~4년의 전공의 과정을 거치고 전문의 자격을 받은 의사들입니다. 이들의 전문성은 암이나 심장병과 같은 중증질환은 종합병원이나 상급종합병원과 비교해 상대적으로 부족할 수 있으나 감기, 당뇨, 고혈압, 위궤양과 같이 흔한 질환에서는 전혀 뒤처지지 않습니다. 요즘은 전공의 과정과 함께 전임의 과정을 마치고 개업하는 의사들도 많아 소화기질환, 류마티스질환, 순환기질환과 같이 특정 전문 질환에 대하여 대학병원 수준의 외래진료 서비스를 제공하는 의원들도 많습니다.

둘째, 의원에서는 대기 시간을 줄일 수 있습니다. 대학병원급 종합병원이나 상급종합병원에 근무하는 교수들은 일주일에 2~4일, 그것도 오전이나 오후 중 한 번 정도 외래진료를 하고 토요일에는 진료를 하지 않는 경우가 많습니다. 따라서 대학병원급 종합병원이나 상급종합병원 교수들의 외래진료를 보기 위해서는 어쩔 수 없이 환자 본인의 일정을 조정하거나 필요에 따라서는 휴가를 내야 하기도 합니다. 요리조리 시간을 맞춰 예약을 잡았다고 해도 여전히 교수를 만나기 쉽지 않습니다. 교수와 3~5분 정도의 대면진료를 하기 위해서는 외래 대기실에서 짧게는 몇십 분에서 길게는 1시간 이상을 기꺼이 기다려야 합니다. 하지만 의원의 경우, 예약하지 않더라도 환자 본인이 원하는 시간에 대학병원급 종합병원이나 상급종합병원보다 충분한 시간을 가지고 진료를 받을 수 있습니다. 또한 평일은 물론 토요일 진료나 야간진료를 하는 곳도 많기에 본인의 시간에 맞춰서 진료를 받을 수 있습니다.

셋째, 의원은 접근성과 친밀성이 좋습니다. 질병예방과 조기진단에 있어 가장 중요한 것은 필요할 때 의사를 쉽게 만날 수 있는 접근성과 의료진과의 친밀성입니다. 대학병원급 종합병원이나 상급종합병원은 집에서 먼 경우가 많아 병원까지 오가는 시간이 걸립니다. 교수와 한 두 마디 더 나누고 싶어도 진료 시간에 쫓겨 실질적인 관계를 쌓기도 쉽지 않습니다. 이렇다 보니 대학병원급 병원이나 상급종합병원에서는 접근성과 친밀성을 기대하기가 어렵습니다. 그러나 집에서 가까운 의원이라면 방문시간에 대한 선택의 폭이 넓고 시간적 여유를 갖고 상담할 수 있어 의료진과의 관계 형성이 쉽습니다.

넷째, 의원은 포괄적 진료를 제공합니다. 대학병원급 종합병원과 상급종합병원은 각 질병을 세분화해서 전문성을 극대화하고 있습니다. 예를 들어 내과는 소화기내과, 순환기내과(심장내과), 호흡기내과, 류마티스내과, 감염내과, 혈액종양내과 등으로 분리되어 있고 소화기내과라고 하더라도 위질환, 대장질환, 간질환, 췌담도질환으로 더욱 세분화되어 있습니다. 정형외과도 손, 발, 무릎, 어깨, 허벅지 등으로 세분화되어 있습니다. 이러한 상황은 환자들에게 큰 어려움으로 다가옵니다. 복부에 통증을 느끼면 대부분 "배가 아프다"라고 표현하지, 위나 간이나 췌장이 아프다고 구체적으로 말하는 사람은 극히 드물기 때문입니다. 따라서 일반인이 자기의 증상만으로 자기에게 맞는 세부전공을 가진 교수를 한번에 찾기는 매우 어렵습니다. 하지만 의원은 특정 질환에 대한 전문성은 부족하지만 환자가 말하는 통증의 내용을 기반으로 포괄적이고 넓게 진료하는 것이 가능합니다. 통합적 진료 이후 의원의 의사는 필요에 따라 환자에게 가장 적합한 대학병원급 종합병원이나 상급종합병원, 이에 더 나아가서 특정한 교수를 추천해 줄 수도 있습니다.

마지막으로, 의원은 진료비와 약제비가 상대적으로 저렴합니다. 우리나라에서의 진찰료와 검사비는 의원, 병원, 종합병원, 상급종합병원에 따라 다르게 책정되어 있어, 의원의 경우 대학병원급 종합병원이나 상급종합병원에 비하여 진찰료와 검사비에서 경제적 부담을 덜 수 있습니다. 당뇨나 고혈압 등과 같은 경증질환의 경우에는 약제비도 낮습니다.

이번에는 의원의 단점을 알아보겠습니다. 먼저, 의원에는 진단 및 치료를 위한 시설이나 장비가 부족합니다. 의원은 주로 한두 명의 의사가 소규모로 운영하다 보니 흔하지 않은 질환이나 중증질환에 대한 진단 및 치료를 위한 시설이나 장비가 부족한 경우가 많습니다. 이러다보니 많은 검사들을 외주를 주고 있어 검사 당일 결과를 확인하기 어렵기도 합니다.

둘째, 의원에서는 입원치료가 어렵습니다. 외래진료가 주된 업무인 의원이 입원실을 갖추고 서비스를 제공하는 경우는 매우 드뭅니다. 따라서 입원치료가 필요할 때는 병원, 종합병원, 상급종합병원으로 가야 합니다.

셋째, 의원에서는 희귀질환이나 중증 환자 치료가 어렵습니다. 비록 의원을 개업한 의사가 대학병원급 종합병원이나 상급종합병원에서 인턴 및 전공의 3~4년의 교육과정을 거쳤다고 하더라도 드문 질환이나 암, 심장병 등 중증질환에 대한 전문적인 지식과 경험이 부족합니다. 설령 충분한 전문성을 갖춘 의사가 있더라도 진단하고 치료할 장비나 시설이 부족한 것이 사실입니다.

넷째, 의원마다 의료서비스의 질이 다릅니다. 동일증상이나 질환으로 방문하더라도 각각의 의원에서 제공하는 의료서비스의 질이 다른 경우가 많습니다. 의원과 의원, 의원과 병원 간 경쟁이 치열한 수도권보다는 상대적으로 경쟁이 치열하지 않은 지방이나 중소도시가 의원간 의료서비스 차이가 많습니다.

끝으로, 의원 이용이 어려울 때도 있습니다. 대다수 의원들은 주중에는 오전과 오후, 토요일은 오전에만 진료를 합니다. 그래서 주말이나 공휴일 혹은 야간에 진료를 봐야 하는 상황이 생기면 방문할 의원이 없습니다. 이런 경우에는 아픈 몸을 이끌고 먼 거리에 있는 병원이나 종합병원의 응급실을 이용할 수밖에 없습니다.

병원

이 글에서 말하는 병원은 집 근처에서 흔히 볼 수 있는 소규모 병원을 지칭합니다. 소규모 병원은 의원에는 없는 CT나 MRI와 같은 전문적인 의료장비도 있고, 입원실을 운영하기 때문에 의원에서 할 수 없는 검사나 입원치료가 가능합니다. 또한 의원과 마찬가지로 진료 대기시간이 짧습니다. 하지만 종합병원이나 상급종합병원에 비하여 의료장비나 인력이 양적 및 질적으로 떨어지는 경우가 흔합니다. 그리고 종합병원이나 상급종합병원보다 담당 의사가 자주 바뀌는 경우가 많습니다.

전문병원

병원의 규모는 작지만 척추전문병원, 산부인과전문병원, 안과전문병원 등 특정 질환에 대하여 대학병원만큼 난이도가 높고, 전문적인 진료가 가능한 병원을 전문병원이라고 합니다. 참고로 전문병원이라는 명칭은 진료실적, 인력, 병상, 의료서비스의 질, 의료기관 인증 등의 항목에서 일정한 기준을 넘는 병원만 사용할 수 있습니다. 따라서 전문병원이라는 명칭이 붙은 병원은 그 분야에서만큼은 신뢰해도 좋습니다.

전문병원은 대학병원급 종합병원이나 상급종합병원에 비하여 의료진, 장비, 서비스, 시스템 등에서 질적으로나 양적으로는 크게 뒤처지지 않으면서도, 대학병원급 종합병원이나 상급종합병원보다 진료비가 저렴하고, 진료나 입원에서 절차도 간단해 진단과 치료가 빠르게 진행됩니다. 하지만 전문병원은 병원보다는 혼잡하고 진료 대기시간도 길며 다른 소규모 병원보다는 진료비도 비싼 편입니다. 그리고 시내중심에 있는 전문병원은 접근성이 떨어집니다. 또한 전문병원의 특정 전문 진료과목은 대학병원급 종합병원이나 상급종합병원 수준의 의료서비스를 제공하지만 다른 과의 경우 그렇지 않아 종합적인 의료서비스를 받기 어렵습니다.

종합병원

종합병원은 100개 병상 이상의 규모를 갖춘 병원으로 거주지 근처에 있는 중급 규모의 병원은 물론 일부 대학병원도 종합병원에 해당합니다. 종합병원은 소규모 병원에 비하여 비교적 넓고, 의원이나 소규모 병원에 비하여 많은 의료 인력이 근무하여 의료서비스의 질이 높고 상대적으로 쾌적한 환경에서 치료받을 수 있습니다. 또한 의원이나 소규모 병원에서는 갖추지 못한 진단 장비나 로봇수술, 레이저 수술 등 첨단 의료장비와 시설을 갖추고 있어 중증질환 및 비교적 드문 질병의 진단과 치료가 가능합니다. 대학병원급 종합병원의 경우 많은 질환의 치료에 있어 상급종합병원과 유사한 의료서비스를 제공하고 있지만 종합병원으로 분류되어 진료비, 검사비, 치료비가 상대적으로 낮습니다.

상급종합병원

상급종합병원은 정부가 종합병원 중에서 의원이나 병원에서 치료하기 힘든 난치병, 희귀질환, 진단이 불확실한 질환, 입원이 필요한 중증질환, 흔한 질병이라도 합병증이 생긴 환자들을 전문적으로 치료하기 위해 정책적으로 지정한 병원입니다. 상급종합병원은 2024년 기준 600개 병상 이상의 종합병원 75개 중에서 47개 종합병원만이 상급종합병원으로 지정되어 있습니다.

상급종합병원은 난치병, 희귀질환, 중증질환을 치료하기 위하여 지정된 병원이기 때문에 각 해당 분야에서 가장 전문성이 높은 의사들로부터 진료를 받을 수 있다는 것이 가장 큰 장점입니다. 또한 간호사 한 명이 담당하는 환자의 숫자도 적어 우리나라에서 가장 높은 수준의 의료서비스를 만날 수 있습니다.

그러나 여기에도 피할 수 없는 단점들이 있습니다. 첫째, 진찰료, 검사비, 치료비가 의원은 물론 종합병원에 비하여 높기 때문에 환자들은 큰 부담을 느낄 수밖에 없습니다. 이렇게 상급종합병원의 진찰료, 검사비, 치료비가 높은 이유는 모든 수가가 대학병원급 종합병원보다 높은 것도 있지만(2024년 기준 종합병원의 초진료는 18,870원이지만 상급종합병원의 경우 20,770원으로 진료비가 더 높습니다. 또한 같은 의료행위를 하더라도 상급종합병원의 진료비가 더 비쌉니다), 전체 진료비에서 환자가 내야 하는 본인부담비율이 높기 때문입니다. 예를 들어 상급종합병원에서는 외래진료비의 전부를 환자 본인이 부담하고 검사비도 총비용의 60퍼센트를 부담합니다. 이에 비하여 종합병원의 외래 진찰료와 총검사비의 50퍼센트만 환자 본인이 부담합니다. 또한 상급종합병원은 중증질환 및 희귀 난치성 질환을 치료하기 위한 최신 치료기기와 약물을 많이 사용합니다. 이러한 기기들과 약물들은 건강보험의 혜택을 받지 못하는 비급여항목인 경우가 많기 때문에 환자들이 느끼는 총진료비(진찰료 + 검사비 + 치료비)가 매우 높습니다.

둘째, 서울에 있는 대형종합병원에서 진료를 보기 위해서는 진료 예약을 해도 1~2달은 있어야 진료를 볼 수 있습니다. 그런데 진료 시간은 단, 3~5분. 기다린 시간에 비하여 터무니없이 짧은 진료 시간에 의사에게 직접 검사 결과나 치료과정을 제대로 물어보거나 설명을 듣기가 어렵습니다.

셋째, 검사실이나 대기실은 환자들과 보호자들로 붐벼 의료진이 제공하는 서비스가 의원이나 소규모 병원보다 상대적으로 불친절하기도 합니다.

넷째, 모든 상급종합병원은 의사나 간호사들의 수련병원입니다. 그래서 환자는 의과대학생이나 간호대학생에게 둘러싸여 환부나 치료과정을 보이는 등의 불편을 겪을 수 있습니다.

보건소

보건소는 지역사회의 보건행정을 제공합니다.[1] 또한 보건소는 형편이 어려운 사람들뿐만 아니라 모든 지역주민에게 무료 혹은 저렴한 비용으로 다양한 의료서비스와 건강 예방 서비스를 제공하고 있습니다. 보건소의 장점을 살펴보겠습니다.

첫째, 진료비가 매우 저렴합니다. 65세 이상이 보건소를 이용할 경우, 진료비가 무료입니다. 65세 이하인 경우에도 의원이나 병원에 비하여 진료비가 저렴합니다.

둘째, 보건소는 공공의료기관이기 때문에 과잉 진료로부터 비교적 자유롭습니다. 영유아 및 성인 예방접종은 무료이거나 아주 저렴한 비용으로 받을 수 있습니다. 산모의 경우 임신진단 및 기본 검사와 함께 다양한 산전 검사도 저렴한 비용으로 받을 수 있고 임산부 배지와 함께 임신과 출산에 도움이 되는 서적, 철분제 및 엽산제를 무료로 받을 수 있습니다. 이 외에도 성인병 검진, 물리치료, 한방 및 치과 치료도 저렴한 가격으로 받을 수 있습니다.

하지만 단점도 있습니다. 첫째, 진료영역이 다양하지 못합니다. 보건소에서는 종합병원과 같은 전문적인 의료서비스는 제공하지 않습니다. 또한 지역마다 보건소가 제공하는 진료내용, 운영시간, 건강 관련 서비스에 차이가 있습니다. 이에 따라 해당 지역 보건소에 어떤 진료 서비스를 제공하는지를 전화로 문의하거나 보건소 홈페이지를 이용하여 본인이 직접 확인해야 합니다. 둘째, 지방 소도시의 경우, 한 지역에는 하나의 보건소밖에 없어 거주지와 거리가 멀 때는 이용이 매우 불편합니다.

[표 1-1] 보건소 진찰료

무료	장애 1, 2, 3급, 의료급여 대상자, 상이군경 1~3급, 국가유공자
65세 이상	각 관내 거주자로서 고혈압, 고지혈증, 당뇨 등 만성질환 1차 진료에 한하여 무료
65세 이하	진료 내용에 따라 진료비 부담(진료비 500~5,610원)

[참고 1-1]
대학병원급 종합병원과 상급종합병원

많은 사람들이 상급종합병원이 종합병원보다 더 좋은 병원이라고 생각합니다. 과연 그럴까요? 결론적으로 말하면 반드시 그렇지는 않습니다. 상급종합병원이란 치료하기 힘든 난치병이나 희귀질환, 진단이 불확실한 질환, 입원을 필요로 하는 중증질환, 합병증이 발생한 환자들을 전문적으로 치료하기 위해 정부가 정책적 목적으로 지정한 병원으로 전국 600병상 이상의 75개 종합병원 중에서 47개 병원만이 상급종합병원으로 지정됩니다.

상급종합병원을 선정할 때에는 규모, 시설, 의료진의 능력은 물론 병원이 위치한 지역도 고려합니다. 따라서 수도권에 있는 대학병원급 종합병원의 경우 상급종합병원과 대등하거나 비슷한 수준과 규모, 의료진의 능력이 있어도 상급종합병원으로 지정되지 않는 경우가 많습니다. 이로 인하여 수도권에는 대학에서 운영하고 있는 대학병원이지만 상급종합병원이 아닌 경우가 많습니다. 하지만 지역에 있는 대학병원은 거의 대부분이 상급종합병원입니다.

[표 1-2] 대학병원이지만 상급종합병원이 아닌 병원 예시

상급종합병원이 아닌 병원의 예시		
진료권역		지정기관명
서울권	강동구	강동경희대학교병원, 강동성심병원
	강서구	이화여자대학교 서울병원
	은평구	가톨릭대학교 은평성모병원
	용산구	순천향대학교 서울병원
	노원구	상계백병원, 노원을지병원
경기권	광명시	중앙대학교 광명병원
	일산시	인제대학교 일산백병원
	일산시	동국대학교병원
충남권	대전시	을지대학교병원
경남서부권	창원시	창원경상국립대학교병원
강원권	춘천시	강원대학교병원, 춘천성심병원

정부는 3년마다 상급종합병원 지정 여부를 재평가합니다. 따라서 이전에 상급종합병원이었던 곳이 종합병원으로, 종합병원이었던 곳이 상급종합병원으로 바뀌는 경우가 종종 있습니다. 예를 들어 이화여자대학교 목동병원은 종합병원이었지만 2020년 평가부터 상급종합병원으로 바뀌었습니다. 반면에 강동성심병원은 상급종합병원이었지만 2018년부터 종합병원이 되었습니다.

환자의 입장에서 상급종합병원과 대학병원급 종합병원은 어떤 차이점이 있을까요? 첫째, 환자가 상급종합병원에서 진료를 받으려면 동네 병의원이나 종합병원에서 진료의뢰서 혹은 전원의뢰서가 필요합니다. 하지

만 대학병원급 종합병원에서는 진료의뢰서 필요 없이 바로 진료를 받을 수 있습니다. 둘째, 같은 진단과 치료를 받아도 상급종합병원은 의료비가 높게 책정되어 있어 본인부담률이 높습니다. 즉, 상급종합병원은 대학병원급 종합병원보다 진찰료, 검사비, 약제비가 매우 비쌉니다.

참고로 2024년 1월, 보건복지부가 지정한 제5기(2024~2026년) 상급종합병원은 다음과 같습니다.

[표 1-3] 제5기(2024~2026년) 상급종합병원

진료권역	지정기관명
서울권	가톨릭대학교 서울성모병원(서초), 강남세브란스병원(강남), 강북삼성병원(종로), 건국대학교병원(광진), 경희의료원(동대문), 고려대학교 구로병원(구로), 고려대학교 안암병원(안암), 삼성서울병원(강남), 서울대학교병원(종로), 서울아산병원(송파), 세브란스병원(서대문), 이화여자대학교 목동병원(양천), 중앙대학교병원(동작), 한양대학교병원(성동)
경기서북부권	가톨릭대학교 성빈센트병원(수원. 4기(2021~2023년) 평가 때 탈락되었다가 5기 때 재지정됨), 가톨릭대학교 인천성모병원(인천 부평), 가천대길병원(인천 남동), 인하대학교병원(인천 중구), 순천향대학교병원(부천)
경기남부권	고려대학교 안산병원(안산), 아주대학교병원(수원), 분당서울대학교병원(성남), 한림대학교 성심병원(안양)
강원권	강릉아산병원(강릉), 원주세브란스기독병원(원주)
충북권	충북대학교병원(청주)
충남권	건양대학교병원(대전 서구), 단국대학교병원(천안), 충남대학교병원(대전 중구)
전북권	원광대학교병원(익산), 전북대학교병원(전주)
전남권	전남대학교병원(광주 동구), 조선대학교병원(광주 동구), 화순전남대학교병원(화순)
경북권	경북대학교병원(대구 중구), 계명대학교 동산병원(대구 달서구), 대구가톨릭대학교병원(대구 남구), 영남대학교병원(대구 남구), 칠곡경북대학교병원(대구 북구)

진료권역	지정기관명
경남동부권	고신대학교 복음병원(부산 서구), 동아대학교병원(부산 서구), 부산대학교병원(부산 서구), 양산부산대학교병원(양산), 인제대학교 부산백병원(부산 부산진구), 울산대학교병원(울산 동구),
경남서부권	경상국립대학교병원(진주), 성균관대학교 삼성창원병원(창원)
전국	**총 47개**

그렇다면 환자는 상급종합병원과 대학병원급 종합병원 중 어느 곳을 이용하는 것이 좋을까요? 먼저 집 근처에 있는 대학병원이지만 상급종합병원으로 지정받지 않은 병원을 확인하시기 바랍니다. 이런 대학병원급 종합병원을 먼저 방문하여 검사나 치료를 받으면 상급종합병원과 대등한 의료서비스를 받으면서도 상대적으로 진료비, 검사비, 치료비를 아낄 수 있습니다. 만약 대학병원급 종합병원에서 진단이나 치료를 받기 어려운 경우에는 진료의뢰서를 받아 상급종합병원에 가시면 될 것 같습니다.

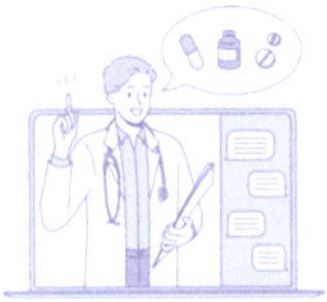

수련 정도에 따른 의사의 분류

의사는 어떻게 분류하는 게 좋을까요? 개인의 역량이 다르니 출신학교나 수련병원을 떠나 의사 개인이 가진 실력으로 의사를 분류하는 것이 가장 좋은 방법이겠습니다. 하지만 전국의 의사들이 전부 한자리에 모여 서바이벌 게임을 하듯 실력 겨루기를 할 수도, 한날한시에 시험을 볼 수도 없으므로 개인의 실력을 기준으로 의사를 분류하는 것은 불가능합니다.

졸업한 학교가 아무리 좋다고 해도 적절한 수련을 받지 않으면 환자를 진료하는 능력을 담보할 수 없습니다. 이러한 이유로 의사들은 수련 정도에 따라 분류되는 것이 일반적입니다. 대학병원이나 이에 준하는 종합병원에서 3~4년 동안 혹독하기로 악명이 아주 높은 전공의로 수련을 받았다는 것은 일정 수준 의료의 질을 보장한다는 것을 의미하기 때문입니다. 이 분류에 따르면 의사를 수련의(인턴), 전공의(레지던트), 전임의(펠로우), 전문의, 분과전문의, 그리고 일반의로 나눌 수 있습니다.

수련의(인턴)

의과대학을 막 졸업하고 의사면허를 받은 신참 의사로서 병원에서 일을 처음으로 배우는 의사를 말합니다. 의과대학에서는 환자를 진단하고 치료하는 여러 방법과 기술을 가르치지만 이론적으로 배운 것들을 환자에게 실제로 적용하기는 쉽지 않습니다. 이러한 이유로 한두 달에 한 번 임상의 여러 과를 돌아다니면서 해당 과에서 실제 임상체험 및 해당 과에 대한 정보를 얻는 과정에 있는 의사들을 수련의라고 합니다. 많은 의학 드라마에서는 이들은 '인턴'이라는 이름으로 소개되고 있습니다. 이들은 의사라고 하더라도 가장 어리고 실제 임상경험도 부족하기 때문에 드레싱(상처소독), 소변줄 교체, 기관절개관 교체, 심전도검사 등 의학기술 중에서도 가장 기초적이고 단순한 업무 및 병원의 진료 프로세스를 익히는 의사들입니다.

전공의(레지던트)

인턴 과정을 마친 후 특정 전공과목을 정하고 3~4년 기간 동안 전문적인 임상수련을 받는 과정에 있는 의사를 말합니다. 일반적으로 전공의 1년 차는 병동에서 입원환자를 담당하고 해당 과의 주된 질환의 치료와 약물 사용법 및 기초적인 의료기술이나 기법 등을 익히게 됩니다. 전공의 2년 차는 내과계는 중환자실이나 응급실 등 상대적으로 난이도가 높은 환자들을 진료하고 외과계는 상급 전공의나 교수의 수술을 보조하게 됩니다. 전공의 3년 차 및 4년 차는 상급 전공의라고도 하는데 외과계의 경우 교수의 수술을 보조하거나 간단한 수술의 경우 본인이 직접 시행하기도 합니다. 내과계의 경우 전공의 1년 차의 백업을 봐주면서 고난이도의 시술이나 검사에 참관하거나 직접 시행하게 됩니다. 3~4년의 전공의 수련 과정을 마치면 전문의 시험을 볼 자격을 얻게 됩니다. 참고로 전공의를 레지던트라고 하는 이유는 무엇일까요? 레지던트(resident)란 문자 그대로 해석하면 '거주자'라는 뜻입니다. 전공의를 레지던트라고 하는 이유는 당직을 서거나 응급상황이 생기면 바로 응대하기 위하여 병원이나 병원이 제공하는 거주시설에 살다시피 근무해야 하기 때문이라고 합니다.[2]

전문의

수련의와 전공의 과정을 거친 후 보건복지부에서 실시하는 전문의 자격시험을 통과한 의사를 말합니다. 이들은 3~4년 정도의 수련과정을 거쳤기 때문에 해당 과에서 일정 정도의 전문성을 가진 의사들로 개업을 하거나 의원이나 병원에 전문의로 취업합니다.

전임의(펠로우)

전문의 면허를 취득한 후 더 높은 전문성을 위하여 1~2년간 특정 과목에 대하여 추가적인 수련이나 공부를 하는 의사로 흔히 펠로우(fellow)라고 합니다. 이들이 추가적인 수련을 마치고 시험을 통과하면 분과전문의가 되는데 종합병원이나 대학병원에서 과장이나 교수로 취업하게 됩니다.[3] 참고로 펠로우(fellow)란 '동료'라는 의미로, 전임의를 펠로우라고 부르는 이유는 전임의 단계까지 오면 병원에서도 일을 믿고 맡길 수 있는 동료로 인정하기 때문이라고 합니다.

일반의

의과대학을 졸업하고 종합병원이나 상급종합병원에서 전공의 수련을 거치지 않은 의사들을 말합니다. 이들은 건강검진 문진의, 피부미용, 내과, 이비인후과, 가정의학과 등 간단한 환자 진료가 가능한 직종에 취직을 하거나 자신의 이름을 걸고 개업할 수 있습니다.

주의할 것은, 일반의, 전공의, 전문의와 같이 의사를 분류하는 것은 수련 정도에 따라 분류한 것에 불과합니다. 따라서 수련 정도가 반드시 의사의 능력과 실력을 보여주는 것은 아닙니다. 어떤 의사는 대학병원이나 종합병원에서 수련을 마치고 전문의가 되어도 실제 해당 분야에 필요한 진료에 필요한 여러 기술이나 수술 능력이 부족한 경우도 있습니다. 반면에 어떤 의사는 수련 기간을 거치지 않아 일반의에 불과하지만 진료에 필요한 기술이나 수술 능력이 해당 분야 전문의보다 오히려 더 뛰어난 경우도 있습니다. 따라서 의사를 선택할 때 의사의 수련 정도는 참고 사항일 뿐, 지나치게 신뢰하거나 중요한 기준으로 삼을 필요는 없습니다.

[표 1-4] 수련 기간에 따른 의사의 호칭 분류

호칭 분류			
신분	수련 기간	호칭	비고
일반의	없음	일반의	의사면허를 취득한 모든 의사
수련의(인턴)	1년	수련의	의대를 졸업하고 의료 전 분야에 대하여 가장 기초적인 내용을 병원에서 보고 배우는 역할
전공의(레지던트)	3~4년	전공의	의대를 졸업하고 특정 분야에 대하여 기초 및 전문적인 내용을 병원에서 보고 배우는 역할
전문의		전문의	전문의 시험에 합격한 사람
전임의(펠로우)	1년 이상	전임의	전문의과정을 마치고 추가적인 공부를 하는 사람

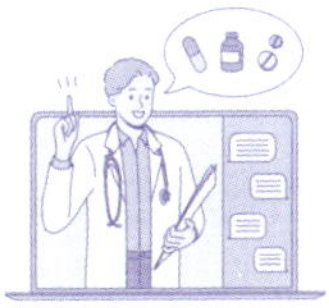

진료비에 대하여 알면 좋은 상식

우리나라는 '행위별 수가제'를 채택하고 있습니다. 행위별 수가제란 의료인이 제공한 각각의 의료서비스(의료행위, 약제, 치료 재료 등)에 대하여 가격(수가)을 정하고 사용량과 가격에 의해 진료비를 지불하는 제도입니다. 최근에 포괄수가제[4], 정액수가제[5] 등 행위별 수가제의 문제점[6]을 보완하는 방법들도 사용되고 있지만 극히 일부에 국한됩니다. 이러한 행위별 수가제에서 진료비는 크게 진찰료, 진료행위료, 재료대, 검사료, 약품비, 조제료, 가산료를 합한 금액으로 구성됩니다. 이번 장에서는 각각의 진료비를 대하여 알아보도록 하겠습니다.

진찰료

의사의 시진, 촉진, 문진 등의 진찰행위를 보상하는 비용입니다. 이 비용은 초진과 재진에 따라, 주중과 주말에 따라, 6세 미만 혹은 65세 이상과 7세부터 64세까지 등 환자의 나이에 따라, 의료기관의 크기에 따라 다릅니다. 예를 들어 초진의 경우 재진보다 진찰료가 비싸고, 주말이 주중보다 비싸고, 6세 이상 65세 이하 사람들은 6세 미만 혹은 65세 이상의 환자보다 진찰료가 비쌉니다. 상급종합병원의 초진료는 종합병원보다 비싸고, 종합병원의 초진료는 의원보다 비쌉니다.

'초진'은 해당 진료과에서 처음 진찰을 받은 환자를 말하고 '재진'이란 의사와 초진을 한 후 그 이후에 다시 진찰을 받는 것을 말합니다. 초진과 재진을 구분하는 이유는 초진의 진찰료가 재진의 진찰료보다 약 30~40퍼센트 정도 비싸기 때문입니다. 그렇다면 초진료가 재진료보다 진료비가 높게 책정된 이유는 무엇일까요? 초진은 의사와도 첫 대면이라 환자와 상담하고 진찰하는 진료 시간이 재진보다 오래 걸리기 때문입니다. 하지만 실제 임상 현장에서는 어떤 경우가 초진이고 어떤 경우가 재진인지 구분하기 어려운 경우가 있습니다. 예를 들자면 다음과 같은 상황이 있습니다.

[질문 1] 감기로 처음 진료를 받은 후 한 달 뒤에 다시 감기로 진료를 받는다면 초진일까요, 재진일까요?

보건복지부 유권해석에 따르면 동일 병의원의 동일 진료과목 의사에게 같은 질병으로 진료를 받는 경우에는 치료가 종결된 시점부터 30일이 지나면 같은 질환이라고 하더라도 초진이 됩니다. 하지만 치료가 종결된 후더라도 같거나 유사한 상병으로 30일 이내에 다시 진찰을 받으면 초진이 아니라 재진이 됩니다. 이와 달리 다른 질병으로 진료를 받으면 30일 이내라도 초진이 됩니다. 예를 들어 감기로 처음 진료를 받은 후 15일이 지나, 설사 등 다른 증상으로 동일 병의원 동일 진료과목 의사에게 진료를 받으면 초진이 됩니다. 이러한 규정에도 불구하고 많은 동네 의원들은 단골 환자에게는 증상과 상관없이 재진료만 받는 경우가 많습니다. 종합병원의 경우에는 진료를 받은 적이 있는 과에 다시 방문하면 기간에 상관없이 재진으로 인정하는 경우가 많습니다. 예를 들어 A 대학병원은 다른 질환이라도 3개월 이내에 같은 과를 방문하면 재진으로 인정하고, B 대학병원은 응급실을 방문한 후 해당 진료과를 방문하면 재진으로 인정합니다.

[질문 2] 같은 병의원에서 고혈압, 당뇨, 고지혈증과 같이 만성질환에서 동일한 치료 내용으로 반복적인 진료를 하는 경우, 30일이 초과되어 방문하면 초진일까요, 재진일까요?

보건복지부 유권해석에 따르면 만성질환인 경우 동일한 치료 내용으로 같은 병의원에서 같은 진료과목 의사를 만나 반복적으로 진료를 받으면 30일이 지나도 재진으로 인정됩니다. 하지만 90일이 지나면 다시 초진으로 인정되어 진료비가 올라갑니다. 다만 의료기관에서 청구한 진료비를 심사하는 건강보험심사평가원은 유권해석을 엄격하게 적용하여 고혈압과 당뇨와 같은 만성질환의 경우에 내원한 지 90일이 지났더라도 반드시 초진으로 인정하지는 않습니다. 그리고 초진료를 삭감하는 경우 초진료와 재진료와의 차액만 삭감하는 것이 아니라 청구한 진료비 전부를 삭감합니다. 이러한 이유로 병의원에서는 초진료를 청구할 때 보건복지부 규정보다 더 느슨하게 초진과 재진에 대한 규정을 만들어 시행하는 경우가 많습니다. 예를 들어 당뇨나 고혈압과 같은 만성질환의 경우 90일이 아닌 120일로 하여 120일 이내면 재진료를 받지만, 121일이 지나면 초진료를 받는 것입니다. 또한 약 처방이 아닌 진료를 받기 위하여 내원한 경우에는 이전 진료일이 90

[표 1-5] 2023년 및 2024년 병의원 외래 초진료 및 재진료

구분		2023년	2024년
의원	초진진찰료	17,320원	17,610원
	재진진찰료	12,380원	12,590원
병원	초진진찰료	16,650원	16,960원
	재진진찰료	12,060원	12,290원
종합병원	초진진찰료	18,520원	18,210원
	재진진찰료	13,930원	14,200원
상급종합병원	초진진찰료	20,390원	20,770원
	재진진찰료	15,810원	16,100원

일이 지나도 재진료만 받는 경우가 많습니다. 하지만 대학병원들의 경우 보건복지부의 규정을 엄격하게 적용하는 경우가 많습니다.

이러한 상황을 고려한다면 병원을 이용하는 환자들 중, 대학병원급 의료기관이나 상급종합병원에서 당뇨나 고혈압과 같은 만성질환으로 정기적으로 약물 처방을 받아야 한다면, 90일 이내로 다음 외래 예약을 잡아 달라고 하는 것이 진찰료를 조금이나마 아낄 수 있습니다.

진료행위료

각종 진료행위에 정해진 수가를 말합니다. 일반적으로 난이도가 높고 시행 방법이 어렵고 소요 시간이 오래 걸리는 검사나 시술일수록 진료행위료가 비쌉니다.

재료대

진료행위에 사용된 재료비용을 말합니다. 인공관절, 인공판막, 관상동맥 스텐트, 수술용 실 등 실제 치료에 사용된 재료에 대한 비용입니다. 하지만 거즈나 솜과 같이 가격이 저렴하고 각각 재료에 대한 가격산정이 어려운 경우 재료대에는 포함되지 않습니다.

약제료

진료 및 처방에 사용된 약물에 대한 비용을 말합니다.

조제료

약국에서 약을 조제하는 행위에 대한 수가를 말합니다.

가산료

진료행위 전체 금액에 특정 상황에 따라붙게 되는 추가 금액입니다. 가산료는 여러 종류가 있습니다. 우선 의료기관의 크기에 따라 가산료가 다릅니다. 일반적으로 의원보다 병원, 병원보다 종합병원, 종합병원보다 상급종합병원에 가산료가 더 붙습니다. 이러한 이유로 동일한 의료행위를 하더라도 의원보다 병원이, 병원보다 종합병원이, 종합병원보다 상급종합병원이 비쌉니다. 또한 진료 시간에 따라 가산료가 붙습니다. 예를 들어, 평일 오후 6시부터 다음 날 오전 9시까지, 토요일은 오후 1시 이후, 그리고 공휴일에는 진찰료에 30퍼센트가 추가로 가산됩니다. 다행인 것은 가산된 진료비의 70퍼센트(의원 기준)를 건강보험공단에서 부담하기 때문에 본인이 추가적으로 부담해야 하는 진료비는 9퍼센트 정도입니다. 마찬가지로 약국에서 처방전을 가지고 약을 조제 받을 때 평일 18시 이후, 토요일 13시 이후, 일요일 및 공휴일은 병의원과 마찬가지로 조제 기본료, 복약지도료, 조제료 등 약사 인건비에 해당하는 항목이 30퍼센트 가산됩니다. 이로 인하여 전체 약값 기준으로 약 7~8퍼센트의 금액이 추가됩니다. 하지만 파스와 같이 약국에서 판매하는 일반의약품은 이러한 가산료가 붙지 않습니다.

[질문 3] 오후 5시에 병원에 갔는데 환자가 많아 1시간 기다렸습니다. 마침내 진료를 오후 6시 10분쯤에 받았는데 가산료를 내야 하나요?

보건복지부 유권해석에 따르면 가산료는 오후 6시 이후 도착해 접수하거나 오후 6시 이후 진료받기로 예약한 경우에만 해당됩니다. 따라서 이 사례에서는 가산료를 내지 않습니다.

요양급여비용과 본인부담금

요양급여비용란 의료기관에서 검사료와 처치료 그리고 약물 조제료를 포함한 총액수를 말하는 것으로 이 중에서 환자 본인이 부담해야 하는 금액을 본인부담금이라고 합니다. 본인부담금은 입원의 경우 동네 병의원, 종합병원, 상급종합병원 모두 전체 요양급여비용의 20퍼센트, 식대 50퍼센트로 동일합니다. 하지만 외래의 경우 의원, 병원, 종합병원, 상급종합병원인지와 질환이 중증인지에 따라서 다르게 적용이 됩니다. 예를 들어 외래진료에 따른 본인부담금은 전체 요양급여비용에서 의원 30퍼센트, 병원 40퍼센트, 종합병원 50퍼센트, 상급종합병원은 60퍼센트로 높아집니다. 하지만 중증질환인 경우 병의원 규모에 상관없이 본인부담금이 상대적으로 낮습니다. 예를 들어 심부전이나 암 환자는 5퍼센트, 결핵, 루푸스, 신장 투석, 류머티즘 관절염 등 질병에 따라 10~20퍼센트로 다릅니다. 또한 의원의 경우 진료비총액이나 환자의 나이에 따라 진료비가 다르게 적용됩니다(표 1-6 참조).

[표 1-6] 외래진료 시 본인부담률

	본인부담률
상급종합병원	진찰료 비용 100%+나머지 금액 60% 임신부: 40% 1세 미만: 20%
종합병원	진찰료 비용 50% 임신부: 30% 1세 미만: 15%
병원	진찰료 비용 40% 임신부: 20% 1세 미만: 10%
의원	진찰료 비용 30% 임신부: 10% 1세 미만: 5% 65세 이상: 요양급여비용 15,000원 이하: 본인부담금 1,500원 요양급여비용 15,000~20,000원: 20% 요양급여비용 20,000~25,000원: 30%
보건소	처방전만 발급하는 경우: 500원 1~3일분 투약한 경우: 1,100원 4~6일분 투약한 경우: 1,300원 7일분 이상 투약한 경우: 1,600원

[표 1-7] 입원진료 시 본인부담률

	본인부담률	식대
일반 환자	20%	식대총액(기본식대 + 가산식대)의 50%
15세 이하	5%	
신생아	면제	
분만	자연분만: 면제 고위험임산부: 10% 제왕절개: 5%	
요양병원	40%	면제

전액 본인 부담 급여와 비급여 행위

우리나라의 국민건강보험은 법에서 정한 검사와 치료에 한하여 건강보험을 적용합니다. 따라서 건강보험 혜택을 받을 수 없어 비용을 전액 환자가 부담해야 하는 것을 비급여라고 합니다.

그렇다면 국민건강보험은 어떠한 검사나 치료에 건강보험을 적용할까요? 일반적으로 치료나 검사 중에서 의학적으로 타당하고 필요하며, 비용보다 혜택이 더 높다고 인정되는 항목의 경우에만 보험을 적용하고 있습니다. 그러나 치료나 진료에 어느 정도 도움이 되지만, 보험 재정에 부담을 많이 준다고 판단되거나, 단순한 피로, 권태, 주근깨, 사마귀, 여드름, 탈모, 발기부전, 성형수술 등과 같이 치료가 반드시 필요하지 않지만 환자가 원해서 받는 치료는 비급여에 해당합니다. 참고로 비급여도 크게 전자(치료나 진료에 어느 정도 도움은 되지만 보험 재정에 부담을 많이 준다고 판단)를 '전액 본인 부담 급여 혹은 인정비급여'라고 하고 후자(환자가 원하여 치료를 받는 경우)를 '비보험 급여'로 나누고 있습니다. 전액 본인 부담 급여와 비보험 급여는 비슷한 내용 같지만 다른 성질의 급여입니다. 전액 본인 부담 급여는 비급여이지만 진찰료 및 약국에서 약을 조제할 때 지불하는 조제료는 건강보험 혜택을 받을 수 있습니다. 그리고 의료실손보험에 가입되어 있다면 지출한 의료비를 환급받을 수 있습니다. 그러나 비급여 행위는 진찰료는 물론 약국 조제료도 모두 본인이 부담해야 합니다. 게다가 의료실손보험에 가입되어 있어도 의료비를 환급받지 못합니다.

임의비급여

임의비급여란 국민건강보험으로부터 급여가 되는 항목이어도 의사 혹은 병원이 임의로 비급여로 지정하고 환자에게 검사 및 치료비 전액을 받는 급여입니다. 이 급여는 원칙적으로 불법 행위에 해당합니다. 임의비급여는 의료실손보험에서 의료비 환급을 받을 수 없습니다. 만약 임의비급여라고 의심이 들면 담당 의사에게 항의하지 말고 건강보험심사평가원에 진료비(비급여) 확인신청서와 함께 진료비 계산서 영수증 또는 진료비(약제비)납입 확인서나 영수증을 첨부하여 제출하는 것이 좋습니다. 건강보험심사평가원은 건강보험 가입자가 제출한 신청서와 영수증을 통해 해당 병의원에서 시행한 비급여행위가 적법한지 확인 후, 위법성이 드러나면 환자에게 진료비를 환급합니다.

[표 1-8] 건강보험 급여여부에 따른 의료행위

구분	요양급여 의료행위 (일부 본인 부담 급여)	요양비 급여 의료행위		
		전액 본인 부담 급여(인정비급여	비급여	임의비급여
	건강보험에서 지원을 해주는 항목으로 의료비 일부를 건강보험에서 지원하는 의료행위나 검사	급여로 책정이 되어 있지만 의료비 통제 및 보험 재정 등의 이유로 해당 금액 전부를 환자가 부담해야 하는 의료행위나 검사	업무 또는 일상생활에 지장이 없는 혹은 신체의 필수 기능 개선 목적이 아니거나 예방 목적 등 꼭 필요하지 않은 행위라 보험 재정에서 지원이 되지 않는 의료행위나 검사	건강보험 요양 급여대상이지만 의사 또는 의료기관이 임의적으로 전액 환자 부담으로 하게 하는 것
특징		해당 행위가 전액 본인부담 고시로 지정되어 있음	의료비 전액 본인이 부담해야 함	식약처 고시에서 약물이나 검사의 허가 범위 초과한 비용이나 건강보험심사평가원 심사삭감을 우려로 의료비용을 환자가 모두 부담하게 하는 것
예시	요양비 급여를 제외한 든 의료행위와 검사	수면내시경 (경우에 따라 다름) 일부 항암제	여드름, 사마귀, 탈모, 발기부전, 미용성형, 건강검진, 예빙집종 등	요양 급여 적용이 되는 약물이지만 용량 용법이 틀리거나 다른 목적을 위해 사용되는 경우
의료실비 보험 혜택	받을 수 있음	받을 수 있음	받을 수 없음	받을 수 없음
조제료 건강보험 혜택	받을 수 있음	받을 수 있음	받을 수 없음	받을 수 없음
적법성	합법	합법	합법	원칙적으로 불법 (조건에 따라 합법[7])

약제비 본인 부담 차등제

대학병원급 종합병원이나 상급종합병원은 중증 환자나 희귀 난치성 질환을 가진 환자의 치료를 위해 많은 자본과 인력이 투입된 의료기관으로 단순 고혈압, 고지혈증, 당뇨병과 같은 경증질환 환자들이 많이 이용하면 이러한 한정적인 자원을 효율적으로 사용하지 못합니다. 게다가 집 근처에서 1차 의료를 담당하는 동네 병의원은 경영난에 허덕이는 문제가 발생합니다. 이에 정부는 경증 환자들이 동네 병의원에서 진료와 치료를 받을 수 있도록 여러 제도를 고안하고 있는데 그 중의 하나가 경증질환 약제비 본인부담 차등제도입니다. 약제비 본인부담 차등제도란 감기나 합병증이 발생하지 않은 고혈압, 고지혈증, 당뇨 등 동네 병의원에서 진료 및 치료가 가능한 경증질환임에도 불구하고 대학병원급 종합병원이나 상급종합병원에서 진료를 받는 경우 환자 본인이 부담해야 하는 약제비 부담 비율을 높이는 것으로, 경증질환 환자가 상급종합병원을 이용하는 경우 본인이 부담해야 하는 약제비가 30퍼센트에서 50퍼센트로, 대학병원급 종합병원의 경우 30퍼센트에서 40퍼센트로 증가하게 됩니다.

본인이 약제비 본인 부담 차등제 대상인지 여부는 상급종합병원이나 종합병원 외래진료 후에 받은 처방전에 기재된 진단코드로 확인할 수 있습니다. 진단코드가 'V252', 'V352'로 기재되어 있다면 약제비 차등적용 대상 질환으로 처방전을 받은 것입니다. 만약 고혈압이나 당뇨로 진단을 받고 약물치료를 받고 있더라도 진단 코드에 'V252'나 'V352'로 기재되어 있지 않으면 약제비 본인부담 차등제 대상이 아닙니다.

하지만 당뇨병으로 인슐린을 투여하거나 일부 질병의 경우 6세 미만의 소아는 약제비 차등적용 대상이 아닙니다. 또한 의원에서 진료의뢰서를 지참하여 종합병원에서 진료를 받으면 처음에는 약제비 본인 부담 차등적용이 적용되지 않지만 약물처방일이 90일을 초과한 경우에는 약제비 본인부담 차등제 적용을 받게 됩니다. 하지만 고혈압이나 당뇨와 같이 약제비 차등적용 질병과 암이나 허혈성심장질환으로 동시에 치료를 받는 경우는 어떻게 될까요? 만약 주상병명(환자가 가진 여러 질병 중에서 가장 중요한 질환)이 암질환 혹은 허혈성심장질환이라면 고혈압이나 당뇨병으로 약물을 처방받아도 약제비 차등적용 예외를 인정받아 약제비가 저렴해집니다. 하지만 주상병명이 고혈압이나 당뇨와 같이 약제비 차등적용 대상질환이거나, 혹은 암 치료나 심장질환 치료과정에서 진료과목이 다른 의사에게 당뇨나 고혈압과 같이 약제비 차등 질병으로 진료를 받으면 해당 질병에 대한 약제비는 예외를 인정받지 못하게 됩니다.

추가적으로 정부는 2024년 2월 도수치료, 백내장 수술 등 비중증 과잉이 우려되는 비급여 진료의 경우 혼합진료를 금지하겠다고 발표하였습니다. 여기서 혼합진료란 급여와 비급여를 동시에 받는 것입니다. 예를 들어 근육통이나 관절통으로 진료를 받을 때 급여항목인 물리치료와 비급여인 도수치료를 함께 받는 것입니다. 하지만 아직까지 세부지침은 제시되지 않고 있습니다.

[참고 1-2]
의료급여 환자의 병의원 진료와 진료비

우리나라에서는 생활 유지능력이 없거나 생활이 어려워 건강보험비를 내지 못하는 저소득 국민의 의료문제를 해결하기 위한 제도가 바로 의료급여제도입니다. 의료급여 수급자들은 건강보험료를 내지 않지만 국가의 보조를 통해 무료 혹은 저렴한 비용으로 병의원을 이용할 수 있습니다. 하지만 의료급여 수급자들은 건강보험 가입자와 달리 병의원을 이용하는데 제한이 있거나 조금 더 복잡한 절차를 거쳐야 합니다.

첫째, 건강보험 가입자는 원칙적으로 진료일수에 제한이 없습니다. 즉, 병의원 이용 횟수에 제한이 없습니다. 예를 들어 하루에 내과, 정형외과, 안과를 방문하고 약물을 처방받더라도 문제가 없습니다. 다만, 2024년 7월부터 연간 외래진료 횟수가 365일을 초과하는 경우 외래진료 요양급여의 90퍼센트를 부담하도록 변경되었습니다. 중증이나 희소질환의 경우 예외를 적용받습니다. 이와 달리 의료급여 수급자는 의료급여혜택을 받을 수 있는 병의원 이용 상한일수를 최대 365일로 제한하고 있습니다.[8] 만약 365일을 초과하여 계속 급여를 받아야 하는 경우에는 시군구청에서 연장승인을 받고, 본인이 지정한 병의원만 이용할 수 있습니다. 의료급여 환자가 지정할 수 있는 병의원은 원칙적으로 의원만 가능하지만 복합질환자로서 6개월 이상 치료가 필요한 경우 심의위원회를 거쳐 종합병원도 선택이 가능합니다.

둘째, 건강보험 가입자는 상급종합병원을 이용할 때에만 동네 병의원이나 종합병원에서 발급한 요양급여의뢰서가 필요합니다. 종합병원을 이용할 때에는 요양급여의뢰서가 필요없습니다. 하지만 의료급여 수급자는 종합병원을 이용할 때에도 의원에서 의료급여의뢰서를 받아야 합니다. 또한 상급종합병원에 가려면 종합병원에서 의료급여의뢰서를 받아야 합니다. 만약 의료급여의뢰서 없이 종합병원이나 상급종합병원을 이용한다면 진료비 전액을 본인이 부담해야 합니다. 다만 예외적으로 응급환자이거나 분만, 희귀성 난치성질환 또는 중증질환자에 한하여 종합병원이나 상급종합병원을 바로 이용할 수 있습니다. 만약 응급증상 및 이에 준하는 증상이 아닌데 야간 응급실을 이용하면 의료급여가 적용되지 않아 진료비전액을 본인이 부담해야 합니다.[9]

[표 1-9] 의료급여 환자 진료비

		의원	병원 및 종합병원	상급종합 병원	약국	특수장비촬영 (CT, MRI, PET)
1종	입원	없음	없음	없음		없음
	외래	1,000원	1,500원	2,000원	500원	5%
2종	입원	10%	10%	10%		10%
	외래	1,000원	15%	15%	500원	15%

[참고 1-3]
진료비 세부산정내역서란

진료비 세부산정내역서란 의료기관에서 받은 각종 검사, 처치, 수술 등의 비용을 확인할 수 있도록 해당 의료기관에서 제공하는 증명서를 말합니다. 진료비 세부산정내역서는 진료나 치료를 받은 모든 환자에게 제공되지 않고 환자가 요청한 경우에만 제공되며 발급비는 1회에 한하여 무료입니다. 진료비 세부산정내역서는 해당 의료기관에서 진단과 치료하는데 어떤 약물과 기구들이 사용되었는지, 급여 및 비급여로 사용된 검사나 약물들이 무엇인지를 확인할 수 있습니다. 만약 진료비 세부산정내역서에서 비급여 항목이 너무 많거나 문제가 있다고 생각되면 건강보험심사평가원(이하 심평원) 홈페이지 혹은 우편으로 진료비 확인 서비스를 요청할 수 있습니다. 심평원 홈페이지나 우편 혹은 방문하여 진료비 확인 요청서와 함께 진료비 계산서, 영수증 또는 진료비 납입 확인서를 첨부하여 제출하면 됩니다. 심평원은 해당 진료비를 평가하여 해당 의료기관에서 건강보험항목임에도 불구하고 전액 본인부담으로 받은 진료비와 비급여 진료비 여부를 확인합니다. 그리고 부당하게 환자로부터 받은 것이 확인되면 해당 액수에 대하여 환자에게 선지급을 합니다. 더 자세한 사항은 건강보험심사평가원 홈페이지, '비급여 진료비 확인'에서 알아볼 수 있습니다.

[그림 1-1] 진료비 세부산정내역서

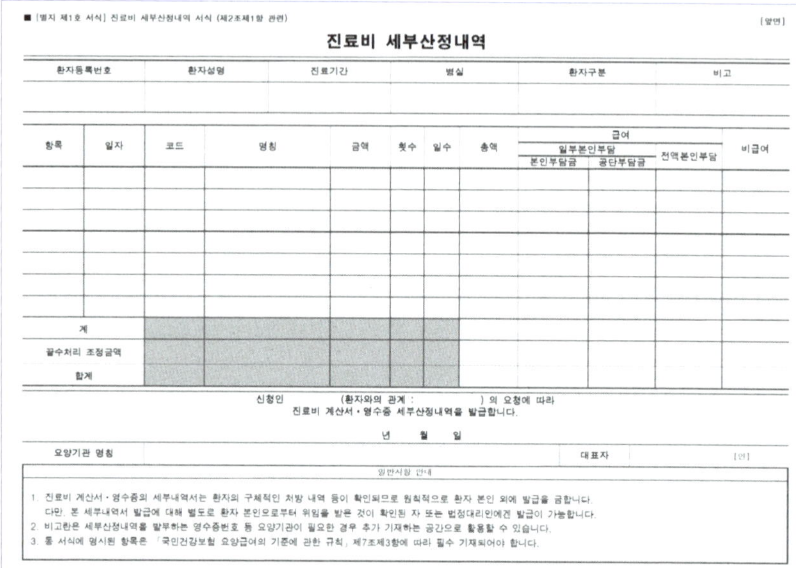

■ [별지 제1호 서식] 진료비 세부산정내역 서식 (제2조제1항 관련) [앞면]

진료비 세부산정내역

환자등록번호	환자성명	진료기간	병실	환자구분	비고

항목	일자	코드	명칭	금액	횟수	일수	총액	급여			비급여
								일부본인부담		전액본인부담	
								본인부담금	공단부담금		
계											
끝수처리 조정금액											
합계											

신청인 (환자와의 관계 :) 의 요청에 따라
진료비 계산서·영수증 세부산정내역을 발급합니다.

년 월 일

요양기관 명칭		대표자	[인]

일반사항 안내

1. 진료비 계산서·영수증의 세부내역서는 환자의 구체적인 처방 내역 등이 확인되므로 원칙적으로 환자 본인 외에 발급을 금합니다.
   다만, 본 세부내역서 발급에 대해 별도로 환자 본인으로부터 위임을 받은 것이 확인된 자 또는 법정대리인에겐 발급이 가능합니다.
2. 비고란은 세부산정내역을 발부하는 영수증번호 등 요양기관이 필요한 경우 추가 기재하는 공간으로 활용할 수 있습니다.
3. 동 서식에 명시된 항목은 「국민건강보험 요양급여의 기준에 관한 규칙」 제7조제3항에 따라 필수 기재되어야 합니다.

[그림 1-2] 비급여 진료비 확인 서비스

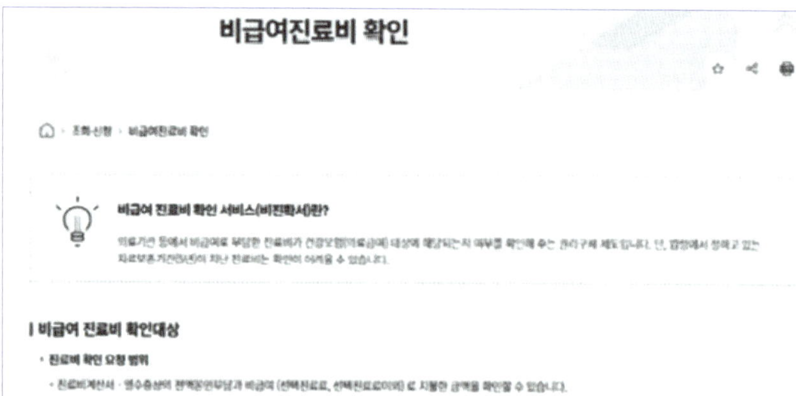

제공: 건강보험심사평가원 홈페이지

[그림 1-3] 진료비 계산서·영수증

[ ]외래 [ ]입원 ([ ]퇴원[ ]중간) 진료비 계산서 · 영수증

환자등록번호	환자 성명	진료기간	야간(공휴일)진료
		. . 부터 . . 까지	[ ] 야간 [ ] 공휴일

진료과목	질병군(DRG)번호	병실	환자구분	영수증번호(연월-일련번호)

항목			급여			비급여		금액산정내용	
			일부 본인부담		전액 본인부담	선택 진료료	선택진료료 외	⑦ 진료비 총액 (①+②+③+④+⑤)	
			본인부담금	공단부담금					
	진찰료								
	입원료	1인실						⑧ 환자부담 총액 (①-⑥)+③+④+⑤	
		2·3인실							
		4인실 이상							
	식대							⑨ 이미 납부한 금액	
	투약 및 조제료	행위료							
		약품비						⑩ 납부할 금액 (⑧-⑨)	
		행위료							

제공: 건강보험심사평가원 홈페이지

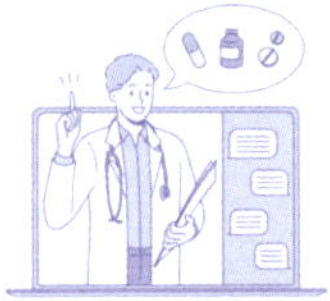

조제료에 대하여 알면 좋은 상식

의사가 발급한 처방전을 약국에 제출하면 약사는 처방전에 기술된 약을 조제하여 환자에게 주게 됩니다. 그리고 약사는 환자에게 약물 비용인 약제비와 총조제료를 함께 청구합니다.

총조제료

병의원에서 진료를 받고 발급하는 계산서나 영수증에는 초진료, 재진료 외에 별도의 처치료 등 개별항목이 명시되어 있지만 약국에서 발급하는 영수증에는 세부 항목 없이 환자가 지불하는 총액만 기재되어 있습니다. 그렇다면 약국에 내는 비용은 어떻게 구성되어 있을까요? 환자가 약국에 지불해야 하는 비용은 크게 약물 비용인 약제비와 총조제료로 나눌 수 있습니다. 여기서 총조제료란 약국을 운영하고 약사를 고용하는 것에 대한 비용보상으로 기본조제료, 복약지도료, 약국관리료, 의약품관리료, 조제료로 나뉩니다. 복약지도료란 약사의 복약지도에 대한 보상으로 복약지도는 단순히 식전 식후 투약과 같이 단순히 복용방법에 대한 복약지도가 아니라 조제된 약물의 명칭, 용법, 용량, 효능, 효과, 저장 방법, 부작용, 상호작용 등 약을 복용하고 관리하는데 필요한 모든 정보를 제공하는 것을 말합니다.

총조제료 중에서 기본조제료, 복약지도료, 약국관리료, 의약품 관리료 4개 항목은 정액이지만 조제료는 투약기간이 길어질수록 높아집니다. 예를 들어 약국에서 약을 3일 처방받으면 조제료는 2,480원이지만 100일이 되면 15,400원이 됩니다. 또한 가루약 등 약사의 손이 많이 가는 약을 조제하면 총조제료는 올라가게 됩니다. 환자 본인은 30퍼센트만 부담하고 나머지는 건강보험공단에서 부담하게 됩니다. 진료비와 마찬가지로 평일 오후 6시 이후, 토요일 1시 이후, 일요일이나 공휴일에 약국을 이용하는 경우 조제 기본료, 복약지도료, 조제료가 30퍼센트 가산이 되는데 건강보험공단에서 70퍼센트를 부담하기 때문에 본인이 부담하는 액수는 약 7~8퍼센트가 증가하는 셈입니다. 2023년 약국 조제 수가는 다음과 같습니다.

[표 1-10] 총조제료(2023년 기준)

투약 일수	약국 관리료	조제 기본료	복약 지도료	조제료	가루 조제	의약품 관리료		총조제료	
						일반	마약류	기본	가루약
1~15일	730원	1,590원	1,070원	1,680원~ 6,710원	650원	630원	880원	5,700원~ 10,730원	6,350원~ 11,380원
16~20일				7,480원				11,500원	12,150원
21~25일				7,860원				11,880원	12,530원
26~30일				9,340원				13,360원	14,010원
31~90일				10,450원~ 14,910원				14,470원~ 18,930원	5,120원~ 19,580원
91일 이상				15,400원				19,420원	20,070원

약제비

약제비란 의사가 처방한 약물에 대한 비용을 말합니다. 총약제비 중에서 일부만 환자 본인이 부담하고 나머지는 건강보험공단에서 부담하는데 약제에 대한 본인부담률은 약제비 총액과 보험 가입자의 연령에 따라 다릅니다. 예를 들어 65세 이상이면서 총약제비가 10,000원 이하인 경우 1,000원만 부담하면 되지만 10,000~12,000원인 경우 20퍼센트, 12,000원을 초과하는 경우 30퍼센트를 부담합니다. 65세 미만이면 총조제료의 30퍼센트를 부담해야 합니다. 하지만 악성종양이나 심장질환, 뇌혈관질환, 희귀 및 난치성질환과 같은 중증질환자는 본인 일부 부담금 산청특례제도를 통해 약제비의 3~20퍼센트만 본인이 부담하게 됩니다. 의료급여 환자는 약제비 부담이 전혀 없거나 500원만 내면 됩니다.

[표 1-11] 약제비 본인부담률

조제구분			본인부담률
처방조제	65세 이상	10,000원 이하	1,000원
		10,000~12,000원	20%
		12,000원 이상	30%
	65세 미만		30%

주의할 점은 2020년부터는 약제비 본인 부담 차등제도가 시행되고 있습니다. 이 제도는 감기, 고혈압, 고지혈증, 합병증이 발생하지 않은 당뇨 등 의원이나 병원에서 진료가 가능한 비교적 가벼운 질환을 종합병원이나 상급종합병원에서 진료를 받고 약제를 처방받는 경우에 좀 더 많은 비

용을 환자가 부담하는 것입니다. 예를 들어 경증질환으로 상급종합병원에서 처방전을 발급받은 경우 약제비 본인부담률이 기존의 30퍼센트에서 50퍼센트로, 종합병원의 경우 기존의 30퍼센트에서 40퍼센트로 증가하게 됩니다.

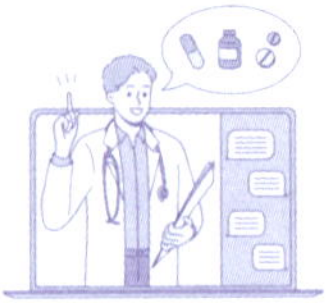

처방전에 대하여 알면 좋은 상식

처방전이란 의사가 환자에게 투여할 약제의 내용을 기재한 문서를 말합니다. 원칙적으로 병의원은 처방전을 두 장 발급해서 환자에게 제공해야 합니다. 이렇게 제공받은 두 장의 처방전에서 한 장은 약국에 제출하고, 나머지 한 장은 본인이 보관합니다. 종합병원이나 대학병원은 원칙대로 두 장의 처방전을 제공하지만 의원의 경우 처방전을 한 장밖에 제공하지 않는 경우가 많습니다. 병의원에서 발급받은 환자보관용 처방전은 버리지 말고 보관하는 것이 좋습니다. 환자보관용 처방전은 다른 병원을 방문할 때 해당 의사에게 보여주면 환자의 상태와 기저질환을 파악하는 데 많은 도움이 되기 때문입니다. 또한 의료실비보험에 가입되어 있다면 환자 보관용 처방전으로 통원의료비 청구가 가능한 경우도 있습니다.

처방전의 정보

처방전에는 어떤 내용이 담겨 있을까요? 처방전에 담긴 내용을 살펴보도록 하겠습니다.

첫째, 병원 처방전의 우측 상단 혹은 처방전 아래를 보면 한 장에는 '약국 제출용'이라는 문구가, 다른 한 장에는 '환자 보관용'이라는 문구가 있습니다. 약국 제출용 처방전은 약국에서 처방전에 따른 약을 조제하기 위해 발행된 처방전으로, 이 처방전을 약국에 제출해야만 처방된 약을 조제받을 수 있습니다. 환자 보관용 처방전은 환자가 가지면 됩니다. 그러나 처방전을 한 장만 발급하는 의원의 처방전에는 약국 제출용 혹은 본인 보관용 문구가 없습니다. 발급받은 처방전을 약국에 제출하면 됩니다.

둘째, 우측 상단에는 요양기관의 명칭, 요양기관 기호, 연락처가 기재되어 있습니다. 여기는 환자의 처방전을 발급한 병의원의 이름과 연락처가 적혀 있습니다.

셋째, 좌측 상단에는 환자의 이름과 주민등록번호를 적혀 있는데 약사는 처방전에 적힌 환자의 개인정보를 이용하여 국민건강보험에 약제비 및 총조제료를 청구하게 됩니다.

넷째, 좌측 중단에는 질병분류기호라고 되어 있는데 여기에는 환자의 진단명이 코드로 적혀 있습니다. 이렇게 처방전에 질병명을 기재하지 않고 질병분류기호로 기재한 것은 환자의 사생활을 보호하기 위함입니다. 그러나 질병분류기호를 잘 아는 사람들은 처방전의 질병분류기호만 봐도 환자의 병명을 알 수 있기 때문에 환자는 의사나 병원에 질병분류기호를 기재하지 않도록 요청을 할 수 있습니다. 만약 자신의 진단명을 알고 싶으면 통계청 사이트나 구글 사이트에 '질병분류코드'라는 단어와 해당 질병코드를 적으면 자신의 진단명을 쉽게 알 수 있습니다.

다섯째, 처방전의 중간에는 처방 의약품의 명칭, 1회 투여량, 1일 투여 회수, 투여일수, 용법 등이 기술되어 있습니다. 약사는 처방전에 기술된 내용에 따라 약을 조제하게 됩니다. 환자도 처방전을 보면 약을 어떻게 복용해야 하는지를 쉽게 알 수 있습니다. 또한 처방전에 기재된 약품명을 구글이나 네이버에서 검색하면 자신이 복용하는 약물의 효능, 성분, 부작용을 쉽게 알 수 있습니다. 또한 처방전에는 약을 어떻게 먹어야 하는지 복용방법이 기재되어 있어 약을 복용할 때 참고할 수 있습니다.

여섯째, 처방전 하단에는 해당 처방전의 유효기간이 기재되어 있습니다. 처방전에 유효기간이 있는 이유는 진료를 받은 후 시간이 지나면 환자의 상태에 변화가 생길 수 있어 이전에 처방을 받은 약에 대한 재평가가 필요하기 때문입니다. 처방전 유효기간은 처방전을 교부하는 병의원이 정하게 되는데 일반적으로 발급일로부터 3일 이내이지만 7~14일인 경우도 있습니다. 만약 유효기간 내에 공휴일이나 주말이 있으면 처방전의 유효기간이 자동으로 연장됩니다. 만약 처방전을 분실한 경우에는 병원을 재방문해서 재발급을 받아야 하는데 처방전 유효기간 내에는 무료입니다. 처방전을 발급받아야 할 병원이 거주지와 먼 곳이라면 건강보험심사평가원의 '내가 먹는 약 한눈에 메뉴'를 통해 처방전을 재발급받을 수 있습니다. 만약 처방전 유효기간 동안 약을 조제 받지 못하면 해당 처방전은 무효가 되어 약국에서 약을 조제 받을 수 없습니다. 이럴 때는 병원에 진료비나 재발급 수수료를 내고 처방전을 재발급받아야 합니다.

일곱째, 질병분류번호 옆에는 처방전을 제공한 의료인의 성명, 면허종별, 면허번호가 기재되어 있습니다. 만약 처방전을 제공한 의사와 실제 진료를 본 의사의 성명이 다르거나 양방약물을 한의사가 처방하거나 그 반대인 경우에는 특정 의사의 이름을 도용한 다른 의사가 진료를 본 것이기 때문에 보건소에 신고해야 합니다.

[그림 1-4] 처방전

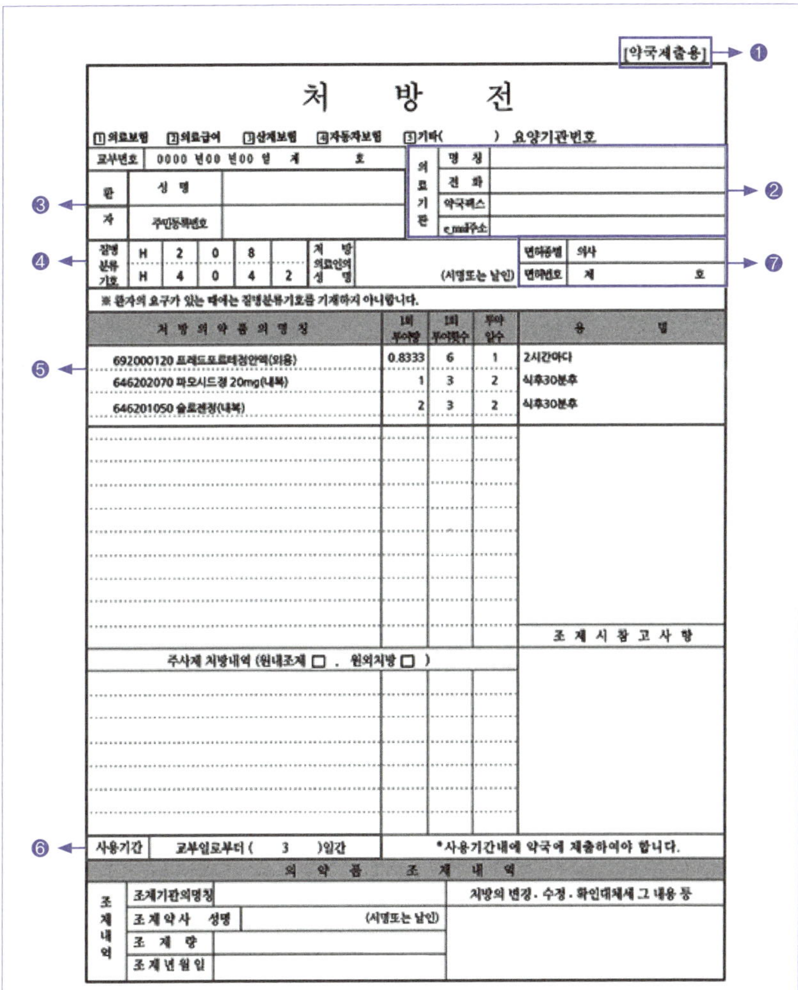

[약국제출용] ❶

처 방 전

[1]의료보험 [2]의료급여 [3]산재보험 [4]자동차보험 [5]기타( ) 요양기관번호

교부번호: 0000 년00 월00 일 제 호

❸ 환자: 성 명 / 주민등록번호

❷ 의료기관: 명 칭 / 전 화 / 약국팩스 / e-mail주소

❹ 질병분류기호: H 2 0 8 / H 4 0 4 2

처방 의료인의 성명 (서명또는 날인)

❼ 면허종별: 의사 / 면허번호: 제 호

※ 환자의 요구가 있는 때에는 질병분류기호를 기재하지 아니합니다.

❺

처방의약품의명칭	1회 투약량	1회 투여횟수	투약 일수	용법
692000120 프레드포르테점안액(외용)	0.8333	6	1	2시간마다
646202070 파모시드정 20mg(내복)	1	3	2	식후30분후
646201050 슬로젠정(내복)	2	3	2	식후30분후

조제시참고사항

주사제 처방내역 (원내조제 □ . 원외처방 □)

❻ 사용기간: 교부일로부터 (3)일간 / *사용기간내에 약국에 제출하여야 합니다.

의약품 조제내역

조제내역: 조제기관의명칭 / 조제약사 성명 (서명또는 날인) / 조제량 / 조제년월일

처방의 변경 · 수정 · 확인대체시 그 내용 등

제공: 질병관리청 국가건강정보포털

기존에 다니던 병의원이 아닌 다른 병의원에서 현재 복용하는 약 확인을 요청받은 경우

기존에 다니던 곳이 아닌 다른 병의원에 가면 이전이나 현재 복용하는 약이 무엇인지 요청받을 때가 있습니다. 이때 환자 보관용 처방전을 제출하면 의사는 복용하는 약의 종류를 보고 환자를 진료하는데 참고 자료로 사용할 수 있습니다. 그런데 병원이나 종합병원의 경우 처방전을 두 장 제공하지만 의원들은 약국 제출용 처방전 한 장만 주는 경우가 많습니다. 이렇게 처방전을 한 장만 받게 되면 처방전을 약국에 제출해야 하기 때문에 환자 자신이 보관할 수 있는 처방전이 없습니다. 이럴 경우, 병원에 한 장을 더 요청할 수 있습니다.

하지만 이렇게 요청하는 것이 쉽지는 않습니다. 그렇다면 어떻게 해야 할까요? 먼저, 처방전을 약국에 제출하기 전에 사진으로 처방전을 찍어 놓습니다. 둘째, 환자가 약국에서 받은 약 봉투나 약 포장지를 의사에게 보여주면 됩니다. 현재 약국에서 제공하는 약 봉투에는 처방받은 약제의 모양, 약제 정보, 복약 방법, 주의사항은 물론 약제비 계산서 및 영수증까지 제공하고 있습니다. 따라서 약 봉투는 버리지 말고 보관하시기 바랍니다.

[그림 1-5] 약 봉투 예시

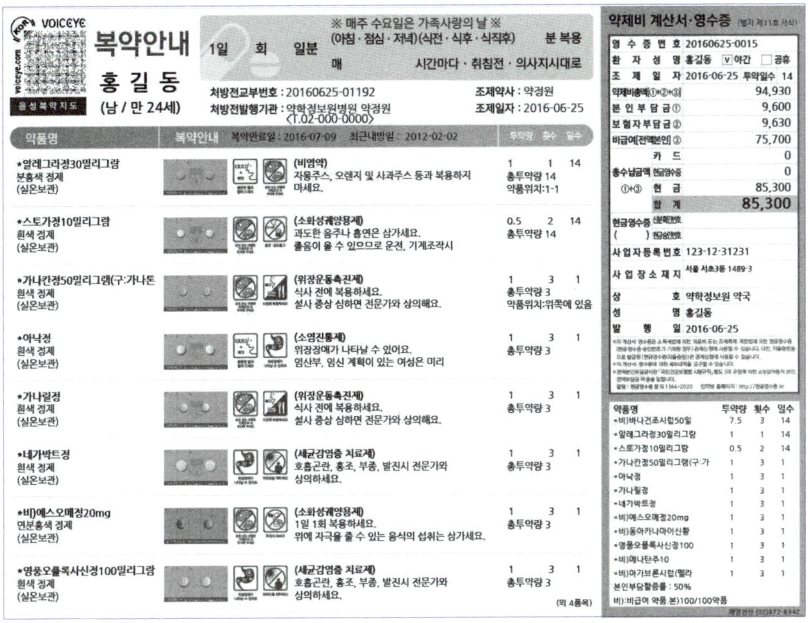

제공: 약학정보원 홈페이지

셋째, 현재 복용 중인 약을 가지고 가도 됩니다. 약들은 모두 모양이 달라서 어떤 약인지 추정할 수 있기 때문입니다. 넷째, 환자 본인이 다녔던 의원이나 약국의 전화번호를 알아두면 좋습니다. 해당 의원이나 약국에 문의하면 환자가 먹는 약의 이름과 용량을 알 수 있기 때문입니다. 마지막으로 현재 복용 중인 영양제나 건강기능식품이 있다면 제품 이름을 기억하거나, 제품 상표를 사진으로 찍어 보관해 두시기 바랍니다.

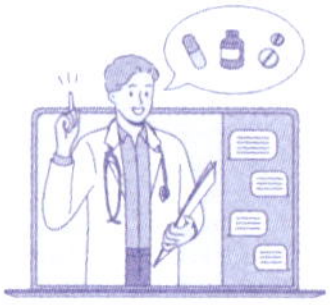

진단서와 소견서, 진료의뢰서(요양급여의뢰서)의 차이점

병원에서는 진료와 관련하여 여러 증명서를 제공하고 있는데 가장 대표적인 것이 바로 소견서, 진단서, 진료의뢰서(요양급여의뢰서)입니다. 하지만 많은 사람이 소견서, 진단서, 그리고 요양급여의뢰서에 대한 차이를 잘 몰라서 혼동하는 경우가 많습니다.

진단서

진단서란 의사가 진찰하거나 검사한 결과를 종합하여 환자의 생명이나 건강상태를 증명하기 위하여 작성한 증명서입니다. 진단서는 병명, 질병분류기호, 환자의 성명, 주민등록번호, 의료진 정보, 치료 내용, 향후 치료에 대한 소견에 대한 내용이 모두 기재되어야 합니다. 이렇게 진단서에 대한 규정이 깐깐한 이유는 의사 개인이 작성했음에도 불구하고 법적인 효력이 있는 공문서로 인정받아 공공기관에서 객관적인 증빙자료로 이용되기 때문입니다. 만약 의사가 진단서의 내용을 허위로 작성하면 법적인 처벌을 받게 됩니다. 이러한 이유로 진단서를 발급받을 때는 발급 비용을 내야 하는데 최대 20,000원으로 상당히 비싼 편입니다.

소견서

소견서란 질병이나 부상 등으로 진료 중에 다른 의료기관에서 동일 환자의 진료에 참고할 수 있도록 진료 의사가 자신의 소견을 적은 서류입니다. 원칙적으로 소견서는 법적인 효력이 없고 증빙자료로도 제출이 불가능합니다. 소견서는 발급 비용도 무료가 원칙입니다.

진료의뢰서(요양급여의뢰서)

진료의뢰서(요양급여의뢰서)란 국민건강 보험상 요양급여 혜택을 받기 위하여 급여절차상 필요한 행정서류입니다. 따라서 진료를 보는 의사에게 제출해야 하는 진료소견서와 달리 원무과에 제출해야 하고 발급 비용도 무료입니다. 따라서 진료의뢰서는 해당 병원 원무과에 제출하여야 합니다. 그러면 원무과는 진료의뢰서 원본은 건강보험공단에 진료비를 청구할 때 사용하고 제출된 진료의뢰서 사본을 진료에 참고하도록 해당 의사에게 전달하게 됩니다.

[표 1-12] 진단서와 소견서 비교

	진단서	소견서
용도	환자의 건강 상태를 증명하기 위한 용도	환자의 진료를 의뢰하기 위한 용도
발급 비용	최대 20,000원	원칙적으로 무료 병의원 진료의뢰를 제외한 타기관제출용은 최대 20,000원
구성 항목	병명, 질병분류기호, 환자상병, 주민등록번호, 의료 진정보, 소견 내용, 의사서명 등	의사 소속, 성명, 진단명, 소견 내용, 날짜 등
서식	있음	없음
법적 효력	있음	원칙적으로 없음

진단서와 소견서 그리고 요양급여의뢰서 양식은 다음과 같습니다.

[그림 1-6] 진단서

■ 의료법 시행규칙 [별지 제5호의2서식] <개정 2019. 9. 27.>

진 단 서

등록번호	
연 번 호	

환자의 성명		환자의 주민등록번호	
환자의 주소	(전화번호:)		
병 명 [ ] 임상적 추정 [ ] 최종 진단	(주 질병·부상) (부 질병·부상)	질병분류기호	
발병 연월일	년 월 일	진단 연월일	년 월 일
치료 내용 및 향후 치료에 대한 소견			
입원·퇴원 연월일	입원일: 년 월 일부터	퇴원일: 년 월 일	
용 도			
비 고			

「의료법」 제17조 및 같은 법 시행규칙 제9조제1항에 따라 위와 같이 진단합니다.

년 월 일

의료기관 명칭:

주소:

[ ]의사 [ ]치과의사 [ ]한의사 면허번호 제 호

성 명: (서명 또는 인)

작성방법

[그림 1-7] 진료소견서

진료소견서

원부대조필 ㉿

병록번호

연 번 호　　　　　　주민등록번호

환자의 성명		성별	남.여	생년월일	년 월 일	연령	만 세
환자의 주소					전 화 :		
병 명 □ 임상적추정 □ 최종진단					한국질병분류번호		
발 병 일	년 월 일	진 단 일	년 월 일				
향후 치료 의견							
비 고		용 도					

위와 같이 진료를 소견함

발 행 일 : 20 년 월 일

의 료 기 관 명 : ○○ 대학병원

주 소 및 명 칭 : ○○시 ○○구 ○○동 ○○ - ○○

전 화 및 FAX :

면 허 번 호 제 호 의사성명 ㉿

[그림 1-8] 요양급여의뢰서

[별지 제1호서식]

□ 요양(의료)급여의뢰서 레이아웃

문서공통정보					
환자 등록번호					
환자 성명			환자 주민등록번호		
A. 기본 정보					
의뢰회송번호					
환자 전화번호 1		환자 전화번호 2		환자 전화번호 3	
환자 주소					
건강보험증번호(또는 사업장기호) (의료급여에서는 보장기관기호)			보장기관명 (의료급여일 경우에만 기재)		
가입자 또는 세대주 성명			가입자 또는 세대주 주민등록(관리)번호		
보험자유형구분					
의원 간 전문진료 의뢰	□ 의원 간 의뢰 여부				
B. 의뢰기본정보					
의뢰받을 요양기관 명칭			의뢰받을 요양기관 기호		
의뢰받을 진료과			내과 세부전문과목		
의뢰 기관유형	○ (1) 회송환자 재의뢰(패스트트랙) ○ (2) 타 기관				
의뢰 사유	□ (1) 진단의뢰 □ (2) 검사의뢰 □ (3) 수술의뢰 □ (4) 시술 및 약물치료 의뢰 □ (5) 환자 또는 가족의 요청 □ (6) 기타				
의뢰 사유 기타 상세					
C. 환자상태 및 진료소견					
상병분류기호			상병명		
진료과					
진료형태구분	○ (1) 입원 ○ (2) 외래				
진료기간	. . . ~ . . .				
환자상태 및 진료소견	진료소견				
	치료· 검사내역				
	과거력 및 투약력				
	기타 가족력 알러지 유무 등				
주의 의약품 여부	○(1) Y ○(2) N				
주의 의약품 내용					
감염병 여부	○(1) Y ○(2) N				
감염병 내용					
회신요청 여부	○(1) Y ○(2) N				
D. 진료정보					
퇴원요약지	□				
외래초진 기록지	□				
외래경과 기록지	□				
검사결과지	□				

기타	□
E. 영상정보	
영상정보 첨부 종류	□ (1) MRI □ (2) CT □ (3) 단순 X-Ray □ (4) 초음파 □ (5) PET □ (6) 골밀도검사 □ (7) 내시경 □ (8) 기타
영상정보 첨부 종류 기타상세	
F. 예약관련정보	
예약 희망 일시 1	- - - , :
예약 희망 일시 2	- - - , :
예약관련 요청사항	
G. 담당자정보	
담당의사 성명	
담당의사 면허번호	
(진료협력센터)담당자 성명	
(진료협력센터)담당자 연락처	

※ 동 서식의 의사는 「의료법」 제1장제2조제2항에 따른 "의사, 치과의사, 한의사"를 의미합니다.

□ 요양(의료)급여의뢰서 기재형식

필수여부구분: 필수(E, Essential), 해당사항있을시필수(A, Applicable), 선택(C, Choice)

항목분류	항목명	항목설명	필수여부
문서 공통정보	서식코드	ODR001	E
	서식버전	091	E
	요양기관기호	요양기관기호를 기재	E
	환자등록번호	요양기관에서 부여한 환자등록번호를 기재	C
	환자 성명	환자의 성명을 기재하되, 반드시 성과 이름을 붙여서 기재	E
	환자 주민등록번호	환자의 주민등록번호를 기재, "-" 생략 기재	E
A. 기본정보	의뢰회송번호	중계시스템에 요양급여 의뢰·회송서 등록 시 생성되는 고유번호 요양기관기호와 발급일자에 일련번호(임의부여)로 기재 • 유형: 발급기관기호(8)+YYMMDD(6)+일련번호(5) • 기재형식: X(19)	E
	환자 전화번호1	환자(또는 보호자) 전화번호1 필수 기재, "-" 생략 기재	E
	환자 전화번호2	환자(또는 보호자) 전화번호2 기재, "-" 생략 기재	C
	환자 전화번호3	환자(또는 보호자) 전화번호3 기재, "-" 생략 기재	C
	환자 주소	환자의 주소 기재(도로명, 건물번호, 이후 상세주소 등으로 구성)	C
	건강보험증번호 (또는 사업장기호) (의료급여에서는 보장기관기호)	건강보험증 번호(11자리) 또는 사업장 기호(9자리)를 입력 (보장기관기호(7자리)를 기재)	C
	보장기관명 (의료급여일 경우에만 기재)	보장기관명 기재	C
	가입자 또는 세대주 성명	가입자 또는 세대주의 성명을 기재하되, 반드시 성과 이름을 붙여서 입력	C
	가입자 또는 세대주 주민등록(관리)번호	가입자 또는 세대주의 주민등록번호(13자리) 또는 사업장 관리번호(11자리)를 기재	C
	보험자유형구분	의뢰회송 보험자구분코드 기재 1: 건강보험, 2: 신택의료급여미적용자, 3: 선택의료급여적용자(의뢰-재의뢰), 4: 선택의료급여적용자(의뢰-타기관의뢰), 5: 선택의료급여적용자(회송), 6: 노숙인진료시설(의뢰-일반병원), 7: 노숙인진료시설(의뢰-상급종합병원), 8: 노숙인진료시설(회송), 9: 자동차보험	E
	의원 간 전문진료 의뢰	의원 간 의뢰 건인 경우 선택	C
B. 의뢰 기본정보	의뢰받을 요양기관 명칭	의뢰받을 요양기관 명칭을 기재	E
	의뢰받을 요양기관 기호	의뢰받을 요양기관 기호를 기재	E
	의뢰받을 진료과	의뢰받을 진료과목을 기재 '요양급여비용 청구방법, 심사청구서·명세서서식 및 작성요령 (별표5) 진료과목별 코드'에 따라 기재	E

			※ 진료과목이 2개 이상에 해당되는 경우 대표진료과목을 선택하여 기재	
	세부전문과목		진료과목 "01 내과"인 경우 의뢰받을 내과 세부전문과목 기재	A
			'요양급여비용 청구방법, 심사청구서·명세서서식 및 작성요령(별표5) 진료과목별 코드'에 따라 기재	
	의뢰 기관유형		의뢰 기관유형에 해당하는 번호를 기재	E
			1: 회송환자 재의뢰(패스트트랙) 2: 타 기관	
	의뢰 사유		(다중선택가능) 의뢰사유에 해당하는 번호를 기재	E
			1: 진단의뢰 2: 검사의뢰 3: 수술의뢰 4: 시술 및 약물치료 의뢰 5: 환자 또는 가족의 요청 6: 기타	
	의뢰 사유 기타 상세		의뢰 사유 '6. 기타'를 선택한 경우 기재	A
C. 환자상태 및 진료소견	상병분류기호		통계청 고시에 따라 「한국표준질병·사인분류」의 분류 기호는 마지막 단위까지 구체적으로 기재하되(6단위로 분류되어 있는 경우 6단 분류기호까지 기재) 영문자는 반드시 대문자로 기재하고, '.' 또는 '*' 등 특수기호는 기재 생략	E
	상병명		담당의사가 부여한 상병분류기호에 해당하는 상병명을 기재	E
	진료과		현재 진료를 받은 진료과목(병원급이상) 또는 상병명에 해당하는 진료과목(의원급)을 기재	E
	진료형태구분		현재 진료형태구분에 해당하는 번호를 기재	E
			1: 입원 2: 외래	
	진료 기간	진료시작일	진료 시작일자를 기재	E
			진료형태구분이 '2: 외래'인 경우 외래 진료일, '1: 입원'의 경우 요양개시일자를 기재	
			· 유형 : ccyymmdd	
		진료종료일	진료형태구분이 '1: 입원'의 경우 퇴원일자를 기재	C
			· 유형 : ccyymmdd	
	환자상태 및 진료소견		진료소견(환자상태 및 진료소견, 의뢰사유 등)을 구체적으로 기재	E
			치료· 검사내역 등을 기재	C
			과거력 및 투약력을 기재	
			기타 가족력 알러지 유무를 기재	
	주의 의약품 여부		주의 의약품 여부를 기재	E
			1: 유 2: 무	
	주의 의약품 내용		주의 의약품 유무에 '1: 유' 선택한 경우 해당 내용을 평문으로 필수 기재	A
	감염병 여부		감염병 여부를 기재	E
			1: 유 2: 무	
	감염병 내용		감염병 유무에 '1: 유' 선택한 경우 해당 내용을 평문으로 필수 기재	A
	회신요청 여부		의뢰받을 기관으로부터 의뢰에 대한 회답요청 여부를 기재	E
			1: 회신요청 함 2: 회신요청 안함	
D. 진료정보	퇴원요약지		퇴원요약지를 첨부하는 경우	C
	외래초진기록지		외래초진기록지 또는 외래경과기록지를 첨부하는 경우	

	또는 외래경과기록지		
	검사결과지	검사결과지를 첨부하는 경우	C
	기타	기타 진료정보를 첨부하는 경우	C
E. 영상정보	영상정보 첨부 종류	영상정보를 첨부하는 경우, 영상정보 종류에 해당하는 번호 기재 1: MRI 2: CT 3: 단순 X-Ray 4: 초음파 5: PET 6: 골밀도검사 7: 내시경 8: 기타	C
	영상정보 첨부 종류 기타 상세	영상정보 첨부 종류 '8. 기타'를 선택한 경우 기재	C
F. 예약 관련 정보	예약 희망 일시1	예약을 희망하는 일시 기재 · 유형 : ccyymmddhhmm	C
	예약 희망 일시2	두 번째로 예약을 희망하는 일시 기재 · 유형 : ccyymmddhhmm	C
	예약관련 요청사항	예약과 관련된 요청사항을 자율 기재	C
G. 담당자 정보	담당의사 성명	담당의사(의뢰서를 작성한 의사)의 성명을 기재	E
	담당의사 면허번호	담당의사(의뢰서를 작성한 의사)의 면허번호를 기재	E
	(진료협력센터) 담당자 성명	의뢰 관련 상담 및 2단계 요양급여 기관선정, 중계시스템에 의뢰서 등록 등을 실시한(의사 또는 진료협력센터 전담인력 등) 담당자 성명을 기재. 담당의사가 등록한 경우 기재하지 않아도 됨.	C
	(진료협력센터) 담당자 연락처	의뢰 관련 상담 및 2단계 요양급여 기관선정, 중계시스템에 의뢰서 등록 등을 실시한(의사, 진료협력센터 전담인력, 작성자 등) 담당자 연락처를 기재	E

보험회사에서 원하는 소견서

보험회사에 의료실비보험이나 암보험에 가입하려고 할 때, 자신이 진료받는 병의원에서 소견서를 떼오라는 요구를 받는 경우가 많습니다. 위의 설명을 보면 진단서가 필요할 것 같지만, 소견서를 요청하는 이유는 무엇일까요? 병의원에서 진단서를 발급받으려면 발급 비용이 드는데, 기존 질병으로 인해 가입이 거부될 경우 진단서 발급 비용으로 인해 다툼이 발생할 가능성이 있습니다. 이에 비하여 소견서는 발급 비용이 원칙적으로 무료이거나 상대적으로 적은 비용으로도 발급받을 수 있기 때문에 혹시 보험 가입을 거부당하더라도 발급 비용으로 인한 다툼이 발생할 가능성이 적기 때문에 보험회사에서는 소견서를 발급받아 오라고 하는 것입니다. 하지만 원칙적으로 소견서는 다른 의사에게 의뢰를 하거나 자문을 하기 위해서 기하는 것으로 보험사가 환자에 보험 가입 여부를 판단할 때 소견서를 사용할 수는 없습니다.

하지만 이렇게 진단서 대신 소견서를 여러 용도로 사용하게 되자 사회적 문제가 발생하였습니다. 이에 따라 대법원에서는 환자의 건강 상태를 증명하기 위해 작성된 문서가 소견서의 형식을 갖추고 있더라도 진단서에 해당한다고 판결한 바 있습니다.[10] 즉, 소견서라 할지라도 사용 용도에 따라 소견서가 될 수도, 진단서가 될 수도 있다는 것입니다. 이러한 이유로 보건복지부는 환자, 가족, 보험사 등이 요구하는 소견서는 진단서에 가까운 것으로 볼 수 있기 때문에 이를 교부할 때에는 본인이 그 비용을 부담할 수 있다고 행정해석을 하고 있습니다.[11] 따라서 많은 병원들이 소견서를 제공할 때는 그 목적을 적어야 합니다. 다른 병원으로 옮기거나 이송을 위해 사용되는 소견서는 발급 비용이 무료이거나 매우 적은 비용만 지불하지만 회사나 보험회사에 제출하는 경우에는 최대 20,000원의 발급 비용이 발생합니다.

1) 확인서에 진단명을 기재해달라고 요구하는 경우

최근 들어 환자들이 보험기관 제출용으로 진료확인서 등 각종 확인서에 진단명을 기재해 달라고 요구하는 사례가 빈번해지고 있습니다. 이에 대하여 보건복지부는 진단서는 서식에 따라 작성되어야 하는 것으로, 병명 및 질병분류기호를 포함하도록 규정되어 있지만 진료확인서, 입퇴원확인서 및 통원확인서 등은 법령에 규정하고 있지 않아 기재한 내용에 대하여 의료기관에서 자율적으로 판단하여 기재할 수 있다고 행정해석을 하였습니다.[12] 즉, 진단명이 반드시 기재되어야 하는 진단서와 달리 진료확인서나 입퇴원확인서, 통원확인서 등에는 진단명이 기재되지 않은 경우가 대부분입니다. 만약 진단명이 기재된 서류가 필요한 경우에는 진단서를 발급받아야 합니다.

2) 발급 비용

앞에서 이야기한 대로 의사가 작성하는 증명서를 발급받으려면 발급 비용을 내야 합니다. 증명서 발급 비용은 비급여로 모든 금액을 환자가 부담해야 합니다. 현재 법에서는 의료기관의 제증명 수수료 항목 및 금액을 고시하고 있는데 이에 대한 상한금액은 다음과 같습니다. 거의 대부분의 의료기관은 상한금액을 받고 있기 때문에 상한금액이 발급 비용이라고 생각하시면 됩니다.

[표 1-13] 의료기관의 제증명 수수료 및 항목 금액 상한액

항목	상한액
일반진단서	20,000원
근로능력평가용진단서	10,000원
사망진단서	10,000원
병무용진단서	20,000원
상해진단서(3주 미만)	100,000원
상해진단서(3주 이상)	150,000원
영문진단서	20,000원
입퇴원확인서	3,000원
출생증명서	3,000원
입원사실증명서	3,000원
진료기록사본(1~5매)	1,000원
진료기록사본(6매 이상)	100원
진료기록영상(CD)	10,000원

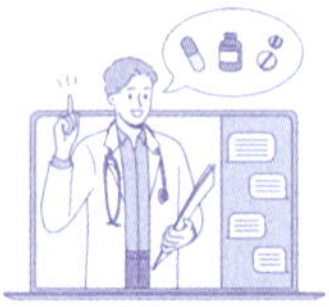

병원에서 시행하는 검사에 대하여 알면 좋은 상식

질병을 정확하게 진단하기 위해서는 여러 가지 검사를 하게 됩니다. 검사는 크게 네 가지로 나눌 수 있습니다. 환자의 혈액, 소변, 대변이나 인체 조직의 일부 등을 통해 질병을 진단하는 임상병리 검사, 체내 장기의 영상을 찍어 관찰하는 영상 검사, 장기의 여러 기능을 측정하는 기능검사, 내시경을 체내에 삽입하여 관찰하는 내시경검사가 해당합니다. 이번 장에서는 가장 흔히 사용되는 CT, MRI, PET, 초음파검사 및 내시경검사에 대하여 알아보도록 하겠습니다.

컴퓨터 단층촬영(Computed tomography, CT)

CT는 방사선인 X선을 이용하여 인체를 투과시키고, 각 인체 부위에 따라 X선 흡수 차이를 수학적 기법을 이용하여 재구성하는 방법입니다. 예를 들어 여러 조각의 얼음이 담긴 투명한 물잔을 옆에서 본다고 생각해봅시다. 투명한 물잔을 여러 각도에서 관찰하기만 해도, 물잔 안에 얼음이 얼마나 많고, 어떤 위치에 어떻게 자리 잡고 있는지 알 수 있습니다. 마찬가지로, X선을 여러 각도에서 인체에 투과시키면 많은 데이터를 얻을 수 있으며, 이 데이터를 컴퓨터로 분석하면 횡단면 영상으로 나타낼 수 있습니다. 이 영상이 바로 CT입니다. CT는 5밀리미터 이하의 작은 조직의 밀도 차이도 구별할 수 있어 우리의 몸을 개복하지 않고도 몸의 구석구석을 쉽게 볼 수 있습니다. 이러한 장점으로 CT는 임상에서 많이 사용되고 있습니다. 또한 CT는 MRI보다 검사가 비교적 간단하고 비용이 저렴하다는 장점도 있습니다.

[그림 1-9] 컴퓨터 단층촬영

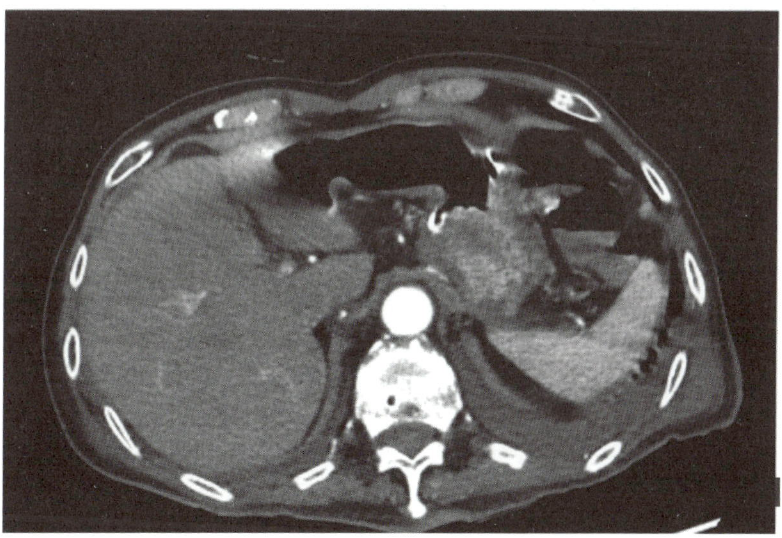

[그림 1-10] 컴퓨터 단층촬영 3차원 재구성영상

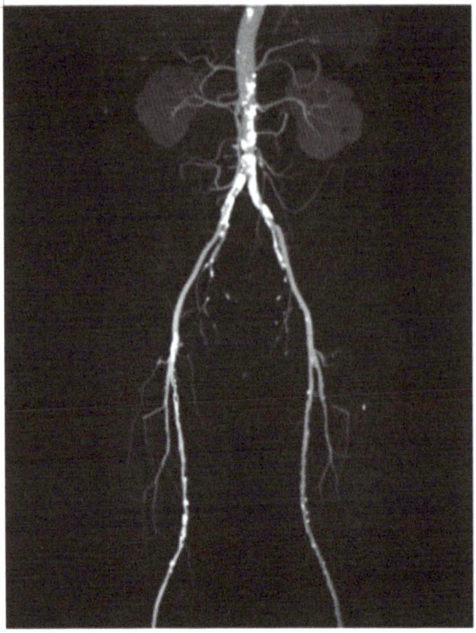

1) 언제 CT를 하면 좋을까요?

CT는 거의 인체 전부분에 걸쳐 사용이 가능합니다. 검사 시간도 몇 분 정도밖에 걸리지 않아 MRI보다 신속히 촬영할 수 있습니다. 따라서 외래 환자는 물론 외상환자와 같이 신속한 진단과 치료가 필요한 응급실에서도 많이 사용됩니다. 예전에는 심장과 같이 비교적 빠르게 움직이는 장기에는 영상화질이 좋지 않다는 문제점이 있었습니다. 최근 CT 기술의 발달로 심장 촬영에서도 많이 사용되고는 있습니다. 하지만 다른 장기 촬영에 비하여 그 효용성이 다소 떨어집니다. 기존의 CT는 횡단면 영상만 얻었다면 최근에는 영상데이터를 조합하여 종단면 및 3차원 이미지까지도 얻을 수 있습니다.

2) '64채널, 256채널 CT'라는 광고를 봤는데 그것이 무엇인가요?

병원에 방문하면 여러 광고 중에 '64채널, 256채널 CT 도입'이라는 문구가 적힌 광고를 볼 수 있습니다. 64채널, 256채널이란 64개 혹은 256개의 다중검출기를 사용하는 CT라는 뜻입니다. 즉, 초기 CT 장비는 한 번의 X선 방출로 한 면의 영상만 만들 수 있었지만 64채널 CT는 한 번에 64개의 영상을, 256채널 CT는 한 번에 256개의 영상을 만들 수 있다는 뜻입니다. 이렇게 한 번에 여러 영상을 동시에 찍을 수 있으면 심장과 같이 움직이는 장기의 촬영도 가능해지고 3차원 입체영상이나 4차원 동영상도 만들 수 있을 정도의 선명한 영상을 얻을 수 있습니다.

[그림 1-11] 256채널 CT

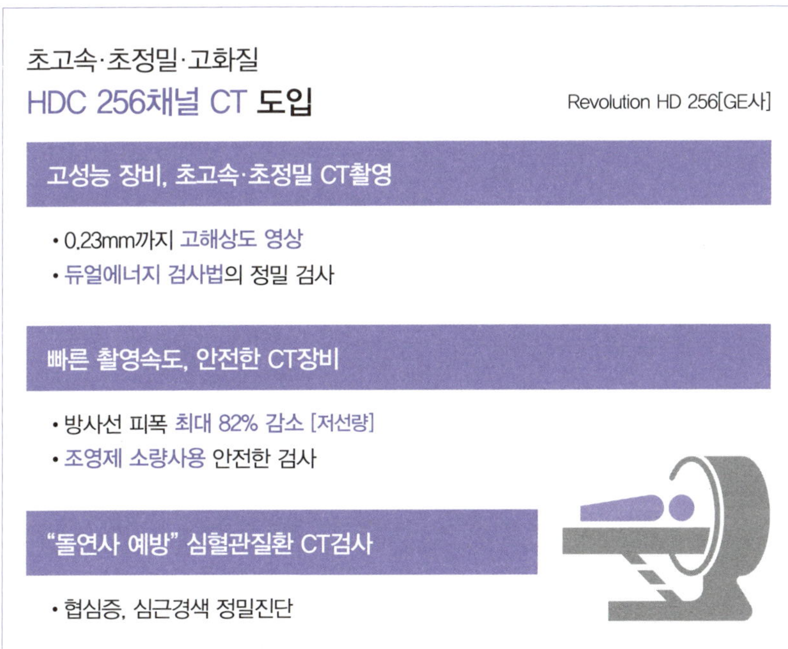

3) CT 검사는 어떻게 진행되나요?

검사자의 안내를 받아 CT 검사실 테이블 위에 누우면 테이블이 원통 속으로 이동하면서 촬영이 시작됩니다. 촬영하는 동안 검사자는 컴퓨터실로 돌아와 유리 벽면을 통해 환자 상태를 주시하며 검사실과 연결된 마이크로 환자에게 여러 지시를 내립니다. 환자는 검사자의 지시를 잘 따라야 검사를 원만하게 마칠 수 있습니다.

환자는 CT가 진행되는 동안 "움직이지 마세요"라는 말을 가장 많이 듣게 됩니다. CT를 촬영할 때 환자가 움직이면 촬영된 영상이 흔들려 정확한 결과를 얻지 못하기 때문입니다. 따라서 환자는 CT가 촬영되는 동안에는 절대로 움직이지 말아야 합니다. CT를 찍는 환자들 중에는 검사 도중에 발생하는 기계음에 불안감을 호소하는 분들도 있습니다. 촬영 중, 윙윙거리거나 딸깍딸깍 발생하는 소리는 테이블이 이동하고 CT의 기기가 작동되면서 나는 소리로 정상적인 기계음이니 전혀 걱정할 필요가 없습니다. CT 촬영에 걸리는 시간은 보통 5~10분 정도이지만 간혹 10분 이상 걸리는 경우도 있습니다.

4) CT의 단점은 없나요?

CT는 위에서 언급한 장점도 있지만 단점도 있습니다. 첫째, CT는 방사선을 이용하여 영상을 얻기 때문에 흉부 X선 촬영에 비하여 약 50배 정도에 해당하는 방사선양에 노출됩니다. 따라서 단기간 동안 CT를 여러 번 찍으면 가능성은 낮지만 과다한 방사선 노출로 인하여 암이 유발될 가능성이 있습니다. 만약 환자가 단기간 동안 CT를 여러 번 찍었다면 이 사실을 담당 의사에게 알리고 시행하려는 CT가 반드시 필요한 검사인지를 다시 한번 확인하는 것이 좋습니다.

둘째, CT 촬영을 할 때에는 조영제(radio contrast)라는 물질을 정맥에 주입하는 경우가 많습니다. 조영제에는 요오드라는 성분이 있는데 요오드는 X선을 만나면 투과되지 않기 때문에 하얗게 보입니다. 이러한 특성을 이용하여 CT 촬영을 할 때 조영제를 혈관에 주입하면 혈관이 하얗게 보이기 때문에 혈관을 종양 등 다른 구조물과 구별이 가능하여 진단의 정확도를 높일 수 있습니다. 하지만 조영제는 여러 부작용을 일으킵니다. 속이 매스껍거나 얼굴이 화끈거리거나 두드러기와 같은 경미한 알레르기 반응부터 아나필락틱 쇼크[13]와 같은 심각한 부작용까지 나타나기도 합니다. 또한 신장(콩팥)에 독성이 있어 신장기능이 떨어진 환자는 최악의 경우 신장기능이 악화되어 투석을 해야 할 수도 있습니다. 이러한 이유로 조영제를 사용하는 CT를 찍기로 한 경우 CT 검사에 대한 동의서를 작성하여야 합니다.

자기공명영상(Magnetic resolution image, MRI)

자기공명영상은 흔히 줄여서 MRI라고 말하는 것으로, 핵자기공명이라는 물리현상을 이용하여 이미지를 얻는 기술입니다. 핵자기공명이란 '수소핵'의 '자기공명'을 이용하는 것으로 여기서 자기(magnetic)란 자석이나 전류 주위에 존재하고 있는 자기력을 말합니다. 공명(resonance)이란 특정 고유진동수를 지닌 물체가 같은 진동수를 가진 힘을 받으면 진폭과 에너지가 크게 증가하는 현상을 말합니다. 예를 들어 두 소리굽쇠를 가까이 놓고 한쪽 소리굽쇠를 때리면 다른 소리굽쇠도 울리기 시작하는데 이런 현상을 공명이라고 합니다.

우리 몸은 70퍼센트가 물로 이루어져 있으며, 물(H_2O)에는 수소 원자가 포함되어 있습니다. 평소 일정한 회전운동을 하는 수소의 원자핵은 강력한 자기장에 놓이면 세차운동[14]을 하게 됩니다. 이러한 세차운동 상태의 원자핵에 전자기파를 쏘면 세차운동과 공명하는 주파수만 방출하게 되는데 이때 방출되는 전자기파를 모아 컴퓨터로 재구성하여 영상을 얻을 수 있습니다. MRI는 CT에 비하여 근육이나 인대와 같은 연부조직이나 뇌신경계 부위에서 많이 사용됩니다.

[그림 1-12] 자기공명영상 1

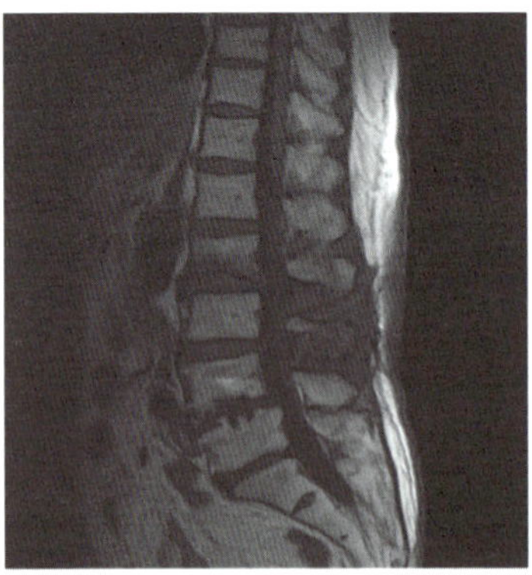

[그림 1-13] 자기공명영상 2

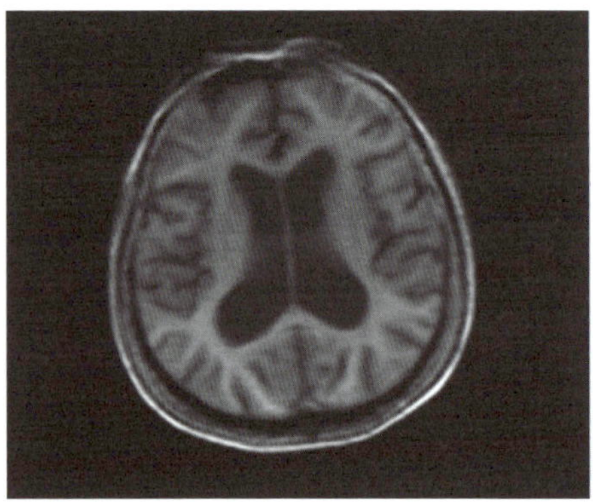

1) MRI의 장점은 무엇인가요?

첫째, MRI는 CT와 마찬가지로 몸을 개복하지 않고 구석구석을 쉽게 볼 수 있습니다. 둘째, X선과 같은 방사선을 이용하지 않기 때문에 CT와 같은 방사선 노출 위험이 없습니다. 셋째, 자세 변화 없이도 횡단면, 종단면, 사선 방향 등 다양한 각도에서 관찰할 수 있습니다. 넷째, MRI는 조영제를 사용하지 않아도 좋은 이미지를 얻을 수 있습니다. 하지만 혈관이나 혈류가 높은 종양을 확인하기 위해서는 조영제를 사용하기도 합니다. 뇌의 일정 부위가 활발하게 움직이면 그 영역으로 가는 혈류량이 증가한다는 사실을 이용하여, 최근에는 혈류와 관련된 변화를 감지하여 뇌 활동을 측정하기도 합니다.

2) MRI의 단점은 무엇인가요?

첫째, MRI는 영상을 얻는데 CT에 비하여 상대적으로 시간이 오래 걸립니다. 예를 들어 CT는 5~10분 정도면 모든 검사가 끝나는 경우가 많지만, MRI는 30분~1시간 정도가 소요됩니다. 그래서 MRI 검사 동안 환자는 좁은 터널과 같은 장비 속에서 움직이지 않고 있어야 하기 때문에 그 시간을 견디기 어려워하는 환자들이 종종 있습니다.

둘째, MRI 검사도 조영제를 사용하는 경우가 있습니다. 요오드 성분이 있는 CT 조영제와 달리 MRI는 가돌리늄(gadolinium)이라는 미량의 중금속이 포함된 화합물 포함된 조영제를 사용합니다. 조영제는 MRI에서 흰색으로 보이는데 조영제를 혈액에 주입하면 혈관이나 혈류가 높은 종양의 모습을 선명하게 나타냅니다. MRI에 사용되는 조영제는 CT에서 사용되는 조영제보다 신장에 부담을 덜 주고 과민반응도 덜한 편이기는 하지만 부작용이 없는 것은 아니기 때문에 CT와 마찬가지로 조영제를 사용하는 MRI를 촬영하기 전에 환자로부터 동의서를 받습니다.

셋째, 공기가 많은 폐나 심장과 같이 움직이는 장기의 경우, MRI 영상을 얻기가 더 어렵습니다. 따라서 이런 장기를 촬영하는 경우에는 CT를 더 많이 사용합니다.

넷째, MRI는 자석을 이용하기 때문에 자석의 영향을 받는 금속으로 된 인체 보형물을 몸에 지니고 있으면 MRI 검사를 할 수 없습니다.

양전자 방출 단층촬영 (Positron emission tomography, PET)

PET라고 알려진 양전자 방출 단층촬영은 양전자 단층촬영(positron emission tomography)이라고도 합니다. PET은 양전자를 방출하는 방사성 동위원소를 결합한 의약품을 정맥에 주입하고 양전자 단층촬영기를 이용하여 이를 추적하는 검사를 말합니다. 양전자란 음전하의 성질을 띠는 전자와 물리적인 특성이 유사합니다. 양전하를 가진 물질로 대표적인 것이 바로 18-FDG입니다. 18-FDG는 포도당과 비슷한 물질인 FDG의 일부분을 양전하를 방출하는 핵종으로 치환한 것입니다. 암세포는 정상세포에 비하여 성장속도가 매우 빠르기 때문에 포도당 소비량이 많다는 성질을 이용하여 18-FDG를 몸에 주입하면 포도당이 많이 소비되는 곳으로 이동하여 실제 포도당과 함께 흡수되지만 흡수된 이후에는 포도당처럼 분해되지 않아 흡수된 부위에 남아 있게 됩니다. 이때 18-FDG에서 방출되는 양전하를 측정하면 악성종양의 위치와 크기를 알 수 있습니다.

[그림 1-14] 양전자 방출 단층촬영

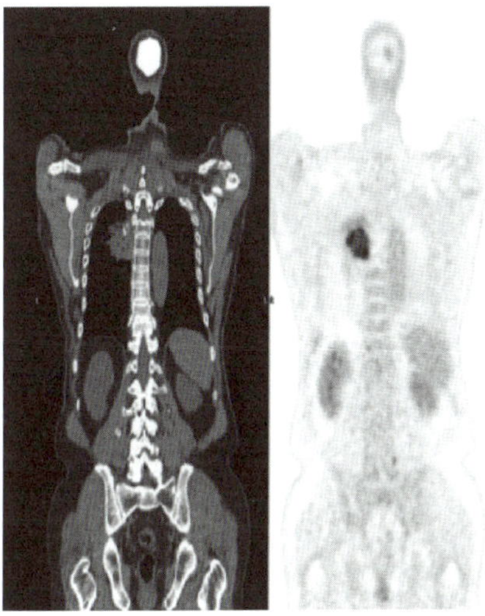

[그림 1-15] 양전자 방출 단층촬영기

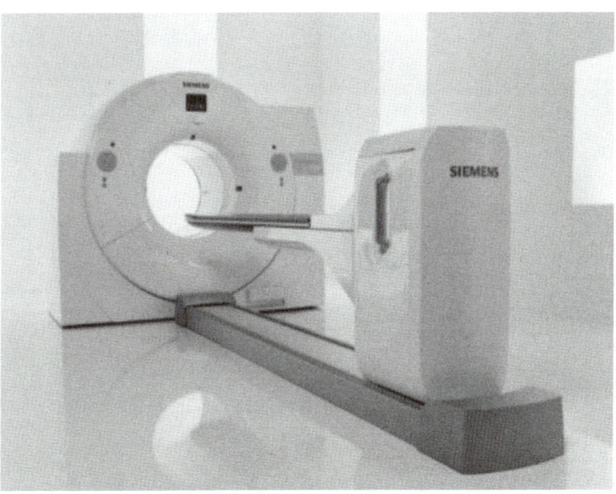

1) PET 검사의 장점은 무엇인가요?

PET은 주로 CT나 MRI와 같은 영상에서 발견된 이상소견에 대하여 기능과 대사변화에 대한 추가적인 정보를 제공하여 더 정확한 진단이 내릴 수 있을 뿐만 아니라, 다른 영상 검사에서 발견하지 못한 몸의 기능이상도 발견할 수 있습니다. PET은 암을 진단하고 병기[15]를 판정하고 재발여부, 치료에 대한 반응 등 다양한 목적으로 사용됩니다. 한 번에 전신영상을 얻을 수 있고 정상 부위와의 기능이상 부위와의 대조가 뛰어나 각종 암의 조기 발견과 치료 효과를 판정하는 데 사용됩니다. 최근에는 파킨슨병, 치매, 심근병 등 뇌 및 심장질환의 진단과 치료 효과 판정에도 이용되고 있습니다.

2) PET 검사는 어떻게 진행되나요?

PET은 방사선 동위원소를 이용하기 때문에 핵의학과에서 촬영하게 됩니다. PET을 검사하기 전에 주사실에서 방사선 의약품을 정맥으로 주사하고 60분 이상 약품이 전신에 흡수되도록 기다린 후에 촬영을 시작합니다. 촬영에 필요한 시간은 30분 정도이고 추가 촬영이 필요한 경우 검사 시간이 더 소요될 수 있습니다.

검사 시 주의할 점은 PET 검사에 사용되는 18-FDG는 방사선 동위원소를 이용한 의약품으로 복잡한 제조 과정을 통해 만들어지고 시간이 지나면서 그 양이 빠르게 줄어 사용할 수 없게 됩니다. 따라서 PET 검사를 하기 위해서는 반드시 예약해야 합니다. 예약 취소는 검사 하루 전에 연락해야 합니다.

3) PET 검사의 단점은 무엇인가요?

한 번에 전신 영상을 얻어 정상 부위와 기능이상 부위와의 대조가 뛰어나지만, 악성종양의 종류에 따라 그 효과가 다릅니다. 예를 들어 위암, 간암, 신장암, 전립선암 등에서는 진단율이 높지 않고, 크기가 매우 작은 미세 암은 발견되지 않을 수도 있습니다. 또한 비정상적인 세포의 정확한 위치파악이 어렵고, 이미지만으로는 암과 단순 염증을 구분하기 어렵기 때문에 CT나 MRI 등 다른 영상과 병행하여 촬영하는 경우가 많습니다.

초음파검사

사람이 들을 수 있는 소리 주파수는 20~20,000헤르츠입니다. 이렇게 사람이 들을 수 있는 소리 주파수 이상의 범위의 높은 주파수를 초음파(ultrasound)라고 합니다. 초음파검사란 인체조직에 초음파를 투과시켜 반사되는 신호를 컴퓨터로 증폭, 변환하여 영상으로 나타낸 것입니다.

[그림 1-16] 초음파검사 사진 1

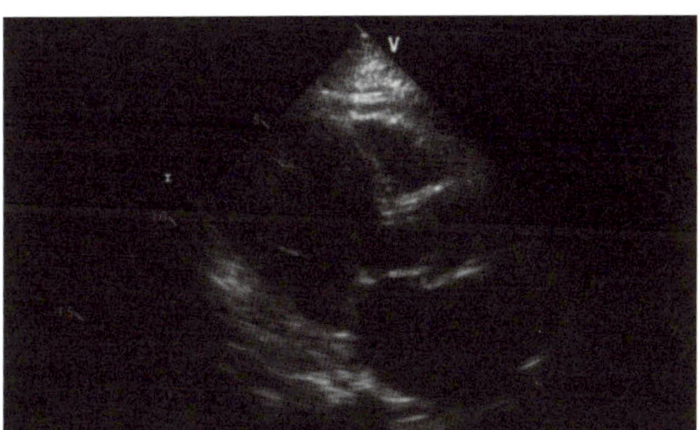

[그림 1-17] 초음파검사 사진 2

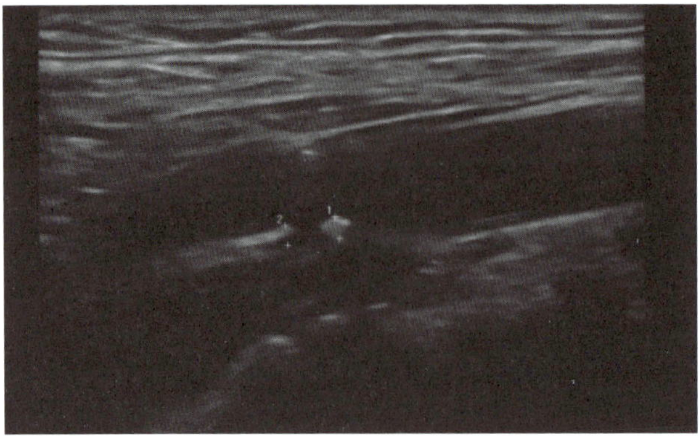

[그림 1-18] 초음파검사

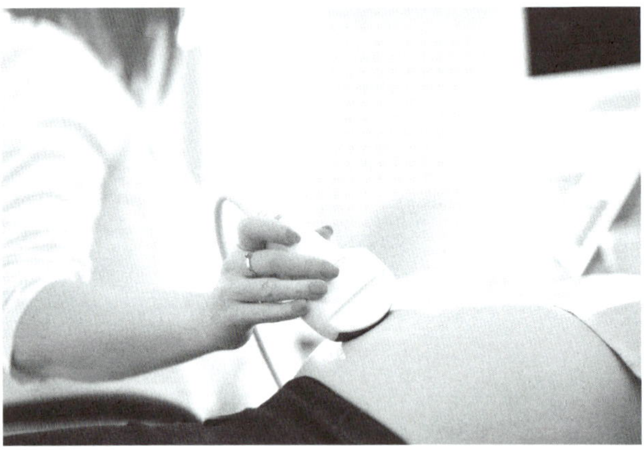

1) 초음파검사의 장점은 무엇인가요?

초음파검사는 실시간으로 해당 장기나 조직의 영상을 얻을 수 있고, 여러 각도에서 구조물을 실시간으로 관찰할 수 있어 결과를 바로 확인할 수 있습니다. 또한 조영제를 사용하지 않아 안전하고 상대적으로 가격이 저렴합니다. 그리고 다양한 시술에 보조적으로 사용하기도 합니다.

2) 초음파검사의 단점은 무엇인가요?

초음파검사의 가장 큰 단점은 CT나 MRI에 비하여 정확도가 떨어진다는 것입니다. CT나 MRI는 이미 촬영된 이미지를 이 분야의 전문적가인 영상의학과 전문의가 판독하지만 초음파는 초음파검사를 직접 시행하는 검사자가 시행하면서 영상을 판단합니다. 따라서 초음파 검사자는 초음파기기나 영상에 숙련되지 않으면 많은 것을 놓칠 수 있습니다.

내시경검사

내시경검사란 체내를 관찰할 수 있는 긴 호스와 비슷한 내시경 기구를 인체에 삽입하여 장기내부의 영상을 얻는 방법입니다. 내시경검사는 단순히 내부 영상 촬영은 물론 진단적 목적으로 조직을 약간 떼어내기도 하고, 치료적 목적으로 병변을 완전히 절제하거나 장기내부의 출혈을 지혈하는 데에도 사용됩니다. 내시경검사는 여러 과에서 사용하고 있는데 대표적으로 소화기내과에서는 위내시경, 대장내시경, 췌담도 내시경이 있고, 호흡기내과에서는 기관지 내시경이 있습니다.

[그림 1-19] 위내시경 사진

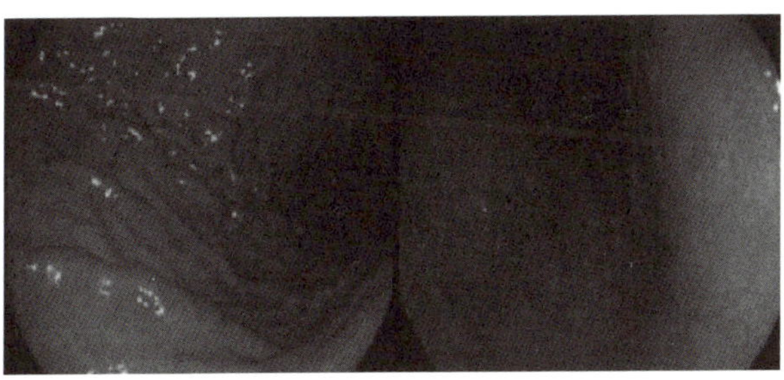

[그림 1-20] 내시경검사 시행 모습

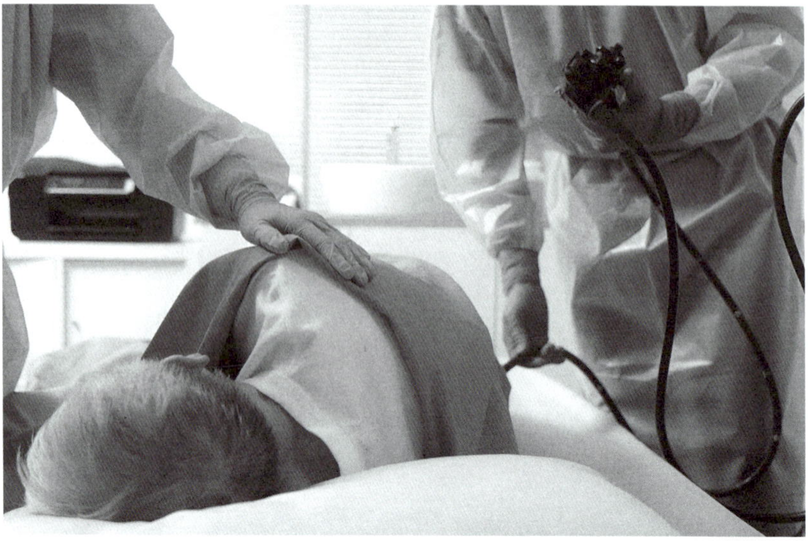

1) 위내시경은 어떻게 진행되나요?

위내시경의 경우 검사 직전에 위 안의 기포와 점액을 제거하기 위한 약물을 복용하고 구강이나 목의 이물감을 줄이기 위해서 입안에 국소마취제를 사용합니다. 또한 내시경을 할 때, 환자는 내시경을 물지 않도록 입에 마우스피스를 물게 됩니다. 위내시경을 시행하는 시간은 약 5~15분 정도이지만 경우에 따라 시간은 더 걸릴 수 있습니다.

2) 수면내시경은 어떻게 진행되나요?

내시경 기구를 위나 대장에 삽입하는 것은 상당히 불편하고 고통스럽기 때문에 이러한 불편을 줄이기 위해서 수면내시경을 많이 하고 있습니다. 상당수의 사람들이 수면내시경을 '수면'이라는 이름 때문에 마치 전신 마취처럼 깊은 잠에 빠지게 된다고 생각하지만 그렇지 않습니다. 수면내시경은 환자에게 진정제나 수면유도제를 투여하여 환자는 의식을 잃지는 않고, 내시경으로 인한 괴로움이나 불편감에 대한 기억을 못하는 진정상태에서 시행합니다. 하지만 경우에 따라서는 수면내시경에 사용하는 진정제의 효과가 나타나지 않는 사람도 있습니다. 연구 보고에 따르면 수면내시경을 시행하는 사람들 중 약 3퍼센트 정도는 수면내시경 과정을 생생하게 기억한다고 합니다.

수면내시경은 일부만 건강보험 적용이 되기 때문에 진정제를 주사하지 않는 일반 내시경에 비하여 상대적으로 환자가 부담하는 비용이 큽니다. 또한 사용된 진정제의 효과가 완전히 사라질 때까지 수십 분에서 수시간 동안 안전한 곳에서 안정을 취해야 합니다. 따라서 수면내시경을 한 당일에는 운전을 삼가고 중요한 약속이나 업무도 피하는 것이 좋습니다.

수면내시경을 할 때 진정제의 부작용으로 호흡이 줄어들거나 멈추는 등의 호흡곤란, 저산소증이 발생할 수 있고, 심장박동이 느려지거나 혈압저하 등의 심혈관계 합병증이 발생할 수도 있습니다. 따라서 폐 기능이나 심장 기능에 문제가 있는 경우 수면내시경을 하기 전에 꼭 담당 의사와 상담을 해야 합니다.

3) 내시경검사 시 주의 사항에는 어떤 것들이 있을까요?

위장관 내시경을 하기 위해서는 전날부터 금식해야 합니다. 대장내시경의 경우 설사를 유발하는 약을 복용하여 대장에 음식물 찌꺼기가 남아 있지 않도록 해야 합니다. 하지만 혈압약이나 심장약을 복용하는 경우 금식이라고 하더라도 약을 중단하지 말고 당일 오전 일찍 최소량의 물과 함께 약을 복용해야 합니다. 다만 아스피린과 같이 지혈을 억제시키는 약물을 복용할 경우 5~7일 정도 중단하고 검사를 받아야 합니다.

위내시경은 목을 통해 위로 내시경을 통과시켜야 하는데, 이 과정에서 내시경이 목을 넘어갈 때 힘이 들 수 있습니다. 또한, 코로 숨을 들이쉬고 입으로 내쉬어야 합니다. 위나 장 내시경검사 중에는 장기를 더 잘 보기 위해 일부러 위나 장에 공기를 넣는데, 이때 트림이나 방귀를 참아야 합니다.

위내시경을 할 때 이물감을 줄이기 위해 국소마취제를 사용하기 때문에 입이나 목이 일시적으로 마비가 됩니다. 내시경검사가 끝났다고 해서 입이나 목의 마비가 풀리지 않은 상태에서 음식물을 섭취하면 음식물이 기도로 넘어갈 수 있습니다. 그래서 위내시경 검사가 끝난 후, 최소 30분~1시간 동안은 음식을 먹어서는 안 됩니다. 또한 위내시경 중 조직검사를 하였다면 조직검사를 한 부위의 출혈을 예방하기 위하여 4시간 정도 후에 식사하는 것이 좋습니다.

검사를 선택할 때나 받을 때 주의 사항

병의원에서는 여러 검사를 시행하고 있습니다. 이 중에는 검사 비용이 저렴한 검사도 있지만 그렇지 않은 검사도 있습니다. 또한 검사에서 진단 확률이 매우 높은 검사도 있지만 그렇지 않은 검사도 있습니다. 그렇다면 검사를 받는 환자의 입장에서는 어떻게 해야 할까요?

현재 한국이나 미국의 의학회에서는 의사에게 질병을 진단하고 치료하기 위한 여러 지침들을 제공하고 있습니다. 이러한 지침의 공통점은 가장 진단 확률이 낮지만 가격이 저렴한 검사를 우선으로 시행한 후, 이 검사에서 이상이 있을 시에 비용과 진단 확률이 높은 검사를 시행하도록 추천하고 있습니다. 다시 말해서, 증상이 있으면 흉부 X선 검사, 심전도 등과 같이 정확도는 낮지만 비용이 적게 드는 검사를 우선적으로 시행합니다. 여기서 이상이 발견되면, 추가로 CT나 MRI 등과 같은 정확하지만 비용이 높은 검사를 시행합니다.

따라서 담당 의사가 처음 진료부터 비용이 높은 검사를 먼저 권유한다면 왜 이런 검사를 먼저 시행하는지 물어보시고 건강보험 적용을 받을 수 있는지를 확인하는 것이 좋습니다. 만약 불필요한 검사라고 생각되면 담당 의사에게 건강보험 적용을 받을 수 있는 기본적인 검사를 우선 시행한 후, CT나 MRI와 같은 특수검사를 받으면 좋겠다고 정중히 요청하는 것이 좋습니다.

심전도나 흉부 X선 같은 검사는 비교적 저렴하고 기본적인 검사이기 때문에, 다른 병원에서 이미 시행했더라도 병원을 옮겨 진료를 받으면 다시 시행하는 경우가 많습니다. 담당 의사가 이런 검사를 다시 권유할 때, 과잉 진료라고 생각하기보다는 환자의 기초 데이터를 수집하는 과정으로 이해하는 것이 좋습니다.

만약 담당 의사가 건강보험 적용이 되지 않는 새로운 검사나 치료법을 권유할 경우 담당 의사에게 권유한 검사가 과연 실질적인 가치가 있는 것인지, 건강보험 적용이 되는 검사로 대체할 수 없는지를 재차 확인을 한 후에 검사 여부를 결정하는 것이 좋습니다.

최근 개발된 많은 검사들이 병을 진단하거나 예후를 평가하는 데 한계를 보이며, 단지 검사를 위한 검사로 끝나는 경우가 자주 발생합니다. 대표적인 예로는 중풍 발생 가능성을 검사한다는 생혈검사, 체내 독성을 측정한다는 모발검사, 혈관 기능을 평가하는 맥파 속도 검사(pulse wave doppler) 등이 있습니다. 만약 담당 의사가 건강보험이 적용되지 않는 검사를 계속 권유한다면, 다른 의사를 찾는 것이 좋습니다.

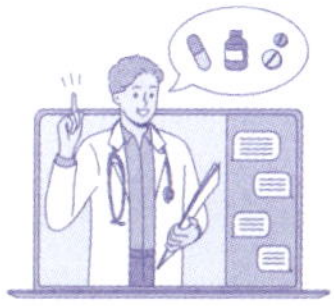

병원을 이용할 때 알면 좋은 상식

병의원에서 진료를 받을 때 환자들이 준비해야 할 것들을 알아보겠습니다.

상급종합병원을 이용할 때는 진료의뢰서(요양급여의뢰서)를 챙기세요

보건소, 의원, 병원, 종합병원, 상급종합병원이 아닌 대학병원급 종합병원은 진료의뢰서가 없어도 진료를 받을 수 있고 건강보험의 혜택을 받을 수 있습니다. 그러나 상급종합병원에서 진료를 받으려면 이전에 진료를 받았던 병의원 혹은 종합병원에서 반드시 진료의뢰서(요양급여의뢰서)를 발급받아 원무과에 제출해야 합니다. 진료의뢰서를 제출하지 않으면 건강보험의 혜택을 받을 수 없어 진료에 관한 모든 비용을 환자가 부담해야 합니다. 다만 응급실을 이용하거나 분만인 경우는 진료의뢰서가 없이 상급종합병원을 방문하여도 건강보험의 혜택을 받을 수 있습니다.

어쩔 수 없는 사정으로 바로 상급종합병원을 이용하는 경우에는 어떻게 해야 할까요? 상급종합병원에 있는 가정의학과를 방문하여 진료를 받아 진료의뢰서를 받으면 됩니다. 상급종합병원의 가정의학과는 진료의뢰서가 없어도 진료가 가능하기 때문입니다.

검사 사본과 결과지를 챙기세요

이전 병의원에서 혈액검사, CT, MRI, 초음파 등 특수검사를 시행했다면 시행한 검사영상 사본을 진료의뢰서(요양급여의뢰서)와 함께 병원에 제출하는 것이 좋습니다. 이때 이전 병원에서 시행한 CT, MRI, 초음파 등을 시행한 경우 단순히 검사영상사본만 준비하기 보다는 해당검사에 대한 영상의학과 전문의의 판독지(검사결과지) 사본을 함께 제출하시는 것이 좋습니다.

검사결과지를 가져가야 하는 이유는 다음과 같습니다. 상급종합병원이나 대학병원급 종합병원에 근무하는 교수들은 자신의 분야에 대한 CT, MRI, 초음파를 어느 정도는 판독할 수 있습니다. 그렇지만 전문적으로 영상판독을 훈련받은 영상의학과 전문의들보다 더 잘 판독할 수는 없습니다. 게다가 영상을 다시 분석하고 해석하는 데는 많은 시간과 노력이 듭니다. 아무리 훈련이 잘된 영상의학과 전문의라도 한 환자의 CT, MRI를 판독하는 데 걸리는 시간은 10분 이상, 어려운 사례는 20분 이상이 걸리기도 하는데 정해진 짧은 외래시간 동안 교수가 이전에 시행하였던 CT, MRI, 초음파를 정밀하게 판독하는 것은 매우 어렵습니다. 따라서 이전

병원의 검사결과지를 가지고 가시면 해당 전문의나 교수가 짧은 시간안에 환자의 상태를 파악하고 진료계획을 세우는데 많은 도움이 됩니다. 참고로 타병원서 시행한 CT나 MRI를 전원한 병원에서 저장하고 영상의학과 전문의가 다시 판독하는 경우 외부병원 필름판독료라는 명목의 비용을 환자에게 청구합니다. 국민건강보험에서 정한 외부병원 필름판독료는 CT나 MRI 비용의 30~40퍼센트입니다. 하지만 환자가 부담하는 금액은 적게는 3~5만 원에서 많게는 20~30만 원까지 폭이 넓습니다. 이는 시행한 CT나 MRI가 건강보험 급여를 받았는지에 따라 다르기 때문입니다. 이전에 받은 CT나 MRI가 국민건강보험 급여 혜택을 받았다면, 판독료도 급여 혜택을 받아 환자의 자기부담액은 전체 비용의 30퍼센트에 불과하여 가격이 3~5만 원밖에 되지 않습니다. 하지만 이전에 받은 CT나 MRI가 건강보험 급여 대상이 아니었다면, 판독료도 환자 본인이 전액 부담해야 하므로 비용이 20~30만 원까지 높아질 수 있습니다.

주의할 것은 다른 대형병원에서 진료를 받으면 이전 병의원에서 시행한 검사결과지나 검사 사본을 보고 중복되는 검사를 피할 수도 있지만 필요하다면 다시 시행할 수도 있습니다. 가장 대표적인 사례로는, 지참한 CT나 MRI가 검사 후 시간이 너무 많이 지나 환자의 상태가 변했을 가능성이 있다고 판단되거나, 영상품질이 너무 나빠 판독이 어려울 때입니다. 다만, 의사가 이전에 시행한 CT나 MRI 검사를 다시 권유할 때에는 그 이유를 반드시 확인하기 바랍니다.

신분증을 챙기세요

병의원을 이용할 때에는 신분증을 챙기셔야 합니다. 지금까지는 대부분의 병의원에서 주민등록번호만 말하면 진료 접수가 가능했습니다. 그러나 최근 건강보험 자격이 없거나 타인의 명의로 건강보험 자격을 대여하거나 도용하는 사례가 증가하면서, 정부는 법을 개정하여 2024년 5월부터 병의원에서 처음 진료를 받을 때 행정기관이나 공공기관이 발행한 증명서로, 사진이 붙어 있고 주민등록번호 또는 외국인 등록번호가 포함된 본인 확인 서류나 신분증을 제출해야 하는 요양기관본인 강화제도를 시행하고 있습니다. 주민등록증, 운전면허증, 여권, 장애인등록증, 국가보훈등록증, 외국인등록증이 여기에 해당합니다. 다만 19세 미만인 경우, 이전에 본인 여부 및 자격을 확인하고 6개월 이내인 경우, 다른 요양기관에서 요양급여를 의뢰받거나 회송한 경우에는 신분증을 제시할 필요가 없습니다. 또한 약국도 본인 확인 의무가 없기 때문에 신분증을 제출할 필요는 없습니다.[16]

진료과를 찾는 것이 어려울 때는 해당 병원의 인포메이션센터를 이용하세요

의학의 발전으로 질병이 점차 세분화되고 있습니다. 이에 따라 각 질병을 치료하는 전문과목도 세분화되고 있습니다. 내과만 하더라도 소화기내과, 순환기내과 혹은 심장내과, 호흡기내과, 내분비내과, 류마티스내과, 감염내과 등으로 세분화되었습니다. 게다가 같은 소화기내과 내에서도 의사들은 위/대장, 간, 췌담도로 나누어져 있습니다. 이렇게 진료과가 세분화되면서 환자들은 어떤 의사에게 진료를 받아야 하는지 결정하기가 어렵습니다.

동네 병의원에서 받은 진료의뢰서를 가지고 종합병원이나 상급종합병원으로 옮길 때는, 동네 병의원 의사에게 앞으로 진료받을 과를 정확히 문의하는 것이 좋습니다. 만약 동네 병의원 의사가 환자가 옮기게 될 병원에 대하여 잘 알고 있다면 특정 교수까지 추천받을 수 있습니다. 만약 진료의뢰서 없이, 혹은 병의원에서 진료를 받지 않고 바로 종합병원이나 상급종합병원을 방문하게 된다면, 어떻게 하면 좋을까요? 가장 쉬운 방법은 병원 내에 있는 인포메이션센터에 가서 본인의 증상을 설명하고 어떤 과에서 어떤 교수에게 진료를 받으면 좋을지 상담하는 것입니다. 종합병원의 인포메이션센터에는 임상경험이 풍부한 간호사가 환자들의 증상에 맞는 과를 추천해 주고 있습니다.

선택 진료비는 더 이상 내지 않아요

특진이라고 불리는 선택 진료란 환자가 전문성이 높고 경험이 풍부한 특정 의사를 지정하여 진료를 받는 것을 말합니다. 예전에는 조교수 이상의 대학교수에게 진료를 보는 경우 선택 진료비를 내야 했습니다. 선택 진료비란 진료비부터 검사 및 치료비에 건강보험에서 정한 액수와 함께 추가된 비용입니다. 하지만 이러한 추가 비용은 사회적으로 문제가 되어 특진비 제도는 폐지되었습니다. 현재는 본인이 지정한 의사가 대학교수라도 건강보험에서 정한 금액 외에 추가 비용을 내지 않습니다.

진료 예약 기간을 줄일 수 있어요

특정 대학병원의 유명한 교수는 외래 예약이 길게는 서너 달 이상 걸릴 경우도 있습니다. 만성질환일 때는 크게 문제되지 않지만 빠른 치료가 필요할 때는 오래 기다리다 질환이 악화될 수도 있습니다. 동네 병의원에서 진료의뢰서를 받고 오랫동안 기다려야 할 때는 어떻게 해면 좋을까요? 이럴 경우에는 진료 의뢰를 한 의사를 다시 찾아가 해당 병원의 예약이 너무 오랫동안 기다려야 한다는 사정을 이야기하고 대신 예약을 부탁하는 방법이 있습니다. 해당 병원 의사는 진료 예약에 걸리는 시간을 줄여줄 수도 있습니다. 이런 상황이 가능한 이유는 상급종합병원이나 대학병원급 종합병원들이 인근 동네 병의원과 협약을 맺고, 협약을 맺은 병의원에서 진료 의뢰를 한 경우 외래진료 예약을 앞당길 수 있는 우회로를 제공하기 때문입니다.

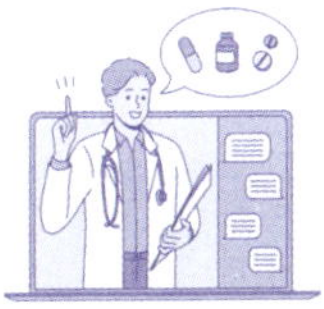

입원할 때 알면 좋은 상식

환자가 입원을 하는 이유는 다음과 같습니다. 환자 상태의 지속적이고 면밀한 관찰이 필요할 때, 영양상태 및 섭취 음식물에 대한 집중적인 관리가 필요할 때, 정맥주사가 필요로 하는 약물 투여나 처치 등이 지속적으로 필요할 때, 진단이나 치료를 빨리 해야 할 필요가 있을 때, 수술 등 침습적인 검사나 치료가 필요할 때입니다. 외래에서 시행이 가능한 검사나 처치, 수술임에도 입원을 권유한다면 담당 의사에게 입원이 필요한 이유에 대하여 자세한 설명을 요청하고 외래에서 검사나 치료가 불가능한지 문의해야 합니다. 만약 납득할 만한 충분한 이유가 없는데도 입원을 권한다면, 다른 이유로 입원을 권유했을 가능성이 있기 때문에 외래에서 검사나 치료를 요청하는 것이 좋습니다. 합당한 이유로 입원을 권유받아 입원을 결정하였다면 다음으로 입원 시 준비 사항과 유의 사항을 알아보겠습니다.

입원실

입원을 결정하면 병원은 입원결정서 혹은 입원 지시서를 발급합니다. 환자는 원무과의 입원 창구에서 입원서류를 작성하고 신분증을 제시하게 됩니다. 병실을 배정받으면 해당 병동에 올라가 병동 간호사로부터 입원 생활에 대한 안내를 받습니다. 병실은 1인실부터 최대 6인실까지 여러 형태의 병실이 있는데 병실료는 1인실이 가장 비싸고 5~6인실이 가장 저렴합니다. 어떤 분들은 1인실에 입원하면 병실료가 비싸기 때문에 다인실에 입원한 것보다 의료진의 의료서비스가 더 좋을 것으로 생각하기도 합니다. 하지만 1인실에 입원하든 다인실에 입원하든 의사나 간호사 등 의료진이 제공하는 의료서비스는 똑같습니다. 다만 다인실은 여러 사람이 함께 병실을 공유하기 때문에 불편할 수 있습니다. 이전에는 6인실만이 건강보험의 혜택을 받을 수 있었지만, 최근에는 2인실까지도 건강보험 적용을 받을 수 있어 상대적으로 환자의 부담이 줄어들었습니다. 또한 실손보험에 가입한 경우 1인실의 상급병실료 차액을 청구해서 보험금을 받을 수 있었지만 그 금액은 최대 10만원에 불과하였습니다. 하지만 2024년부

[표 1–14] 병의원별 본인부담률

<table>
<tr><th>구분</th><th>1인실</th><th>2인실</th><th>3인실</th><th>4인실</th><th>5인실 이상</th></tr>
<tr><td>상급종합병원</td><td rowspan="4">비급여</td><td>50%</td><td>40%</td><td>30%</td><td>20%</td></tr>
<tr><td>종합병원</td><td>40%</td><td>30%</td><td>20%</td><td>20%</td></tr>
<tr><td>병원</td><td rowspan="2">비급여</td><td rowspan="2">비급여</td><td>20%</td><td>20%</td></tr>
<tr><td>의원</td><td>20%</td><td>20%</td></tr>
</table>

터 일부실손보험에서 상급병실로 차액을 50~60만 원까지 보장한다고 하니 확인하시기 바랍니다.

담당의와 주치의

대학병원이나 종합병원의 경우 입원을 하게 되면 실제로 자신이 외래서 보았던 교수나 전문의를 직접 만나기 어렵습니다. 교수나 전문의는 외래도 봐야 하고, 시술이나 수술도 직접 해야 하고, 병원의 여러 업무를 봐야 하기 때문입니다. 대신 해당 과의 전공의 선생님들이 병동에 상주하면서 담당 의사가 되어 환자를 진료하게 됩니다. 참고로 병원에서는 외래에서 보던 교수나 전문의는 주치의, 병실에서 환자를 담당하는 전공의 선생님은 담당의라고 합니다. 따라서 입원 중에는 검사, 치료, 혹은 치료 결과 등 궁금한 사항이 생기면 교수나 전문의를 찾기보다 가까이에 있는 담당 전공의나 담당 간호사에게 설명을 듣는 것이 좋습니다.

대다수의 교수나 전문의들은 하루에 한 번, 많으면 두 번 회진을 돕니다. 이때 환자가 병실에 없으면 그냥 지나치는 경우가 많아 환자는 자기의 주치의를 하루에 한 번도 보지 못하는 경우가 발생합니다. 이에 따라 최근 많은 병원에서는 해당 교수나 전문의들의 회진 시간을 병동에 적어 놓고 있습니다. 환자는 궁금한 점이 있으면 미리 메모해 두었다가 회진을 온 해당 교수나 전문의에게 질문을 하면 됩니다.

최근에는 병동에서도 전문의 선생님들이 환자들을 진료하는 경우가 있습니다. 이들은 전문의지만 외래진료는 하지 않고 입원환자 관리와 진료만 전담하는 사람들로 전문용어로 '호스피탈리스트(hospitalist)'라고 합니다.

동의서

검사나 치료를 할 때에는 해당 주치의나 담당의는 하고자 하는 검사나 치료에 대하여 환자에게 자세한 설명을 한 후, 환자나 그 가족에게 동의서에 서명을 받습니다. 동의서의 설명을 듣고 서명을 하는 시간이 환자나 그 가족에게는 담당의 혹은 주치의와 일대일로 만나서 이야기할 수 있는 좋은 때입니다.

주치의나 담당의가 설명하는 내용은 대략 질병의 정도와 해당 수술/시술이 필요한 이유, 수술/시술/검사의 명칭과 방법, 합병증과 후유증 및 가능성, 소요 시간과 회복 기간, 건강보험 적용여부 등입니다. 환자는 주치의나 담당의로부터의 설명을 자세히 들은 후, 동의서를 다시 한 번 읽어보고 의문이 가는 것은 다시 확인한 후에 서명을 해야 합니다. 동의서는 해당 수술이나 시술을 받는 환자 본인이 직접 설명을 듣고 서명하는 것이 원칙입니다. 하지만 그럴 수 없는 상황에 한해서는 환자의 가족들 중에서 서명하게 됩니다.

퇴원 시 진료비 세부 명세서 챙기기

일반적으로 환자가 호소하던 증상이 호전되거나 원인이 되는 치료나 시술, 수술이 종료되면 퇴원을 합니다. 퇴원 통보를 받으면 환자는 진료비를 납부하고 약을 수령한 후 퇴원하게 됩니다.

병원에서 퇴원할 때 진료비에 대한 영수증만 챙기는 경우가 많은데 진료비 세부명세서도 함께 받기 바랍니다. 진료비 세부 명세서에는 진료내역에 대한 세부적인 내용이 들어 있어 자신이 치료받은 구체적인 내역과 함께 건강보험 급여에 해당 항목과 비급여에 해당 항목이 분류되어 적혀 있습니다. 진료비 세부 명세서를 살펴보고 비급여에 해당하는 항목이 너무 많다고 생각이 되면 병원 의료진이나 원무과에 항의하는 것보다 건강보험심사평가원(이하 심평원) 홈페이지에 진료비에 대한 이의신청서를 제출하는 것이 좋습니다. 신청서를 제출하면 심평원에서는 병원이 환자에게 요구한 비급여 항목이 적절한지 여부를 재평가합니다. 만약 급여항목임에도 불구하고 비급여로 처리된 것으로 확인되면 심평원에서는 이 비용을 환자에게 직접 지급합니다. 이후, 심평원은 이 비용을 나중에 해당 병원에 청구하게 됩니다.

필요없는 입원은 안 돼요

실손보험에 가입한 사람들은 외래서 검사하고 약물을 처방받으면 실손보험 혜택이 제한되지만 입원하면 비용이 비싼 검사나 약물치료를 하더라도 모두 실손보험의 혜택을 받을 수 있어 입원해서 MRI와 같은 검사나 척추 혹은 통증치료를 원하는 경우가 종종 있었습니다. 그리고 일부 의사들은 이러한 점을 이용해서 실손보험을 가진 환자들을 입원시켜 비싼 검사나 치료를 시행하는 경우도 있었습니다. 이러한 현상이 사회적 문제로 대두되자, 정부는 의사 소견이 없는 자의 입원에 대해 실손보험 보장을 받을 수 없도록 하였습니다. 또한, 의사에게도 입원이 임상적 또는 의학적 필요성이 있다고 판단될 때만 건강보험에서 입원료를 청구할 수 있도록 하였습니다. 즉, 환자의 편의성만을 이유로는 건강보험에서 입원료를 받을 수 없게 된 것입니다.

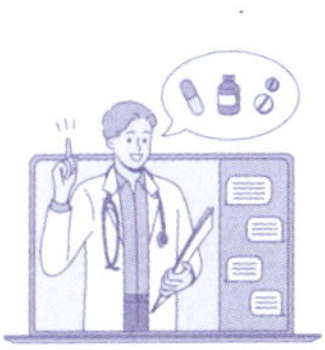

똑똑한 환자의 병의원 선택법

좋은 상품을 사기 위해 시장을 둘러보고 상점마다 물건을 비교한 경험이 있으시지요? 그런데 병의원을 선택할 때는 어떠신가요? 병의원의 입장에서는 환자가 소비자입니다. 그러니 소비자인 환자는 본인에게 딱 맞는 병의원이나 의사를 선택할 권리가 있습니다. 그러기 위해서는 적극적으로 정보를 수집한 후, 신중하게 병의원을 선택해야 해야 합니다. 하지만 현실적으로 환자가 본인에게 딱 맞는 병의원을 선택하는 것은 결코 쉽지 않습니다.

집 근처에 많은 병의원이 있지만 이에 대한 실질적인 정보는 매우 부족하기 때문입니다. 이는 의료서비스의 특성에 기인합니다. 물리적 형태가 있고 직접 상품성을 확인할 수 있는 제조업과 달리 의료서비스는 물리적인 형태가 없고 시연이나 시승도 불가능합니다. 환자는 직접 비용을 지불하고 겪은 후에야 의료서비스의 질을 판단할 수 있습니다. 이와 함께 우리나라에서는 정부의 방침에 따라 병의원의 치료성공률, 사망률, 재입원율, 비급여를 포함한 총진료비 등 실제로 병의원의 의료서비스 품질이나 의료비를 평가할 수 있는 실질적이고 유용한 지표들을 공개하지 않고 있습니다. 이러한 상황에서 환자들은 자신이 가려고 하는 병의원의 의료서비스가 정말로 좋은 것인지 그렇지 않은지 판단하기가 쉽지 않습니다.

이렇게 눈먼 정보 속에서 소비자인 환자가 본인에게 맞는 병의원를 선택할 수 있는 방법은 없을까요? 이번 장에서는 병의원 선택 기준을 알아보도록 하겠습니다.

선택해야 할 병의원

1) 간단한 질환이나 만성질환은 동네 병의원을 이용하세요

단순 감기나 배탈이 났을 때는 접근성이 쉬운 동네 병의원을 이용하는 것이 좋습니다. 의원을 운영하는 대부분의 원장은 대학병원이나 종합병원에서 3~4년 전공의 수련을 마친 전문의입니다. 따라서 감기, 배탈, 소화불량 및 단순 고혈압, 고지혈증, 당뇨와 같은 질병은 동네 병의원을 이용하는 것이 경제적이고 효과적입니다. 만약 이런 질환으로 종합병원이나 대학병원을 방문하면 환자는 훨씬 많은 시간과 비용을 지출해야 합니다.

특히 고혈압, 당뇨, 고지혈증은 오랫동안 약물치료를 꾸준히 받아야 하는 만성질환으로 만약 조절이 잘 되지 않으면 협심증이나 심근경색과 같은 허혈성심장질환(심장병)이나 다리의 혈관이 좁아지는 말초혈관질환, 콩팥 기능이 떨어지는 만성신부전, 발이 썩는 당뇨족과 같은 중대한 합병증이 발생할 수 있습니다. 따라서 담당 의사를 자주 만나 당뇨와 고혈압이 잘 조절되고 있는지, 관련된 합병증이 발생하는지 꾸준히 점검하는 것이 매우 중요합니다.

대부분의 대학병원이나 상급종합병원에서는 몰려드는 환자로 인해, 단순 고혈압이나 고지혈증, 당뇨병 환자에게는 4개월에서 6개월, 많게는 1년까지 약물 처방을 하는 경우가 많습니다. 이렇게 약물을 길게 처방을 받으면 실제로 당뇨나 고혈압이 잘 조절되는지, 합병증이 발생하는지 평가하기 매우 어렵습니다. 따라서 당뇨나 고혈압과 같은 만성질환의 경우 환자 본인의 거주지와 가까운 동네 병의원에서 담당 의사와 관계 형성을 이루어 꾸준하고 적절한 치료를 받는 것이 좋겠습니다. 다만 당뇨나 고혈압으로 인한 심장이나 콩팥, 망막에 합병증이 발생하였다면 동네 병의원보다는 대학병원급 종합병원이나 상급종합병원에서 치료받는 것이 좋습니다.

2) 응급상황인 경우는 응급실로, 119에 도움을 요청해야 합니다

응급실에는 전문의가 없어서 신뢰할 수 없다는 이유로, 아파도 아침까지 참고 종합병원 외래로 오는 경우를 종종 볼 수 있습니다. 결론적으로 말씀드리면 이러한 행동은 매우 위험합니다. 최근 정부는 응급실의 의료서비스 질 향상에 많은 투자를 하면서 상당수의 대학병원급 종합병원과 상급종합병원 응급실에는 전문의들이 상주하고 있습니다. 또한 외래에서는 즉시 시행할 수 없는 CT나 MRI와 같은 많은 장비와 기기들도 보유하고 있습니다. 따라서 응급실에 전문의가 없어 신뢰할 수 없다는 것은 잘못된 정보입니다. 증상이 심하고 위급하다고 생각되면, 다음 날 오전까지 기다리지 말고 응급실을 방문하는 것이 좋겠습니다.

갑자기 심한 가슴 통증, 호흡곤란, 의식을 잃어 제대로 움직일 수 없을 때, 또는 외상으로 출혈이 심한 경우에는 119에 도움을 요청해야 합니다. 119구급차에는 응급환자를 케어할 수 있는 응급구조사가 탑승해 있고 환자를 모니터하고 응급치료에 필요한 여러 기구도 보유하고 있습니다.

인근에 종합병원이 없거나 종합병원까지 가는 시간이 30분 이상 걸린다면 우선 집에서 가까운 동네 병원에 방문하여 적절한 진단과 응급처치를 받는 것이 좋습니다. 그러면 해당 병원 의사가 환자의 상태에 따라 더 큰 병원으로 이송할지 여부와 이송 방법을 결정할 것입니다. 이렇게 인근 병원을 추천하는 이유는 다음과 같습니다.

첫째, 외상이나 여러 중증질환의 경우 생명을 보호하는 데 가장 중요한 골든아워는 보통 한 시간 이내입니다. 환자가 중증질환을 보이는데 먼 거리에 있는 큰 종합병원을 고집하다가는 중요한 시간을 놓칠 수 있습니다.

둘째, 현재 의료법에 따르면, 환자를 이송할 때 이송을 보내는 의사는 환자가 이송받는 병원에 도착할 때까지 환자의 안전을 책임질 의무가 있습니다. 이러한 이유로, 이송을 보내는 의사는 환자를 인계할 때까지 문제가 발생하지 않도록 세심하게 신경을 씁니다. 그러나 환자가 먼 거리에 있는 종합병원으로 직접 가다가 문제가 발생하면 책임은 환자 본인이 지게 됩니다.

3) 복잡한 수술이나 시술은 대학병원급 종합병원을 이용하세요

병원에서는 여러 가지 수술이나 시술을 하는 데 복잡한 수술이나 시술의 경우 해당 병원이나 의료진의 경험이 환자의 예후에 많은 영향을 미칩니다. 따라서 복잡하고 어려운 수술이나 시술의 경우에는 해당 병원이 그

분야에 얼마나 많은 경험이 있는지 확인하는 것이 좋습니다. 난이도가 높은 수술이나 시술이라면 우선 집에서 가까운 대학병원급 종합병원을 방문한 후, 그곳에서도 시술이나 수술이 어렵다고 하면 상급종합병원에서 치료받는 것이 경제적입니다. 하지만 드문 질환이거나 고난이도 수술이 필요한 경우에는, 같은 경험이 많은 상급종합병원을 우선적으로 찾는 것이 좋습니다.

4) 동네 병의원에서는 원장님을 선택하세요

동네 병의원은 의사 한 명이 운영하거나 아니면 소유주인 의사와 월급을 받는 고용된 의사(봉직의)가 함께 진료를 보는 경우가 많습니다. 월급을 받는 의사 중에는 오랫동안 근무를 하기도 하지만 보통 2~3년 정도 근무하다 다른 병의원으로 옮기는 경우가 많습니다.

만성질환으로 병의원을 계속 다니는 환자의 입장이라면 본인을 담당하던 의사가 자주 바뀌면 기분이 어떨까요? 불안하거나 심지어는 병의원을 옮길 고민까지 할 수도 있습니다. 새로 부임한 의사도 아무리 환자 의료정보가 병의원에 있더라도 처음 보는 환자를 파악하는 데 시간이 걸릴 수도, 중요한 것을 놓칠 수도 있습니다. 특히 수술을 받은 환자는 담당 의사가 수술 후에도 지속적으로 수술 부위 및 수술상태를 확인하고 관찰하면서 적절한 조치를 취해야 합니다. 그런데 담당 의사가 바뀌면 수술치료 경과나 회복이 잘 되고 있는지 평가하는 것이 쉽지는 않습니다. 또한 봉직의의 경우 자기의 진료실적에 따라 인센티브를 받기 때문에 과잉 진료를 할 가능성도 있습니다.

그러나 병의원 원장은 해당 병의원의 소유자이기 때문에 자주 바뀌지 않습니다. 또한, 그들은 병의원의 관리와 유지를 위해 주변 평판을 매우 중시하므로 과잉 진료의 가능성이 상대적으로 작습니다. 이러한 이유로 동네 병의원에서 진료를 받을 때는 원장이 누구인지 확인하고, 가능하다면 원장에게 진료받는 것을 권장합니다. 이 외에도 담당 의사가 자주 바뀌는 병의원에는 문제가 있을 가능성이 있기 때문에 피하는 것이 좋습니다.

5) 친절한 병의원은 환자를 편안하게 합니다

친절한 배려를 싫어하는 사람이 있을까요? 아파서 병의원에 갔다가 성의 없고 불친절한 의료진이나 직원들의 태도에 불쾌함을 느낀 적이 있을 겁니다. 또한 검사나 치료 후 충분한 설명을 받지 못해 불만을 가졌던 경험도 있을 겁니다. 병을 낫기 위해 방문한 병의원에서 매번 그런 대우를 받는다면, 환자는 병원에 가기 전부터 스트레스를 받아 결국 병의원을 옮기게 될 것입니다. 반면에 의료진과 직원들이 친절하고 치료나 검사에 대하여 설명을 충분히 받는다면 해당 병의원에 대한 환자 신뢰도는 증가합니다. 또한 의료진이 진료에서 좀 더 적극적이면 환자의 증상이나 질병도 호전될 가능성이 높습니다. 질환에 시달려 고통의 날들을 보내는 환자들의 증상은 의사와의 친절한 상담이나 직원의 호의적인 말과 태도로 호전되기도 합니다.

6) 의사나 직원을 오랫동안 볼 수 있는 병의원을 선택하세요

직원이 자주 바뀌지 않는 병의원은 의료진과 직원들이 친절하며, 환자의 진료 대기시간에도 증상에 관해 의견을 묻는 등 환자의 질환에 대해 지속적인 관심을 보입니다. 또한 그들은 환자를 대하는 일 외에도 병원 내 각자의 위치에서 전문인다운 모습을 보입니다. 하지만 직원이 자주 바뀌는 병의원은 병의원 내부나 환자에게 신경을 제대로 쓰지 못하여 의료 서비스의 질이 떨어지는 경우가 많습니다.

피해야 할 병의원

1) 건강보험이 적용되지 않는 고가의 비보험 검사나 치료를 우선하는 병의원은 피하세요

병의원에서 근무하는 거의 모든 의사들은 진료수익에 대한 압박을 받는다 해도 과언이 아닙니다. 국공립병원도 예외가 아닙니다. 다만 병의원에 따라 압박정도가 다를 뿐입니다. 의사에게 진료수익에 대한 압박을 많이 주는 병의원에 근무하는 의사는 건강보험이 적용되지 않는 고가의 검사나 치료를 우선할 가능성이 높습니다.

진료수익에 대한 압박을 적게 주는 병의원에서 근무하는 의사는 환자의 치료나 검사에 있어서 건강보험의 적용을 받는 가격이 저렴한 검사나 치료를 우선적으로 시행합니다. 그리고 필요한 경우에 환자에게 충분한 설명을 하고 건강보험이 적용되지 않는 검사나 치료를 권유할 것입니다.

2) 위생 상태가 좋지 않은 병의원은 가지 마세요

병의원은 병균감염과 관련된 질병으로 입원하거나 진료를 받는 환자가 많습니다. 이들의 병균들은 다른 이유로 병의원을 찾은 환자나 가족들에게 옮겨질 가능성이 있습니다. 따라서 병의원의 위생 상태는 매우 중요합니다. 만약 의사와 의료진, 그리고 직원들이 입은 가운이 지저분하거나 화장실이나 복도에 거미줄이 있는 등 위생 상태가 불량한 병의원은 가지 않는 것이 좋습니다.

3) 불친절한 병의원은 마음의 상처를 줍니다

환자는 환자이기 전에 소비자입니다. 비용을 지불하는 소비자는 병의원으로부터 적절한 대우를 받을 권리가 있습니다. 불친절한 의료진과 직원들은 소비자를 대하는 기본 자질을 갖추지 못한 것입니다. 이러한 곳에 소비자는 자기의 시간과 돈을 지불할 필요는 없습니다.

지금까지 환자로서 당당히 선택해야 할 병의원과 피해야 할 병의원을 살펴보았습니다. 정리하면 환자는 본인의 상황에 맞는 병의원을 선택하는 것이 매우 중요합니다. 병의원의 시설이나 규모보다는 그곳에서 일하는 의료진과 직원들의 친절함과 병의원의 위생 상태를 살피고 의료진과 관계를 형성할 수 있는 병의원을 선택하는 것이 좋습니다. 특히 장기간 병의원을 이용해야 할 때는 이용의 편리성도 고려해야 합니다. 동네 병의원을 이용할 때에는 본인의 진료와 치료를 담당하고 있는 의사가 자주 교체되지 않는지, 진료 대기시간이 어느 정도 되는지, 휴일이나 야간에도 운영하는지, 기타 의료서비스가 얼마나 포괄적으로 이루어지는지 등, 종합적으로 판단한 후에 환자 본인에게 맞는 병의원을 선택하길 바랍니다.

[참고 1-4]
현재 병의원 선택 기준은 옳은가?

사람들은 어떤 기준으로 병의원을 선택할까요? 2022년 청년의사가 여론조사기관인 한국갤럽에 의뢰하여 성인남녀 1,060명을 대상으로 병원과 의사 선택 시 고려하는 사항에 대해 설문조사를 하였습니다. 설문조사에 따르면 의사의 진료능력이 46.3퍼센트로 가장 높았고 집 또는 직장에서 거리가 30퍼센트, 의사와의 인격적 교감 16.2퍼센트, 의료기관의 시설 6.4퍼센트로 조사되었습니다. 이 조사는 10년 전과 비교했을 때, 집 또는 직장에서의 거리가 19.1퍼센트에서 30.1퍼센트로 급증한 반면, 의사와의 인격적 교감은 21.1퍼센트에서 16.1퍼센트로 크게 감소하였고 의료기관의 시설도 10.2퍼센트에서 6.4퍼센트로 감소하였습니다. 또한 의료기관을 선택할 때 과거 이용경험과 인터넷 검색을 통해 얻은 정보가 결정적인 요인으로 작용하였습니다.[17] 요약하면, 의사의 진료능력, 접근성, 인격적 교감, 시설 및 규모로 정리할 수 있습니다.

그런데 이러한 병의원 선택 기준은 적절한 것일까요? 개인적으로 '집에서의 거리'는 매우 합리적인 판단이라고 생각합니다. 하지만 제외한 나

[그림 1-21] 의사 선택 기준

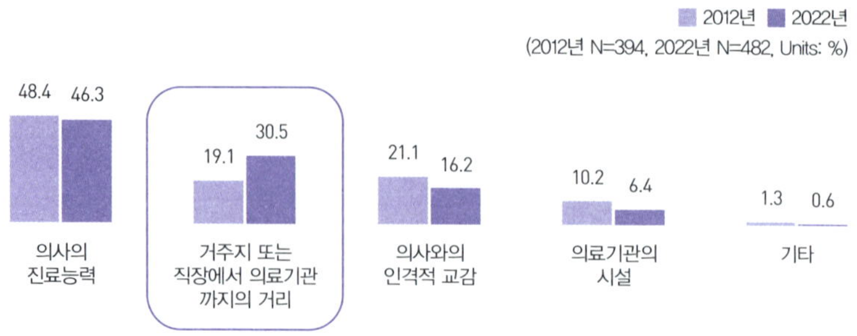

제공: 한국갤럽

머지 기준들은 생각해 볼 것이 있습니다.

주변 사람들의 평판이나 인터넷 검색

우리나라에서는 법으로 병의원의 치료 성공률, 사망률, 재입원율, 진료비[18] 등 실제로 병의원의 실력이나 의료서비스 품질이나 의료비를 평가할 수 있는 실질적이고 유용한 지표들을 공개하지 않도록 하고 있습니다.[19] 이러한 이유로 병의원을 선택할 때 같은 질환을 앓고 있는 친지, 친구, 혹은 환자 모임이나 그 가족을 통하여 정보를 얻거나 인터넷을 검색하여 정보를 얻는 경우가 많습니다.

하지만 환자나 그 가족을 통해 얻는 정보들은 환자 개인이 겪은 경험이기 때문에 주관적인 경우가 많아 일반화할 수 없습니다. 따라서 누구에게나 적용할 수 있는 객관적 사례가 아니기 때문에 항상 옳은 정보라고는 할 수 없습니다.

그렇다면 인터넷에서 쏟아져 나오는 수많은 정보는 어떨까요? 인터넷은 광고의 바다입니다. 하루에도 수백, 수천 개가 올라오는 광고만을 보고 소비자가 좋은 상품을 찾기는 쉽지 않습니다. 인터넷상에서는 제품의 사용 유무를 떠나 제품에 대한 사용 후기를 자유롭게 쓸 수 있습니다. 따라서 이들 사용 후기 중에는 솔직한 댓글도 있지만 과장 광고 댓글도 있습니다. 이러한 상황에서 환자 후기나 평점이 실제 경험인지 아니면 마케팅의 일환으로 만들어진 광고인지 환자들은 판단하기 어렵습니다. 따라서 인터넷에 올라온 후기만을 보고 좋은 병의원이나 의료진이라고 판단하는 것은 어리석은 일입니다.

이러한 상황을 고려한다면 주변사람들의 평판이나 인터넷 검색은 병의원을 선택하는 좋은 수단이라고 할 수 없습니다.

병원의 대내외적인 인지도

많은 사람들은 유명한 병원에서 진료받기를 원합니다. 과연 유명하다고 해서 다 좋은 병원일까요? 최근 소비자인 환자들은 병원의 이름이 브랜드화가 되어 대외적으로 인지도가 높은 병원을 선호합니다. 이러한 이유로 병원들은 인지도를 높이기 위하여 많은 노력을 합니다. 네트워크 병원이나 전문병원을 중심으로 전문 진료과와 병원 브랜드를 결합하여 보다 체계화된 브랜드 마케팅을 하고 있습니다. 특정 의료분야를 브랜드전략으로 홍보하거나 전문시설, 첨단장비 혹은 대학의 인지도를 통해 병원의 인지도를 높이는 전략을 사용하기도 합니다.

문제는 이렇게 병원의 인지도를 높이기 위해서는 마케팅 비용을 엄청나게 많이 사용해야 한다는 것입니다. 일부 네트워크 병의원의 경우 단순한 의료광고에서 더 나아가 TV 프로그램 제작비용을 지불하면서까지 병의원을 홍보합니다. 결국 이러한 마케팅 비용은 환자나 제품을 이용하는 소비자들의 주머니에서 나오게 됩니다. 따라서 이름이 잘 알려진 병의원일수록 의료비용이 비쌀 가능성이 높습니다. 따라서 인지도만 가지고 병의원을 선택하는 것은 주의가 필요합니다.

반면에 대형종합병원들은 의료광고를 통해 직접 광고하기보다는, TV나 신문 지면에 의료 정보 기사나 홍보성 기사를 실어 간접 광고를 합니다. 그러나 이런 경우에도 문제점은 있습니다. 신문이나 방송의 본사가 주로 서울에 있어 지방에 있는 종합병원은 서울이나 수도권에 있는 종합병원보다 노출 빈도가 상대적으로 낮을 수밖에 없습니다.

서양의학에서는 희귀암이나 난치성질환을 제외하고 대부분의 질환은 국제적으로 확립된 표준 진료 지침에 따라 치료하게 됩니다. 따라서 일반적인 질환의 경우, 서울과 지역에 있는 대학병원급 종합병원이나 상급종합병원, 전문병원에서 치료 방법과 효과에 큰 차이가 없습니다. 단순히 TV나 언론에 자주 노출된 병원이 좋은 병원이라고 생각하여 선택하는 것은 현명한 판단이 아닙니다.

병원의 규모와 시설

많은 사람이 병원을 선택할 때 규모나 시설을 매우 중요하게 생각합니다. 특히 병원의 규모나 시설에 집착하는 사람들은 종합병원이나 상급종합병원이 무조건 병을 잘 고칠 것이라고 생각하는 경향이 있습니다. 그렇지 않습니다. 병원의 규모는 단지 병원의 크기를 나타낼 뿐입니다. 최신장비와 기기는 치료가 매우 어렵고 힘든 중환자나 난치병 치료를 위한 것으로 흔한 질병을 가진 대다수 환자들에게는 필요가 없는 비싼 장비일 뿐입니다. 고가의 최신장비나 기기를 보유한 병원들은 투자한 비용을 회수하기 위하여 이러한 장비를 사용해야 합니다. 따라서 병원은 환자 진료나 치료에 직접적으로는 불필요하더라도 이러한 최신장비와 기기를 이용하여 건강보험 적용을 받지 않는 검사나 치료를 하게 될 가능성이 있습니다. 이러한 의료비용은 결국 환자에게 전가되어 더 비싼 의료비용을 지불하게 합니다.

이러한 상황을 고려한다면 병원의 규모와 시설로 병의원을 선택하는 것도 좋은 기준은 아니라고 생각합니다.

[참고 1-5]
간병인제도와 간호간병통합서비스

간병 서비스는 의료서비스의 일종으로 원칙적으로는 환자가 입원해 있는 병원에서 제공하여야 합니다. 하지만 건강보험의 저수가 정책으로 간호사 1명당 담당하는 환자 수가 너무 많다 보니 병원에서는 간병 서비스를 제공하지 않습니다. 따라서 환자 본인이 간병인을 고용해야 합니다. 일반적으로 하루 간병비는 12만 원에서 17만 원 정도이고, 한 달에는 약 400만 원에서 500만 원 정도로 매우 부담스러운 것이 현실입니다.

정부도 이러한 현실을 인식하고 2016년부터 간호간병통합서비스 제도를 실시하고 있습니다. 이 서비스는 간병인이나 가족 대신 간호사와 간호조무사가 입원 병상의 전문간호서비스를 24시간 전담하도록 하여 간병인이나 보호자 없이도 입원생활을 유지할 수 있도록 하는 것입니다. 현재 입원비에 하루 2만 원 정도의 추가적인 비용을 내면 이 서비스를 이용할 수 있습니다.

아쉬운 것은 간호간병통합서비스를 시행하는 병동의 입실기준이 따로 없다고는 하지만 현실에서는 손이 많이 가는 중증 환자들은 입원이 거부

되는 경우가 많고, 오히려 혼자 거동이 가능하고 간병인의 도움이 거의 필요 없는 경증 환자들에게 간호간병통합서비스가 제공되고 있습니다.

이런 문제를 해결하기 위해서 보건복지부는 2024년 1월 병원 전체에 간호간병통합서비스 제도를 도입한다고 발표하였습니다. 또한 중증 수술 환자, 치매, 섬망 환자를 위한 중증 환자 전담병실을 2024년 7월부터 도입하기로 하였습니다.[20] 하지만 실제로 도입할 때까지는 좀 더 시간이 필요해 보입니다.

[참고 1-6]
사회적 입원이란

'병원에 살러 간다'라는 말을 들은 적이 있나요? 사람들은 병원은 병을 고치러 가는 곳이지 살러 가는 곳이라고는 생각하지 않습니다. 그런데 병원에 살러 가는 사람들도 있습니다. 원칙적으로 요양병원은 노인성 질환, 만성질환, 외과적 수술이나 상해 후 회복 기간에 있는 환자들을 대상으로 하지만 질병 치료나 회복이 목적이 아니라 생활이나 요양을 위하여 요양병원에 입원하는 경우도 상당수 있는데 이러한 현상을 '사회적 입원'이라고 합니다. 2019년 보건복지부 추산에 따르면 이런 사회적 입원자는 전체 요양병원 입원환자의 40퍼센트에 이른다고 합니다.

최근 사회적 입원이 지속적으로 느는 이유는 무엇일까요? 기대수명이 늘면서 특별한 질병은 없어도 거동이 어렵거나 치료가 어려운 만성적인 질환을 앓고 있는 노인들이 폭발적으로 증가하고 있지만 자식들 중에는 직접 노인 부양을 하지 않는 이들이 많기 때문입니다. 2019년 보건복지 포럼의 연구에 따르면, 자녀가 부모를 부양해야 한다고 응답한 사람은 2002년 70.7퍼센트에서 2018년 26.7퍼센트로 줄었습니다. 이러한 사회적

인식의 변화에 따라 요즘은 입원이 필요할 정도는 아니지만 돌볼 사람이 없거나 부족한 노인들이 요양병원으로 이동하고 있습니다.

여기서 우리가 고민해 봐야 할 점이 있습니다. 돌봄이 필요한 노인들을 돌보고 사회적인 기능을 회복시키는 것은 치료 영역이 아닌 복지 영역입니다. 그런데 치료에 목적을 두고 치료를 책임져야 하는 보건의료가 복지 영역의 일을 담당하고 있는 것이 과연 합당한 것인지 여부입니다.

누구나 자기가 살던 곳에서 친한 이웃이나 친구들과 어울려 살고 싶어 합니다. 하지만 지금의 환경은 큰 병이 없더라도 나이가 들어 돌봄이 필요하게 되면 요양병원에 입원하게 됩니다.

이런 문제를 인식한 정부는 2018년 11월 지역사회 통합돌봄 기본계획을 발표하였습니다. 이 계획은 집으로 찾아가는 방문의료 서비스 제공 및 재가 장기요양과 돌봄서비스를 확충하는 등 지역사회에서 적절한 돌봄을 제공하여 치매 노인이나 만성질환이 있는 이들이 복지시설이나 요양병원에 격리되지 않고 원래 살고 있던 집과 지역에서 거주하면서 필요한 경우에만 병원에 다닐 수 있는 환경을 제공한다는 것입니다.

모든 사람은 늙고, 대부분은 한두 가지 이상의 질병을 앓게 됩니다. 하지만 경제적 문제로 가족들로부터 외면받을 수 있으며, 그 외면받는 당사자가 우리 자신일 수도 있습니다. 그러나 현재 정부의 지역사회 통합돌봄 서비스는 여전히 해결해야 할 과제가 많아 보입니다. 이 제도가 필요한 모든 사람에게 제대로 활용되기 위해서는 진료와 복지 영역 등 사회적 차원에서 더 깊이 고찰할 필요가 있습니다.

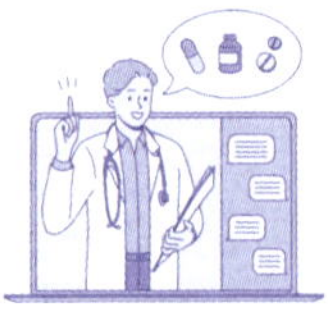

똑똑한 환자가 선택해야 하는 의사, 피해야 하는 의사

사람들은 아픈 것을 치료하기 위하여 병의원을 찾습니다. 이때 가장 중요한 것은 직접 환자를 보고 진료하고 치료하는 의사를 어떤 기준으로 선택하느냐 입니다. 제가 제시하는 일반적인 의사를 선택하는 기준은 다음과 같습니다.

선택해야 하는 의사

1) 환자의 말을 잘 듣고, 질문을 많이 하며, 꼭 필요한 검사와 치료만 하는 의사

아무리 훌륭한 의사라도 환자를 진단하고 치료할 때 실수를 할 수 있습니다. 따라서 의사는 실수를 하지 않기 위하여 환자의 말을 귀담아 듣고 증상에 대하여 끊임없이 물어보아야 합니다. MRI나 CT와 같은 진단검사나 첨단 장비가 있어도 질병을 진단하는 데 가장 중요한 방법은 첫째, 환자에게 불편한 점이나 의심되는 증상 등을 직접 묻고 답하면서 환자의 상태를 파악하는 것입니다. 실력 있는 의사는 환자를 진단할 때, 신체검진은 물론 질문의 과정 속에서 말의 속도나 표정 및 몸짓과 같은 비언어적인 것까지 관찰하여 정보를 얻습니다. 반면에 실력 없는 의사는 문진보다는 주로 검사에 의지하여 환자를 진단합니다. 둘째, 실력 있는 의사는 환자의 증상과 몸 상태를 면밀하게 관찰하고 얻은 정보로 꼭 필요한 검사와 치료만을 권유합니다. 또한 우선적으로 몸에 큰 부담을 주지 않는 치료를 권장하며, 수술이나 침습적인 검사나 치료는 마지막으로 추천할 것입니다. 실력 있는 의사는 처음부터 고가의 약물을 처방하거나 주사를 남용하거나 불필요한 검사나 수술을 권하지 않습니다.[21]

2) 환자의 의견을 존중하는 의사

병의원에 오는 환자들은 대체로 두려움과 불안에 사로잡혀 있습니다. 실력이 있는 의사라면 짧은 진료 시간이라도 적절한 시간배분을 통해 환자가 호소하는 증상을 자세히 묻고, 환자의 말에 귀를 기울이며, 환자의 의견을 존중하고 대화를 이끌어 냅니다.

3) 치료과정을 자세히 설명해 주는 의사

실력이 있는 의사는 치료과정을 환자가 이해하기 쉽게 설명을 합니다. 검사를 할 때는 왜 이 검사가 필요한지. 검사 결과 어떤 병인지, 앞으로 어떻게 진행될 것인지, 약을 처방하거나 수술을 결정할 때 어떤 효과나 부작용이 있는지 등 환자가 궁금한 부분에 대하여 자세히 설명을 해 줍니다. 환자의 연령과 지식수준에 맞추어 설명할 수 있는 의사는 환자 입장을 잘 이해합니다. 또한 질병에 대한 이해 수준이 높고 경험이 풍부한 의사일수록 환자에게 질병을 쉽게 설명합니다.

4) 생활치료에 적극적인 의사

실력이 있는 의사일수록 일상생활에서 건강 증진 활동을 강조합니다. 나쁜 생활습관은 여러 질환의 근본적인 원인이며 질병의 발생과 진행에 큰 영향을 미칩니다. 만약 나쁜 생활습관을 교정할 것을 강조하지 않고 단순히 약물이나 수술 등에 의존하는 의사라면 실력 있는 의사라고 보기 어렵습니다.

5) 솔직하고 겸손한 의사

세상에 완전한 의학지식과 치료법은 없으며 세상의 어떤 의사도 완벽할 수는 없습니다. 의사들은 '모른다'라는 말을 하기 싫어합니다. 그럼에도 의사 본인의 의학지식 한계와 모르는 부분에 대하여 솔직하게 말할 수 있는 의사가 실력 있는 의사일 가능성이 높습니다. 실력 있는 의사라면 환자에게 어떠한 치료가 얼마나 도움이 되는지 솔직히 이야기한 후 검사나 치료에 대한 환자의 동의를 얻을 것입니다. 그러나 실력 없는 의사는 본인의 치료법은 완벽하고 반드시 증상은 완치될 것이라고 이야기하면서 환자 동의를 강요할 것입니다. 실력이 있는 의사는 본인이 치료에 대한 확신이 없는 엉뚱한 검사나 치료를 시행하지 않습니다.

그러나 이런 부분에 있어 환자들이 오해하기도 합니다. 간혹 의사는 환자들이 궁금한 것들을 질문할 때 이렇게 답하고는 합니다. "그것은 제 전문분야가 아니라서 답변이 곤란합니다", "그런 것은 제가 잘 몰라서요. 그 질문에 답할 수 있는 다른 의사를 소개해 드리겠습니다" 이런 답변을 들은 환자는 의사의 태도가 사무적이고 불친절하다고 느낄 수 있습니다. 그러나 의사의 입장에서는 본인의 전문분야가 아닌 부분은 잘 모르겠다고 솔직하게 이야기한 것입니다.

6) 마음으로 환자를 격려하는 의사

의사의 따뜻한 말과 마음은 약보다 더 큰 치유의 힘을 발휘하기도 합니다. 실력 있는 의사는 따뜻한 눈빛과 온화한 표정으로 환자를 대하며 질병의 고통으로 불안한 환자의 마음을 편안하게 해 줍니다. 그들은 긍정적인 말로 환자에게 희망을 주고, 심리적으로 격려하며 투병 의지를 북돋아 줍니다.

7) 임상경험이 많은 의사

유명한 대학병원에는 나이가 지긋한 의사도 있지만 아주 젊은 의사도 있습니다. 이름이 알려진 의사는 진료를 받기 위하여 오랫동안 기다려야 할 수도 있습니다. 그러나 갓 부임한 젊은 의사는 예약 기간이 짧아 진료받기가 좀 더 수월할 수도 있습니다. 오랫동안 기다려 유명한 의사에게 진료를 받을까요? 아니면 젊은 의사에게 빨리 진료를 받을까요? 이것도 아니면 약간 병원 규모는 작은 다른 병원으로 가는 것이 좋을까요?

아무리 의학지식이 있더라도 환자를 진료하고 치료하는 의사에게 임상경험은 매우 중요합니다. 의사는 의학지식과 함께 자신의 실수와 오류와 같은 경험을 통해 질병과 관련된 노하우를 쌓습니다. 또한 약물과 치료법이 어떠한 결과와 부작용이 있는지, 치료를 받는 환자의 마음을 어떻게 이해해야 하는지 등 치료와 관련된 여러 지식들을 임상경험을 통해 축적합니다. 이러한 이유로 임상경험이 많으면 많을수록 실력 있는 의사라고 할 수 있습니다.

하지만 여기서 고려해야 할 점이 있습니다. 의사들은 매년 발전하는 의학지식과 기술을 습득하기 위해서는 많은 공부를 해야 합니다. 하지만 많은 의사들은 전문의가 된 후, 공부량이 급격히 줄어들게 되는데, 이로 인해 나이가 들수록 최신 의학 지식이나 의학 경향에서 멀어지게 되고, 이는 결국 환자 치료에 영향을 미칩니다. 한 예로, 미국에서 대학병원이 아닌 일반 병원에서 급성심근경색, 심부전, 위장관 출혈, 고관절 골절, 폐렴으로 입원한 환자들의 사망 위험도와 의사의 의과대학 졸업 연도를 비교한 연구가 있었습니다. 그 결과, 의과대학을 졸업한 지 10년이 지나면서부터 환자 사망률이 매년 4.5퍼센트씩 증가한 것으로 나타났습니다.[22] 의사의 나이와 환자 예후를 연구한 논문들을 종합적으로 분석한 결과, 전문의 자격을 딴 이후로 진료 기술이 점차적으로 감소하는 경향이 나타났습니다.[23]

반면에 의학지식보다는 수술과 같이 경험이 많이 요구되는 외과 의사는 달랐습니다. 예를 들어 미국에서 평균 50.5세인 외과 의사를 대상으로 의사의 연령과 65세부터 99세인 환자의 사망도를 분석한 결과, 40세 미만, 40~49세, 50~59세, 60세 이상인 경우 수술 후 환자 사망률이 각각 6.6퍼센트, 6.5퍼센트, 6.4퍼센트, 6.3퍼센트로 나타나, 나이가 들수록 수

술 후 사망 위험도가 감소하는 경향을 보였습니다.[24]

이러한 연구 결과를 보면, 내과 의사의 경우 나이가 들수록 임상경험이 쌓이긴 하지만, 그와 비례하여 입원 사망률도 증가하는 경향이 있다는 것을 알 수 있습니다. 이는 많은 내과 의사들이 자신의 의학 지식을 지속적으로 업데이트하지 않기 때문으로 생각됩니다. 반면, 외과 의사의 경우 최신 의학 지식보다는 수술 경험이 더 중요하다는 점을 알 수 있습니다. 물론, 위의 연구들은 대학병원이 아닌 중소병원 의사들을 대상으로 한 것이기 때문에 대학병원에서도 같은 결과가 나올 것이라고 단정할 수는 없습니다. 그럼에도 불구하고 내과 의사라면 나이가 너무 적거나 많은 의사보다는 전문의 과정을 마치고 5~10년 정도 경력이 쌓인, 40대 중후반의 의사가 실력이 있을 가능성이 높습니다. 외과 의사의 경우에는 같은 분야에서 수술 경험이 많은 의사를 선택하는 것이 좋습니다.

지금까지 환자에게 실력 있는 의사란 어떤 의사인지 말씀드렸습니다. 이번에는 환자라면 반드시 피해야 하는 의사에 대하여 알려드리겠습니다.

피해야 하는 의사

1) 진료 시간이 너무 짧은 의사

대학병원이 아닌 동네 병의원이지만 환자와 상담하고 진료하는 시간이 겨우 2~3분 정도인 경우도 있습니다. 아무리 해당 의사가 실력이 있어도 이렇게 짧은 시간 동안 환자를 파악하고 필요한 정보를 얻는 것은 거의 불가능합니다. 대학병원 교수의 경우 2~3분 진료가 가능한 이유는 주된 진료과목에 집중된 환자만 보기 때문입니다. 그러나 포괄적으로 진료를 하는 일반 병의원에서 짧은 시간 동안 진료를 하게 되면 정작 중요한 것을 놓칠 수도 있습니다.

저의 경우, 환자의 검사 결과를 면밀히 살펴보고 신체검진을 다시 한 결과, 주된 진료과목이 아님에도 불구하고 다른 질환을 발견한 경험이 있었습니다. 이러한 점을 고려할 때, 진료 시간이 지나치게 짧은 의사는 가급적 피하는 것이 좋습니다.

2) 새로운 검사나 수술, 약 등 최신 치료법을 우선하는 의사

일반적으로 새로운 검사, 수술, 약 등 최신 치료법은 건강보험 적용을 받지 않거나 받더라도 비용이 상대적으로 높아 환자가 직접 부담해야 할 의료비가 많습니다. 또한 최신 치료법은 그 효과나 부작용이 제대로 검증되지 않은 경우가 많습니다. 실력 있는 의사라면 이미 효과가 증명되고 건강보험이 적용되어 가격이 저렴한 검사나 수술, 약물을 우선적으로 고려할 것입니다. 그 후에 기존의 치료에서 효과가 없거나 효과가 있어도 애매한 경우에 가격이 비싼 최신 치료법을 권유할 것입니다.

3) 필요하지 않은 주사제를 처방하는 의사

주사제는 효과가 빠르기 때문에 감기나 무력감, 피로감을 느낄 때에도 원하는 환자가 많습니다. 하지만 주사제란 화학약품인 약물을 몸에 직접 주입하는 것으로 아무리 정제를 하더라도 어느 정도의 불순물을 포함하고 있습니다. 또한 주사제를 잘 관리하였다고 해도 여러 세균들에 노출되어 있을 가능성을 배제할 수 없습니다. 또한 경구약에 비하여 주사제는 부작용이 더 빠르고 심합니다. 가장 대표적인 것이 바로 알레르기 반응입니다. 가벼운 알레르기는 크게 문제되지 않지만 심한 알레르기 반응의 경우에는 아나필락틱 쇼크로 사망할 수도 있습니다. 이러한 이유로 주사제는 반드시 필요할 때에만 사용해야 합니다. 반드시 필요한 경우가 아닌데도 주사제를 자주 처방하는 의사는 가급적 피하는 것이 좋습니다.

4) 곧바로 수술이나 입원을 권하는 의사

특별한 증상이 있으면 원인을 찾기 위하여 검사를 하는 것은 당연합니다. 검사에는 부정확하지만 가격이 낮은 검사에서부터 정확하지만 가격이 매우 높은 검사까지 여러 종류가 있습니다. 일반적으로 의사들은 흉부 X선, 심전도와 같이 부정확하기는 하지만 가격이 저렴한 검사를 우선적으로 시행합니다. 이 검사에서 이상 소견이 발견되면, CT나 MRI와 같은 정확도가 높은 고가의 검사를 진행하게 됩니다. 이러한 검사를 순차적으로 하면 비용은 절감할 수 있지만, 환자 입장에서는 불편함이 따를 수 있습니다. 이 상황을 악용하여 일부 의사들은 빠른 진단과 검사를 위해 입원을 권유하는 경우가 있습니다. 그러나 입원하면 환자는 어떤 검사를 받고, 의료비가 얼마나 들지 즉각적으로 확인하기 어려워 불필요하거나 과다한 검사에 노출될 수 있습니다. 따라서 입원의 필요성을 충분히 설명하지 않고, 당장 입원해서 검사를 하자고 하는 의사는 피하는 것이 좋습니다.

5) 처방 약 품목수가 많은 의사

진단이 되면 의사는 약물을 처방합니다. 처방 약물의 종류와 개수는 질병에 따라 다릅니다. 일부 어르신들은 약을 많이 처방해주는 의사를 더 선호하는 경향이 있습니다. 예를 들어, 같은 감기라도 A 의사가 약을 2개 처방하고 B 의사가 약을 4개 처방한다면, B 의사를 더 좋아하는 경우가 있습니다. 어떤 의사는 이런 경우 때문에 일부러 약의 개수를 늘려 처방하기도 합니다. 감기와 같이 며칠만 복용하는 경우에는 그럴 수도 있다고 생각하지만 고혈압, 고지혈증, 당뇨와 같이 평생을 복용해야 하는 약물은 가능한 약물의 수를 줄이는 것이 매우 중요합니다. 약이 많으면 많을수록 약물복용을 중단하는 경우가 많기 때문입니다. 예를 들어, 고혈압 환자가 두 가지 약물을 각각 따로 복용한 경우와 복합제로 된 약 한 가지를 복용한 경우를 비교했을 때, 약물 처방 평균 42개월 후 복합제는 34퍼센트만이 약을 스스로 중단했지만, 두 가지 약물을 복용한 경우에는 57퍼센트가 약을 중단했습니다.[25] 이렇게 스스로 약을 중단하면 결국 건강에는 나쁜 영향을 미칩니다.

약은 화학물질입니다. 많이 먹어서 좋을 것은 없습니다. 또한 서로 다른 약은 상호작용을 할 수 있어 생각지 못한 부작용이 발생할 수도 있습니다. 그리고 약을 많이 처방받으면 약값 또한 오르게 됩니다. 이와 같은 점들을 생각하여 약을 많이 처방하는 의사는 피하는 것이 좋습니다.

6) 모든 것이 아주 확실하고 분명하다고 답하는 의사

환자를 치료하다 보면 환자가 호소하는 증상으로 진단이 명확하게 나올 때도 있지만 모호할 때도 있습니다. 특히 동네 병의원은 특정한 질환을 직접적으로 진단할 수 있는 장비나 기기가 부족하기 때문에 명확한 진단을 내리는데 어려움이 있습니다. 그럼에도 불구하고 환자의 증상만 듣고, 질병에 대하여 확신하듯이 답하는 의사는 피하는 게 좋습니다.

7) 약을 처방하면서 특정 약국을 지정해 주는 의사

의사는 처방전을 발행하고 약국은 처방약을 조제합니다. 의사는 자신이 처방하는 약물을 조제하는 데 특정 약국을 지정할 권한이 없습니다. 만약 특정 약국을 지정해주는 의사는 해당 약국과 특별한 관계일 가능성이 높습니다. 이러한 의원과 약국은 방문하지 않는 것이 바람직합니다.

8) 약을 자주 바꾸는 의사

의사가 약을 바꾸는 이유는 환자가 약에 대한 부작용을 호소할 때, 약물 효과가 떨어졌을 때, 생산이 중단되어 더 이상 처방을 할 수 없을 때, 그리고 같은 성분의 약이 더 저렴한 약으로 대체할 수 있을 때 등입니다. 이러한 이유가 아닌데도 약을 자주 바꾸는 의사는 약물을 통해 2차 이득을 얻으려는 목적이 있을 가능성이 높습니다. 따라서 특별한 이유 없이 약을 자주 바꾸는 의사는 방문하지 않는 것이 좋습니다.

9) 자신만의 특별한 비법이 있다고 말하는 의사

어떤 한의사들은 자신만의 '비법'이 있다고 이야기합니다. 서양의학에서는 자신만의 '비법'은 존재하지 않습니다. 서양의학에서는 모든 약물과 치료는 과학적으로 검증 가능한 객관적이고 오픈된 데이터를 가지고 치료하기 때문입니다. 그리고 어떤 질병에는 어떻게 치료하라는 치료지침이 있어 이러한 데이터와 치료지침에 따라 의사는 환자를 진단하고 치료합니다. 자신만의 비법을 강조하는 의사는 효과가 검증된 치료지침을 따르지 않겠다고 하는 것과 다름이 없고, 오히려 실패할 가능성이 높습니다. 혹시 있을 부작용을 생각하는 환자라면, 자신만의 비법을 강조하는 의사는 피하는 것이 좋습니다.

위에서 언급한 기준들을 모두 갖춘 의사는 아마 없을 것입니다. 모든 것을 다 실천하기는 매우 어렵기 때문입니다. 그럼에도 위에서 제시한 기준들 중에서 환자가 의사를 선택할 때 어떤 것을 가장 우선으로 고려해야 할까요? 의사의 학벌, 학력, 수련병원과 같은 경력이나 이력보다는 환자에게 겸손하고 성실한 의사를 추천합니다.

아무리 상상을 초월할 정도로 과학이 발전하고 그 지식의 양이 방대하다 하더라도 과학 전체로 비교해 본다면 지금까지 쌓은 과학지식은 일부에 불과합니다. 의학 분야도 마찬가지입니다. 아무리 의학지식이 급속히 증가했다고 하더라도 인체를 이해하는 것에는 아직도 한계가 있습니다. 또한 의사 개인이 최근까지 발전하고 있는 의학지식을 모두 알 수는 없습니다. 따라서 늘 겸손한 자세로 자신의 한계를 인정하고 환자를 성실히 진료하는 의사일수록 실력이 있는 의사라 할 수 있습니다. 이러한 의사는 환자를 치료하면서 자신의 지식적 한계를 느끼면 꾸준히 공부할 것입니다. 또한, 자신의 부족함을 느꼈을 때는 검증되지 않았거나 자신이 잘 모르는 시술이나 검사를 무리하게 시도하기보다는, 환자에게 실질적으로 도움이 될 수 있는 의사를 찾아 환자를 보낼 것입니다.

주의할 점은, 한 분야에 고도로 전문적이고 복잡한 의학지식이나 실제적인 치료법을 가진 의사들과 얕지만 넓고 다양한 지식을 가진 의사들에 대해 편견을 가지는 것은 바람직하지 않다는 것입니다. 전자는 대학병원 교수들이고 후자는 동네 병의원 의사들입니다. 많은 사람들은 좁은 분야에 깊은 지식을 가진 의사를 만나야 좋은 의료서비스를 받을 수 있다고 생각하여 가능하면 대학병원이나 대형종합병원에서 진료를 받으려고 합니다.

결론적으로 말씀드리면 그렇지 않습니다. 이들은 특정 분야에는 깊은 지식을 가지고 있지만 특정 분야를 제외한 분야는 동네 병의원 의사보다 떨어지는 경우가 많습니다. 예를 들어 당뇨만 전문으로 보는 대학교수는 당뇨에 대해서는 전문가이지만 위궤양, 십이지장궤양, 천식, 고혈압 등과 같은 흔한 질환에 대해서는 자신의 전문 분야가 아니기 때문에 자세히 알지 못할 수 있습니다. 그리고 상대적으로 드물고 어려운 질환을 주로 상대하다 보니 단순한 검사나 치료만으로 충분한 경우에도 각종 혈액 검사와 CT, MRI, 초음파 등 과잉 검사가 이루어지는 경우가 많습니다.[26] 반면에 동네 병의원 의사들은 상대적으로 다방면으로 진료하기 때문에 흔한 질병 분야는 깊지는 않아도 폭넓게 알고 있습니다. 각자의 상황에 맞게 연구하여 쌓은 노하우를 어떤 것이 좋고, 어떤 것은 나쁘다고 말할 수는 없습니다. 전문적인 의학지식을 쌓았든, 다방면으로 의학지식을 쌓았든 틀림없는 사실은 그들은 환자들의 질병에 책임을 다해 고치려고 노력한다는 것입니다.

[참고 1-7]
현재 의사를 찾는 기준은 옳은가?

사람들은 어떠한 기준으로 의사를 선택할까요? 2017년 메디게이트 뉴스가 성인남녀 2,000명을 대상으로 설문조사를 시행한 결과 설문 응답자의 82퍼센트가 환자를 대하는 태도, 65퍼센트가 관련분야의 경력, 57퍼센트가 주변 사람들의 좋은 평판, 34퍼센트가 전문 분야의 학위 및 연수 경력, 16퍼센트가 인지도 있는 병원에서의 재직 여부였습니다.[27] 가장 많은 사람들이 답한 기준(환자를 대하는 태도)을 제외하고 나머지 기준들은 합당한 것인지 각각의 기준에 대하여 이야기해 보도록 하겠습니다.

관련 분야의 경력 및 연수경력

많은 사람들이 의사를 선택할 때 의사의 이력이나 경력을 중요하게 생각합니다. 하지만 병의원의 인터넷 홈페이지에 공개되는 이력이나 경력은 출신학교, 수련병원, 이전에 근무했던 병원, 학위여부 등 거의 똑같습니다. 이렇게 병원에서 노출하는 의사의 경력과 이력이 대동소이한 이유는 의료법에서 이 정도만 노출할 수 있도록 제한하였기 때문입니다. 물론 의사의 이력과 경력이 중요한 정보이지만 의사의 모든 것을 보여주지는 않습니다.

의사는 끊임없이 공부를 해야 하는 직업입니다. 아무리 최상위 의과대학교를 졸업하고 인지도가 높은 병원에서 수련을 마쳤어도 꾸준히 공부하지 않는 의사는 실력 있는 의사가 될 수 없습니다. 또한, 최상위 의과대학이나 인지도 높은 병원에서 수련을 받은 것과 환자를 대하는 태도는 비례하지 않습니다. 저의 경험으로도 환자를 대하는 의사의 자세는 출신 학교나 수련병원과는 상관이 없었습니다. 유명하지 않은 의과대학이나 병원에서 수련한 이들 중에서 아주 뛰어난 실력을 겸비하고 성심성의껏 환자를 치료하는 것도 수없이 보았으며, 유명한 의과대학이나 병원에서 수련한 이들 중에서 자기 잘난 맛에 빠져 사는 의사들도 많이 보았습니다. 따라서 의사의 출신학교나 수련병원 혹은 박사학위[28]에 지나치게 현혹되어 실력 있는 의사를 놓치지 않길 바랍니다.

의사들의 경력 중에는 특정 의학회 회원임을 제시하는 경우도 많습니다. 일반적으로 학회 활동을 열심히 한다는 것은 새로운 의학지식을 얻기 위해 노력하는 의사임에는 분명합니다. 하지만 학회에서 일반회원은 큰 의미가 없습니다. 의학회 일반회원은 의사면허를 가진 사람이라면 가입 신청서과 함께 회비를 내면 될 수 있습니다. 이러한 이유로 특정 의학회 회원이라고 해서 해당 분야의 뛰어난 전문가라고는 볼 수 없습니다. 또한 학회에서 논문을 발표하고 강연을 하는 등 학회 활동을 열심히 하는 것은 연구자로서의 자질과 능력을 보는 것이지 실제 환자를 진료하는데 있어서 실력이 있는 의사라고 할 수는 없습니다.

주변사람들의 평판

많은 사람들이 의사를 선택할 때 친척, 친구, 환자 모임, 인터넷 등을 통하여 의사에 대한 정보를 얻습니다. 실제 진료를 받은 사람들의 경험은 해당 의사가 제공하는 의료서비스나 비용 등 실질적인 정보들을 제공하여 유용하다고도 볼 수 있습니다. 단, 주의할 점은 다음과 같습니다.

첫째, 환자나 환자의 가족을 통하여 얻는 정보들은 환자 개인이 겪은 경험으로 주관적인 경우가 많습니다. 따라서 동일한 의사에게 치료를 받았다 하더라고 어떤 환자는 의사에 대하여 좋은 인상을 받았을 수도 있고, 반면에 어떤 환자는 좋지 않은 인상을 받았을 수도 있습니다. 따라서 환자들의 이야기를 백 퍼센트 다 신뢰할 수는 없습니다.

둘째, 인터넷 검색에서 살펴본 환자의 후기만 믿고 의사를 판단하는 것도 피해야 합니다. 환자들의 후기 중에는 병의원 측에서 고용한 홍보팀이거나 병원에서 사례비를 받은 사람들이 올린 댓글일 수도 있기 때문입니다.

인지도 있는 병원 재직 여부

많은 사람들은 인지도가 높은 병원에서 근무하는 의료진은 모두 실력이 뛰어나다고 생각하는 경향이 있습니다. 하지만 인지도가 있고 유명한 대형종합병원에서 근무하는 의사가 모두 실력이 뛰어난 것은 아닙니다. 의학은 경험주의 학문으로, 환자 치료에 있어 의학지식은 물론 임상경험이 매우 중요합니다. 즉, 의사들은 환자를 진료하면서 치료를 할 뿐 아니라 많은 것을 배우기도 합니다.

인지도가 높은 유명 병원에도 젊은 의사와 어느 정도 나이가 있는 의사들이 함께 근무합니다. 젊은 의사는 최신 의학지식이 풍부할 수 있지만, 임상경험이 부족할 수 있습니다. 반면, 나이가 있는 의사는 임상경험이 풍부할지 모르지만, 최신 의료기술에 대한 지식이나 실제 적용 능력이 떨어질 수 있습니다. 병원의 인지도만 믿고 임상경험이 부족하거나 최신 의료기술에 대한 지식이 부족한 의사에게 치료를 맡기기보다는, 병원 규모가 작더라도 임상경험이 풍부하고 최신 의료기술에 밝은 의사에게 진료를 받는 것이 더 바람직합니다.

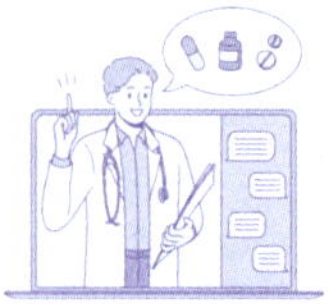

똑똑한 환자 되기

실력 있는 병원과 의사를 선택하는 것만큼 똑똑한 환자가 되는 것도 중요합니다. 환자는 진료를 위해 의사를 만날 때 준비해야 할 것들이 있습니다. 준비가 필요한 이유는 5~10분 이내의 제한된 시간 안에 환자를 평가하고 진단해야 하는 의사에게 환자 본인의 정보를 빠르고 정확히 전달하여야 하기 때문입니다. 만약 준비 없이 의사를 만나면, 의사의 질문에만 답하다가 정작 본인이 궁금했던 것을 묻지 못한 채 진료 시간이 끝나버릴 수 있습니다. 이번 장에서는 진료를 받거나 의사가 앞으로의 치료 방침에 대해 이야기할 때, 똑똑하고 현명한 환자가 되는 방법을 알려드리겠습니다.

의사에게 진료 받을 때 똑똑한 환자 되기

1) 자신의 증상을 제대로 전하기

거의 대부분의 진찰은 문진으로부터 시작됩니다. 문진이란 의사가 환자가 느끼는 증상과 이전의 병력에 대하여 묻는 과정으로 환자를 진단하는 데 매우 중요한 방법입니다. 실제로 문진만으로 질병을 진단하는 경우도 많습니다. 의사는 문진 과정에서 환자가 제공하는 정보를 가지고 무엇이 문제이고 어떤 진단 방법을 사용할지를 결정하게 됩니다. 따라서 의사가 문진을 할 때 환자는 현재 본인이 느끼는 증상에 대하여 구체적이면서 핵심적인 내용을 간략하게 답하는 것이 좋습니다.

가장 쉬운 방법은 의사를 만나기 전에 자기가 가장 불편한 증상[29]과 동반된 증상[30]이 무엇인지 생각하고 이를 구체적으로,[31] 하지만 장황하지 않게 설명하는 것입니다. 혹시 질문할 것이 있다면 메모를 해 두는 것도 좋습니다. 만약 다른 병의원에서 진료의뢰서나 의사 소견서를 받았으면 검사결과지와 함께 진료를 시작할 때 바로 제출합니다. 이때 현재 먹는 약의 처방전을 보여주는 것도 도움이 됩니다.[32] 만약 담당 의사에게 묻고 싶은 질문이 있다면 순서대로 정리한 후에 그중에서도 가장 중요하다고 생각되는 질문에 우선순위를 정하여 하나씩 질문하는 것이 좋습니다. 어떤 환자들은 자신의 증상을 설명하면서 수십 년 전 이야기부터 시작하는 경우도 있습니다. 그러나 이렇게 장황하게 설명하다 보면, 진료에 지친 의사가 환자의 말을 중간에 끊기도 합니다. 환자는 장황하게 설명하는 것보다는 현재 증상과 관련해서 중요한 것만 정리해서 간략하게 설명하는 것이 좋습니다. 또한 환자 본인의 정보를 솔직하게 전해야 합니다. 과거에 앓았던 질병이나 과거력이 부끄럽다고 해서 알리지 않거나 속이는 경우 의사는 그릇된 정보로 인하여 올바른 진단과 처방을 내리기 어려울 수 있습니다.

주의할 것은 환자가 인터넷이나 언론 등에서 얻은 단편적인 정보나 지식만을 가지고 자기의 증상을 스스로 진단한 후 이를 의사에게 설명하는 것은 매우 위험합니다. 병을 진단하고 치료하는 것은 고도의 지적인 능력과 기술이 필요합니다. 인터넷이나 언론 등에서 얻은 정보는 매우 단편적이고 흥미 위주로 구성된 경우가 많아 이런 지식만으로 병이 진단되는 경우는 거의 없습니다. 환자가 자신의 증상에 대해 편견을 가지고 설명하다 보면, 의사에게 올바르고 정확한 정보를 제공하지 못하게 되어 불필요한 검사를 받게 될 수 있습니다.

2) 적극적으로 묻고 이해하기

환자가 치료나 진단 과정에 참여하는 것은 매우 중요합니다. 환자 본인이 치료나 진단 과정을 이해하고 참여해야 치료에 열심히 임할 수 있고 치료 효과도 높습니다. 따라서 진단을 위한 검사나 치료에 대한 의사의 설명이 이해가 되지 않는다면 주저하지 말고 다시 설명해 달라고 요청해야 합니다. 특히 '의사가 알아서 잘 하겠지'라고 생각하고 모든 것을 의사에게 맡기는 소극적인 생각은 버려야 합니다. 환자는 자신의 알권리를 스스로 찾아야 합니다.

의사의 설명이 너무 빠르거나 이해하기 어려울 때는 다시 설명해 주기를 요구해야 합니다. 필요하다면 메모지에 적어 달라고 부탁하는 것도 좋습니다. 환자는 진료 후 인터넷으로 메모한 내용을 찾아볼 수 있습니다.

만약 의사가 여러 번 설명해도 잘 알지 못하거나 이해할 수 없다면 담당 의사에게 해당 상태에 대한 진료소견서를 요청하시기 바랍니다. 다른 의사를 만나기 위한 진료소견서는 무료이거나 저렴한 비용으로 발급이 됩니다. 진료소견서만 있다면 환자 본인과 친분이 있거나 신뢰할 수 있는 다른 의사에게 보여줄 수도 있고 진료소견서에 기술된 질병명을 인터넷으로 검색하여 본인의 질병을 좀 더 쉽게 이해할 수 있습니다.

3) 의사의 말에 집중하기

담당 의사는 진단 결과가 나오면 진단 결과와 함께 치료계획을 환자에게 설명합니다. 이때 환자는 의사의 말을 집중해서 들어야 합니다. 설명을 들으면서 이해가 되지 않는 부분은 이해가 될 때까지 다시 물어보고 중요한 내용이라고 생각되면 기록하는 것이 좋습니다. 특히 중요한 검사 결과는 보호자와 함께 확인하는 것이 좋습니다.

4) 궁금한 점은 예의를 갖추어 문의하기

환자가 본인의 질병에 대하여 이해하지 못하는 부분이 있다면 재차 설명을 요구하는 것은 환자의 권리입니다. 다만 상대방인 의사의 입장을 배려하여 예의 있게 요구해야 합니다. 배려에는 나이가 중요하지 않습니다. 의사와 환자는 이전에 만난 적이 없는 사람들입니다. 서로 모르는 사람들이 만날 때에는 예의를 갖추고 상대방을 존중하는 말과 행동을 하는 것이 바람직합니다.

환자가 지나치게 진료 시간을 오래 끌거나 무리한 요구로 의사에게 불쾌감을 주는 것은 삼가야 합니다. 처음 만나는 의사와 환자는 서로에게 예의를 갖추고 존중할 때 좋은 관계를 형성할 수 있습니다.

5) 보호자와 동행하기

환자가 어르신인 경우에는 젊은 보호자와 함께 내원하는 것이 좋습니다. 어르신들은 병원에 방문하는 것 자체만으로 스트레스를 받습니다. 게다가 상당수의 어르신들은 귀가 어둡고, 의사의 말을 잘 이해하지 못하거나, 이해하더라도 기억하지 못하는 경우가 많습니다. 이러한 상황에서 보호자는 환자의 말만 듣고는 의사가 어떤 검사를 하고 어떤 치료를 했는지에 제대로 알기가 어렵습니다. 그래서 중요한 검사 결과를 듣거나 치료방침을 결정할 때에는 보호자가 환자와 동반하는 것이 좋습니다. 보호자가 환자와 함께 의사로부터 질병에 관한 설명을 들으면 환자에게 들었을 때보다 빨리 이해를 할 수 있습니다. 또한 의사의 설명을 환자가 쉽게 이해하지 못할 때 보호자가 쉽게 설명해 준다면 진료 시간을 효과적으로 사용할 수 있습니다.

6) 담당 의사와 좋은 관계 맺기

자신의 질병을 치료할 의사와 병원을 선택할 때에는 최대한 까다롭고 신중하게 선택하는 것이 바람직합니다. 하지만 병원과 의사를 결정한 후에는 담당 의사를 신뢰하고 좋은 관계를 맺도록 노력해야 합니다. 만약 환자나 보호자가 사소한 일로 담당 의사나 의료진에게 적대감을 드러낸다면 의사도 사람이기 때문에 해당 환자에게 신경을 제대로 쓰지 못할 수도 있습니다.

환자는 어떻게 해야 의사와 좋은 관계를 유지할 수 있을까요? 옛날에는 환자가 의료진과의 관계 형성을 위하여 촌지를 주는 경우가 있었습니다. 그러나 현재는 부패방지법으로 의사가 촌지를 받으면 불법 행위가 됩니다. 이러한 촌지보다는 환자가 검사나 치료에 대하여 의료진의 노력에 감사하는 마음을 적극적으로 표현하는 것이 좋습니다. 실제 연구 결과에 따르면 단순한 경제적 보상보다 칭찬이나 감사의 말들이 일의 효율성과 성과를 더 높이는 데 도움이 된다고 합니다.

7) 단순한 약 처방 요구하기

어떤 환자는 약을 많이 처방하는 의사를 좋아합니다. 하지만 약물은 일종의 화학물질로서 여러 약들을 함께 복용하면 약의 상호작용으로 인하여 부작용이 발생할 가능성이 높습니다. 그리고 약물 개수가 늘어날수록 경제적 부담도 커집니다. 복용하는 약물이 적을수록 건강에도 좋고 경제적으로 부담도 덜 합니다. 당뇨나 고혈압 등 여러 질환으로 인해 어쩔 수 없이 많은 약물을 복용해야 할 경우에도, 담당 의사에게 약물의 개수를 줄일 수 있는지 문의해 보는 것이 좋습니다. 담당 의사에게 복용하는 약물 개수 줄이기를 아무리 요청해도 지속적으로 많은 양의 약물을 권하는 의사라면 담당 의사를 바꾸는 것이 도움이 될 수 있습니다.

의사가 치료 방침을 이야기할 때 똑똑한 환자 되기

1) 응급상황이 아니라면 성급하게 결정하지 말자

질병은 크게 급성질환과 만성질환으로 나눌 수 있습니다. 급성질환은 빠른 치료가 필요한 질환을 말하며, 만성질환은 긴급한 치료보다는 지속적으로 환자의 상태를 관찰하면서 치료가 필요한 질환을 의미합니다.

급성질환이라고 하면 대표적으로 급성심근경색, 뇌출혈, 뇌경색 등이 있습니다. 이러한 급성질환의 경우 빠르게 치료하면 할수록 예후가 좋기 때문에 병원의 명성이나 의사의 유명세를 따라 병원을 선택하기보다는 빠른 치료를 받을 수 있는 인근 병원을 우선적으로 선택하는 것이 좋습니다. 만약 이 병원에서 치료가 힘들거나 불가능하다는 의사의 의견이 있으면 다른 큰 병원으로 가는 것이 좋습니다.

만성질환의 가장 대표적인 질환이라고 하면 허리디스크나 퇴행성 무릎관절 등이 있습니다. 이러한 만성질환은 빨리 치료해야 하는 응급질환이 아닙니다. 따라서 이런 질환을 진단한 병원에서 수술과 같은 침습적인 치료 여부를 너무 성급하게 결정하지 않는 것이 좋습니다. 만약 의사로부터 수술과 같은 침습적인 치료를 권유받았다면 최소 1~2주 정도 시간을 갖고, 필요하다면 다른 병원에 방문하여 재진단을 받거나 다른 대안적인 치료법이 없는지 등을 다각도로 검토한 후에 수술 여부를 정하는 것이 좋겠습니다. 만약 수술에 대한 확신이 들지 않는다면 의사에게 먼저 약물치료를 더 해보고 싶다고 이야기하고 천천히 수술 여부를 결정하는 것도 좋은 방법입니다. 침습적인 치료를 신중하게 고민을 해야 하는 이유는 허리디스크나 퇴행성 무릎관절에 대한 수술치료는 다른 질환에 비하여 치료 대비 효과가 명확하지 않고 나중에 수술로 인한 합병증으로 고생할 가능성이 높기 때문입니다. 또한 많은 전문의들은 자신이 속한 과에서 시행하는 치료 방법이 다른 과의 치료 방법에 비하여 우월하다고 믿는 경향이 있어 환자가 어떤 전문의를 먼저 만나는지에 따라 치료법이 다르게 결정하기 때문입니다. 예를 들어 허리디스크나 퇴행성관절염 수술을 전문적으로 하는 정형외과나 신경외과 의사를 만나면 우선적으로 약물치료보다 수술을 권하는 경우가 많습니다. 반면에 내과 전문의는 수술보다는 약물치료를 우선적으로 권하는 경우가 많습니다. 따라서 다른 과의 전문의 의견도 함께 듣고 의견을 종합한 후에 수술과 같은 침습적인 치료를 받을지 여부를 결정하는 것이 좋겠습니다.

먼저 환자는 자신의 현재 질병 상태를 정확히 파악해야 합니다. 그 후 담당 의사가 권하는 치료법의 장단점을 충분히 이해하고, 해당 치료가 최선의 선택이라고 판단되면 치료를 시작합니다. 이후에는 담당 의사를 신뢰하고, 의사의 지시에 적극적으로 따르는 것이 좋습니다.

2) 새로운 치료법과 임상시험 참여는 신중하게 판단하자

응급상황이거나 다른 대안이 없는 경우가 아니라면 새로이 개발된 치료법으로 치료하는 것은 신중하여야 합니다. 새로운 치료법이 기존의 치료법보다 더 좋다고 생각하는 사람들도 있지만, 의료에 있어서 새로운 치료법이란 단순히 최근에 새롭게 개발된 것을 의미합니다. 새로운 치료법에 대하여 단기적인 장단점은 어느 정도 알려져 있어도 장기적인 효과나 부작용은 잘 알려지지 않은 치료일 가능성이 높습니다. 실제로 새로운 효과를 자랑하며 등장한 치료법이 나중에 심각한 부작용으로 인해 사라진 사례는 무수히 많습니다. 새로 개발된 치료법이라는 말만 믿고 자신의 생명과 신체를 맡기는 것은 위험한 모험이 될 수도 있습니다.

새로운 의약품이나 의료기기 혹은 새로운 수술에 대한 임상시험에 참여하는 것도 신중하여야 합니다. 임상시험은 새로운 약물이나 의료기기가 개발되었을 때, 그 효과와 안전성이 사람에게 충분히 증명되지 않았기 때문에 시행되는 것입니다. 만약 담당 의사가 임상시험 참여를 권유한다면, 해당 약물이나 의료기기의 효과와 안전성뿐만 아니라, 임상시험 과정에서 발생할 수 있는 예상하지 못한 부작용으로부터 자신을 어떻게 보호할 것인지 철저히 검토한 후 참여 여부를 결정해야 합니다. 담당 의사가 참여를 권유하였더라도 참여를 원치 않거나, 임상시험에 참여하고 있더라도 더 이상 참여를 원치 않으면 담당 의사에게 참여를 원치 않는다는 의사를 분명히 밝혀야 합니다. 담당 의사는 환자가 임상시험에 참여를 거부했거나 중단했다는 이유로 불이익을 줄 수 없습니다. 그리고 임상시험 참여를 거부했다는 이유로 환자를 차별 대우를 하는 의사는 없습니다.

실력이 있는 병원과 의사를 고르는 것과 마찬가지로 똑똑한 환자가 되는 것도 중요합니다. 환자의 협조는 의사가 진단과 치료를 할 때 매우 중요합니다. 환자의 협조 없이는 어떤 의사도 실력이 있는 의사가 될 수 없습니다. 환자는 의사와 병원에만 의지하지 말고 본인 스스로 똑똑한 환자가 되도록 노력해야 합니다.

위의 내용들을 정리하자면, 급성질환은 병원의 브랜드나 규모를 따지기보다는 빨리 치료를 받을 수 있는 병원으로 가야 합니다. 만성질환에서 의사로부터 수술과 같은 침습적인 치료를 권유받았다면 치료 여부를 선택할 때 충분한 시간을 두고 고민해야 합니다. 치료법이 가져올 수 있는 부작용이나 후유증을 충분히 이해하고 치료 여부를 선택해야 합니다. 충분한 고민 끝에 치료받기로 결정했다면 담당 의사를 믿고 치료에 협조하는 것이 좋습니다.

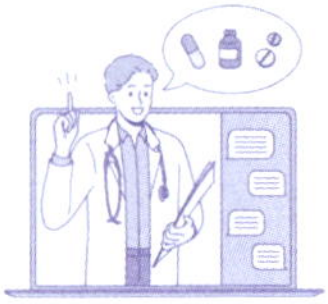

똑똑한 환자의 약물 복용법과 보관법

의사에게 처방전을 받으면 약국에서 약을 조제 받습니다. 이때 약사는 조제된 약물을 복용할 때의 주의사항을 설명해 줍니다. 하지만 약사가 조제약에 대하여 설명하는 시간은 너무 짧고 환자가 이해하기 어려울 때가 있습니다.

대부분 집에 구급상자가 있을 것입니다. 거기에는 처방을 받아 복용하다가 남은 약도 있을 것이고, 약국에서 처방전 없이 산 약들도 있을 것입니다. 하지만 사람들은 약 종류에 따른 올바른 복용법이나 보관법을 정확히 알지 못하고 이용할 때가 많습니다. 이번 장에서는 약을 복용하고 보관할 때 주의해야 할 점은 무엇이 있는지 알아보도록 하겠습니다.

약물 복용법

1) 약물 부작용 확인과 대처법

환자들은 자신이 먹고 있는 약의 효능과 부작용을 알아야 합니다. 세상의 모든 약은 효과와 부작용이라는 양면성이 있습니다. 부작용이 있음에도 불구하고 약을 사용하는 것은 치료 효과가 부작용보다 더 크기 때문입니다. 하지만 어떤 약의 경우 치료 효과와 부작용이 거의 비슷하거나 일부 약에서는 부작용이 더 큰 경우도 있습니다. 따라서 자신이 복용하는 약물의 효과와 부작용을 제대로 알고 있으면 약을 복용할지의 여부나 부작용이 나타날 때 현명하게 대처할 수 있습니다.

약물의 효능과 부작용은 어떻게 알 수 있을까요? 약국에서 구입한 일반의약품[33]에는 설명서가 있으며, 이 설명서에는 약에 대한 효능과 부작용이 기술되어 있습니다. 문제는 약품 설명서에 기재된 효능과 부작용이 아주 작은 글씨로 이해하기 어려운 용어를 사용하여 설명한 경우가 많습니다. 또한 설명서에는 흔히 나타나는 부작용뿐만 아니라 매우 드물게 발생하는 부작용까지 기재되어 있어, 부작용이 발생했을 때 이 약물 때문인지 다른 약물 때문인지 구분하기가 매우 어렵습니다. 조제약은 설명서도 없습니다. 다만, 약국에서 조제된 약의 약봉지에는 복용 중인 약에 대한 대략적인 설명이 기재되어 있습니다. 그러나 약봉지에 기재된 설명은 일반적인 내용만을 담고 있는 경우가 많습니다. 문제는 의사들은 한 약물을 여러 질병에 사용하는 경우가 있다는 것입니다. 예를 들어 최근 개발된 당뇨약은 당뇨병 치료외에 심부전치료에도 사용됩니다. 이렇다 보니, 약봉지의 설명을 읽은 환자들은 더욱 혼란에 빠지는 경우가 있습니다.

그렇다면 따라서 약에 대하여 궁금한 것이 있거나 부작용이 발생하면 어떻게 해야 할까요? 우선 약품설명서가 있다면 확인하거나 약물의 이름을 가지고 인터넷 검색을 통해 부작용 여부를 확인하면 됩니다. 약물을 처방한 의사나 약을 조제한 약사와 상의하는 것도 좋은 방법입니다. 환자가 처방된 약에 대하여 궁금하다면 의사와 약사는 자세히 설명해 줄 것입니다. 만약 환자가 약을 복용한 후 발생한 증상이 약물 부작용과 관련이 있다면, 약사는 해당 환자에게 약을 처방한 의사를 만날 것을 권유할 것입니다. 의사는 부작용과 관련된 약물의 중단 여부를 판단하고, 필요하다면 대체 약을 처방해 줄 것입니다. 중요한 점은, 환자 스스로 약의 효능과 부작용 여부를 판단해 임의로 약을 중단하는 것은 매우 위험하다는 것입니다. 약은 특정한 이유와 목적이 있어 처방된 것이므로, 임의로 중단할 경우 치명적인 위험을 초래할 수 있습니다.[34]

또한 이전에 약물로 인한 부작용이나 알레르기 경험이 있었다면 그 약물의 상품명을 기억하고 있다가 약 처방을 하려는 의사에게 그러한 경험을 알리는 것이 좋습니다. 그래야 부작용이나 알레르기가 발생하였던 약물처방을 하지 않을 것입니다.

일반의약품은 부작용이 발생할 가능성이 낮기는 하지만 그렇다고 해서 부작용이 아예 없는 것은 아닙니다. 따라서 일반의약품을 구입할 때는 약사에게 해당 의약품을 복용할 때 주의해야 할 점이나 흔히 발생할 수 있는 부작용이 무엇인지 확인하시기 바랍니다. 만약 부작용이 발생했다면 해당 의약품을 판매한 약국의 약사에게 해당 약물을 복용할지 여부를 상의하는 것이 좋습니다.

2) 신약 주의하기

시판 허가를 받은 지 얼마 되지 않은 약을 신약이라고 합니다. 신약은 그 효과와 부작용이 어느 정도 검증이 된 경우가 많지만 장기간 사용하였을 때 발생할 수 있는 부작용에 대해서는 잘 알려지지 않은 경우가 많습니다. 또한 약물에 대한 특허가 풀리지 않아 가격이 상당히 비쌉니다. 일부 신약은 건강보험의 혜택을 받을 수 없습니다. 따라서 의사로부터 비싼 신약을 처방받을 경우, 기존의 약으로는 치료가 불가능한지, 기존 약과 어떤 점이 다른지, 그리고 신약 사용으로 인해 발생할 수 있는 부작용은 무엇인지 꼼꼼하게 물어보는 것이 좋습니다.

3) 복약 지침 지키기

약은 그 특성에 따라 식전, 식후, 오전, 오후 등 복용 시간이 다릅니다. 일반적으로 고혈압약은 오전에 복용하는 경우가 많습니다. 고지혈증약은 복용 시간이 크게 중요하지 않아 오전, 오후 아무 때나 복용할 수 있습니다. 하지만 골다공증약이나 당뇨약의 경우 복약 지침에 따르는 것이 매우 중요하기 때문에 가능하면 지침에 따라 약물을 정확하게 복용하는 것이 좋습니다.

약물을 복용할 때에는 약이 식도에 남지 않고 위로 내려갈 수 있도록 충분한 물과 함께 마시는 것이 좋습니다. 만약 약이 식도에 남게 되면, 드물게 식도에 궤양을 유발하기도 하는 등 부작용을 유발할 수 있습니다. 일반적으로 고혈압약이나 고지혈증약을 먹을 때에는 우유, 요구르트, 자몽주스 등과 함께 마셔도 크게 문제되지는 않습니다. 하지만 우유, 요구르트, 자몽주스 등과 복용해서는 안 되는 약물도 있으므로 처방전을 받거나 약을 조제받을 때, 담당 의사나 약사에게 약물 복용 시 주의할 점을 반드시 확인해야 합니다.

4) 약의 형태 그대로 복용하기

어떤 이들은 조제된 약을 씹어서 복용하거나 삼키기 쉽다는 이유로 약을 분쇄해서 복용하는 경우가 있습니다. 이렇게 먹는 데는 아무런 문제가 없을까요? 약은 그 형태에 따라 크게 정제, 캡슐제, 환약 등이 있습니다. 정제는 표면이 거칠고 가루가 손에 묻는 형태의 나정(裸錠), 표면에 윤기가 있는 필름코팅정, 표면에 윤이 나고 첫맛이 달콤한 당의정, 혀 밑에서 녹이는 설하정, 씹어 먹는 저작정 등이 있습니다. 캡슐제는 가루약이 들어 있는 경질 캡슐제와 말랑말랑한 연질 캡슐제가 있습니다. 환약은 씹어 먹는 큰 환제와 물로 삼키는 작은 환제가 있습니다.

상품명에 XR, SR, CR, 오로스, 서방, 이중, 지속 등이 이름에 붙는 약물들은 한꺼번에 녹지 않고 위와 장에서 서서히 녹도록 특수한 제형으로 만든 것으로, 이러한 약을 자르거나 부수어 가루로 복용하면 특수 제형 효과가 사라지게 됩니다. 따라서 이러한 표현이 들어간 약물들은 자르거나 분쇄해서 복용하면 약물의 효과가 떨어지거나 없어지게 되니 가능한 온전한 형태로 복용하는 것이 좋습니다. 또한 항궤양제나 변비약과 같이 위에서 녹거나 파괴되지 않게 하기 위하여, 아스피린과 같이 약물로 인한 위장장애를 예방하기 위하여 표면에 특수한 코팅을 한 약물들도 있습니다. 이러한 이유로 가능 알약을 부수거나 씹거나 혹은 캡슐을 제거하지 말고 약물의 원형 그대로 복용하는 것이 좋습니다.

물약이 개별 포장된 경우에는 크게 문제가 되지 않으나, 한 개의 통에 포장된 경우 충분히 흔든 후에 마셔야 성분이 골고루 섞여 원하는 효과를 볼 수 있습니다.

약물 보관과 관리

1) 유효 기간 내에 복용하기

조제된 약은 원칙적으로 처방전에 적힌 복용일 내에 복용하는 것이 좋습니다. 소포장, 분할 포장 등 개별 포장된 약은 박스에 기재된 유효기간 내에 복용하는 것은 문제가 없습니다. 그러나 만약 개별 약의 포장이 개봉되거나 훼손되었을 때는 복용하지 않는 것이 좋습니다. 약물의 포장은 습기, 빛, 공기, 물과 같은 여러 요인으로부터 약을 보호해 주기 때문입니다.

조제 받은 약을 복용하지 않은 채 남았다면 언제까지 먹는 것이 안전할까요? 약물 박스가 있다면 유효기간 내에 복용하면 문제가 되지 않습니다. 만약 약국의 개별 포장지로 조제를 받았거나 약물 박스가 없이 PTP 형태로 받은 경우에는 약물의 유효기간을 알기 어렵습니다. 병원약사회는 국내외 의약품관리 가이드라인을 조사하고 종합하여 2019년 의료기관의 개별 의약품 관리지침을 발표했습니다. 이에 따르면 병에 든 알약은 1년, 다량이 든 시럽 병은 6개월, 소분한 물약은 1개월, 가루약은 제조한 날로부터 6개월, 연고제는 개봉 후 6개월, 멸균 안약과 안연고는 1개월, 니트로글리세린 설하정은 6개월이 유효기간입니다. 참고로 약국에서 조제받은 알약은 병에 든 알약에 포함됩니다.

[표 1-15] 의료기관의 개별 의약품 관리지침에 따른 약물의 유효기간(2019년)

약물의 종류	기간
병에 든 알약	1년
다량이 든 시럽	6개월
소분한 물약	1개월
가루약	제조한 날로부터 6개월
연고제	개봉 후 6개월
멸균 안약과 안연고	1개월
니트로글리세린 설하정	6개월

약물 중에서 위의 시간이 경과된 약들은 아깝더라도 폐기하는 것이 좋습니다. 만약 약물을 조제 받은 지 오래되어 언제 조제 받았는지 알 수 없는 경우에는 해당 약물 조제를 한 약국을 방문하여 해당 약물을 조제 받은 때와 함께 복용 가능 여부를 문의하는 것도 좋습니다. 약국은 구입 날짜, 제조 번호, 처방 날짜 등을 근거로 약국의 구입 내역과 대조해서 해당 약물의 유효기간을 확인할 수 있기 때문입니다.

2) 습기가 적고 서늘한 곳에 보관하기

냉장 보관, 차광 보관 같이 특별한 보관 조건이 없는 약이라도 가능한 직사광선을 피하고 습기가 적으며 서늘한 곳에 보관하는 것이 좋습니다. 니트로글리세린 설하정은 햇빛에 노출되면 약효가 반감되기 때문에 반드시 햇빛이 차단되는 기밀용기에 보관해야 합니다. 연고의 경우 마개를 닫지 않아 수분이 증발하면 약물 농도가 진해져서 피부에 지나친 자극을 줄 수 있으므로 반드시 마개를 닫고 보관해야 합니다.

3) 약물은 폐의약품 수거함에 버리기

사용기한이 지난 약물을 아무 곳에나 버리게 되면 환경에 악영향을 미칠 수 있습니다. 사용하지 않거나 유효기간이 지난 약물은 약국에 설치된 폐의약품 수거함에 버리거나 평소 이용하는 약국에 반납하면 됩니다.

최근 서울 전 지역 및 세종, 임실, 순창, 나주, 광주광역시 일부, 동해, 삼척 등은 우정사업본부와 협약을 맺었습니다. 이에 따라 해당 지자체에서는 '폐의약품'이라고 적힌 편지봉투에 약을 넣어 우체통에 버리시면 됩니다. 단, 물약은 해당되지 않습니다.

[참고 1-8]
약의 유통기한, 유효기간, 사용기간

마트에서 파는 음식물의 포장지에는 유통기한[35] 혹은 소비기한[36]이 적혀 있습니다. 음식물은 유통기한까지 유통해야 합니다. 이에 비하여 약은 유효기간 혹은 사용기간이라는 말을 사용합니다. 유효기간이란 의약품의 효능과 안전성이 보존되는 기간으로 이 기간이 지나면 약은 그 효과가 있을 수도 없을 수도 있다는 뜻입니다. 사용기간이란 용기에 표기된 조건에서 보관할 때 효능과 안전성을 담보할 수 있는 기간을 의미합니다. 하지만 유효기간 이전이라고 해도 해당 약을 보호하는 포장이 훼손된 경우에는 세균이나 기타 다른 것에 오염되는 등 안전성을 보장할 수는 없기 때문에 복용하지 않는 것이 좋습니다.

[참고 1-9]
PTP 포장

[그림 1-22] 알약의 PTP 포장

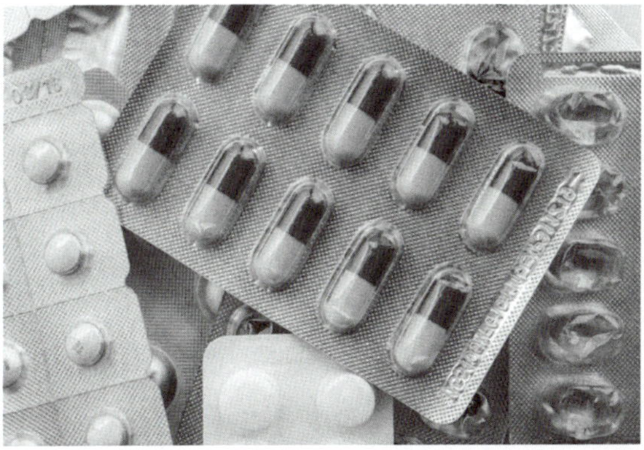

PTP(press through pack)포장이란 블리스터(blister) 포장이라고도 하는데 정제나 캡슐 알약을 알루미늄 또는 플라스틱으로 포장해, 복용 시 손가락 끝으로 눌러 꺼낼 수 있는 포장 시트를 말합니다. 이러한 PTP 포장은 약품을 휴대하거나 보관하기 편리하고 위생적이며 일반포장에 비하여 습기, 온도, 빛에 의한 변색이나 변질로부터 영향을 적게 받습니다. 따라서 약물의 유효기간을 보장하는 데 많은 이점이 있습니다.

하지만 약국에서는 환자가 PTP로 따로 포장된 여러 약들을 하나씩 까서 함께 복용하는 것이 번거롭다는 이유로 대부분의 약국에서는 처방된 약을 처방할 때 PTP 포장된 약물들을 모두 꺼내 복용할 분량만큼 나누어 비닐 포장지 하나에 넣고 재포장하는 경우가 많습니다. 그런데 이렇게 포장하면 약물의 변색이나 변질 위험이 증가할 수 있습니다.

[질문 1-4] 환자가 PTP 포장된 약을 직접 하나씩 꺼내 먹는 것이 좋을까요, 아니면 약국에서 하나의 약봉지로 처방해준 방법으로 먹는 것이 좋을까요?

어느 방법이 더 낫다고는 할 수 없습니다. 개인의 관리 역량에 따라 PTP 포장된 약을 잘 관리하고 복용할 수 있다면, 처방받을 때 PTP 포장된 형태로 받는 것이 좋습니다. 그러나 약의 관리나 복용이 힘들다면, 약국에서 한 번에 복용할 수 있도록 하나의 포장지에 담아오는 것이 더 나을 수 있습니다.

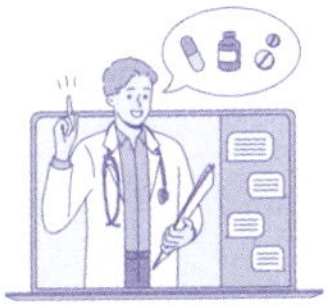

똑똑한 환자의 약국 이용법

똑똑한 환자가 실력 있는 병원과 의사를 찾아서 이용하듯이, 약국도 현명하게 이용해야 합니다. 이 장에서는 어떻게 하면 약국을 똑똑하게 이용할 수 있는지 알아보겠습니다.

약사가 직접 약을 판매하는지 확인하기

이전에 약사가 아닌 일반직원이나 가족이 약국의 판매대에 있고 실제 약사는 조제실에서 약만 조제하여 문제가 된 적이 있습니다. 약에 대한 전문지식이 없는 일반직원이나 약사 가족이 약을 판매하면 일반의약품이나 조제약에 대하여 복용시 주의사항 등 약물과 관련된 설명을 제대로 듣기 어렵고, 매출을 올리기 위하여 환자에게 불필요한 약을 추천하거나 끼워 팔기를 할 수 가능성이 크기 때문에 법에서 금지하고 있습니다. 그렇다면 판매대 앞에 있는 사람이 약사인지 아닌지 어떻게 구분할 수 있을까요? 가장 쉽게 구분할 수 있는 방법은 판매자가 약사 가운을 입었는지 확인하시면 됩니다. 현재 법령에서 약사 가운은 약사만 입도록 되어 있어 만약 판매자가 평상복이나 정장을 입고 있다면 판매자는 약사가 아닐 가능성이 높습니다. 따라서 약사 가운을 입지 않은 사람이 환자를 상대로 의약 상담을 하거나 약을 파는 약국은 이용하지 않는 것이 좋습니다.

의원과 담합하지 않는 약국 찾기

일부 의원에서는 처방전을 주면서 특정 약국을 지정하는 경우가 있습니다. 이런 의원은 경제적 이익을 얻기 위하여 해당 약국과 담합을 했을 가능성이 높습니다. 이와 같은 담합행위는 처방전의 이중 감시를 통해 환자에게 적절한 투약이 이루어지는지를 확인하려는 의약분업의 취지를 거스르는 행위입니다. 이런 경우 약사는 처방전을 적극적으로 검토하지 않거나 환자에게 처방된 약에 대한 정보를 충분하게 설명하지 않을 수도 있습니다. 따라서 이러한 의원이나 약국은 이용하지 않는 것이 좋습니다.

처방된 약을 잘 설명하는 약국 이용하기

모든 약은 부작용을 동반합니다. 특히 의사처방으로만 살 수 있는 전문의약품은 부작용 발생 가능성이 일반의약품보다 높습니다. 의사들은 처방한 약물의 효과나 부작용에 대하여 자세히 설명해야 하지만 진료 시간에 쫓겨 설명을 충분히 하지 못할 때도 있습니다. 이런 경우에 환자는 약국에서 약사로부터 약물 복용법이나 부작용 등 약과 관련된 여러 주의사항을 설명받을 수 있습니다.

대부분 환자들은 약국에 내는 총조제료에 복약지도료가 포함되어 있다는 사실을 모릅니다. 복약지도료란 약사의 복약지도에 대한 보상을 위하여 책정된 비용으로 2024년 기준으로 조제 한 건당 1,090원입니다. 약사의 복약지도는 단순히 식전 식후 투약과 같은 단순한 복용 방법에 대한 복약지도뿐만 아니라 조제된 약물의 명칭, 용법, 용량, 효능, 효과, 저장 방법, 부작용, 상호작용 등의 정보를 제공하는 것으로 환자는 약에 관하여 자세한 설명을 듣기 위하여 복약지도료를 지불한 것입니다. 따라서 조제된 약물에 대해 약사로부터 자세한 설명을 듣는 것은 환자의 권리입니다.

대체 조제를 하지 않는 약국 이용하기

약국에서는 처방전에 기재된 약이 아닌 성분은 같지만 다른 제조회사의 약으로 바꾸는 경우가 종종 있는데 이를 대체 조제라고 합니다. 약국에서 대체 조제를 하는 데는 여러 가지 이유가 있습니다. 가장 일반적인 이유는 처방전에 기재된 약이 없는 경우입니다. 환자가 처방된 약을 조제받을 때 처방전을 발행한 병의원 근처가 아닌 먼 거리의 약국을 이용할 때 이런 일이 종종 일어납니다. 이런 상황이 발생하는 것을 예방하려면 처방전을 발행한 병의원 근처 약국에서 조제를 받으면 됩니다.[37] 그런데 간혹 경제적인 이득을 위하여 약사가 대체 조제를 하는 경우도 있습니다. 만약 약국에서 대체 조제를 하려 한다면 반드시 그 이유를 확인해야 합니다. 특별한 이유 없이 대체 조제를 하거나, 대체 조제를 한 이유를 환자에게 자세히 설명하지 않는 약국은 이용하지 않는 것이 좋습니다.

비보험약들의 가격은 약국마다 다르다

약국에서 판매되는 약의 가격은 전국 어디에서나 다 같을까요? 건강보험의 급여 대상이 되는 전문의약품의 경우에는 건강보험에서 약값을 미리 정해 놓았기 때문에 전국에 있는 어느 약국을 가더라도 약값이 같습니다. 그러나 일반의약품이나 비급여 전문의약품의 경우 약국마다 약값이 다릅니다. 예를 들어 2014년 보건복지부가 의약품 판매 가격조사 결과에 따르면 같은 약이라고 하더라도 최고가와 최저가의 차이가 200퍼센트까지 차이가 난다는 조사 결과가 있었습니다.

약국마다 약값이 다른 가장 대표적인 약물로는 타이레놀이나 부루펜과 같은 소염진통제, 철분제와 같은 일반의약품, 박카스와 같은 의약외품, 비아그라나 시알리스와 같은 건강보험 적용이 되지 않는 비급여 전문의약품입니다. 개인적으로 철분제를 살 경험이 있었는데 건강보험에서 보험급여가 가능한 철분제는 한 알에 100원에서 200원 정도였지만, 보험이 되지 않는 액상 제제의 경우 60일분에 수만 원까지 하기도 하였습니다.

비아그라와 똑같은 성분인 복제약도 마찬가지로 한 약국에서는 한 알에 2,000원 대로 살 수 있었지만 다른 약국에서는 3,000원이 넘었습니다. 따라서 의약외품이나 일반의약품, 혹은 비급여의약품을 사려는 경우 한 약국만 이용하는 것보다는 여러 약국을 이용해보고 그중에서 가격이 가장 저렴한 약국을 이용하는 것이 좋습니다. 앞선 조사에 따르면 약국의 유형에 따라 가격 차이가 있었는데, 동네 약국이 가장 비쌌고, 그다음으로 클리닉약국, 병원 문전약국, 대형약국 순으로 가격이 높은 것으로 나타났습니다. 이용 시 참고하시기 바랍니다.

다른 약을 끼워 파는 약국 피하기

일부 약국들은 처방전에 기재된 약을 조제하면서 복약지도를 한다는 명목으로 복합비타민제나 건강기능식품 혹은 한방제제를 끼워 파는 경우가 있습니다. 이렇게 끼워 파는 약값은 적게는 수천 원에서 많게는 수십만 원에 이르기도 합니다. 약사가 이러한 약물들을 판매하는 것이 불법은 아니며, 끼워 파는 약물이 환자에게 도움이 되는 경우도 있지만 그렇지 않은 경우가 더 많습니다. 즉, 약사들이 다른 약물을 끼워 파는 가장 큰 이유는 약국의 매출을 늘리기 위해서입니다. 따라서 처방전 외에 다른 약물을 끼워 파는 약국은 피하는 것이 좋습니다.

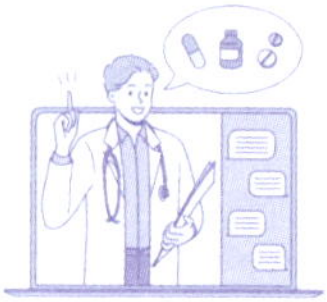

치료 효과를 높이기 위한 똑똑한 환자의 태도

환자가 자신의 병을 치료하기 위해서는 실력이 있는 의사를 만나 정확한 진단과 치료를 받는 것도 중요하지만 환자 자신의 태도도 중요합니다. 환자가 치료 효과를 높이기 위하여 스스로 할 수 있는 것이 무엇이 있을까요? 제가 생각한 바는 다음과 같습니다.

내 병은 내가 정확히 이해하자

'지피지기(知彼知己) 백전불태(百戰不殆)'라는 말이 있듯이 환자가 본인의 질병을 이기기 위해서는 질병에 대하여 바르고 정확하게 이해하는 것이 중요합니다. 질병에 대한 정확한 정보를 얻기 어려웠던 몇십 년 전에 비한다면 지금은 일반인도 인터넷 검색만 하면 쉽게 얻을 수 있습니다. 본인이나 가족이 질환에 대한 지식을 가지면 가질수록 불안감이 덜하고, 담당의사가 하는 설명을 좀 더 쉽게 이해할 수 있고, 치료과정에 발생하는 약물이나 치료의 부작용에 현명하게 대처할 수 있습니다. 또한 질환이나 증상을 호전시키는 생활치료도 병행할 수 있습니다. 의사의 입장에서도 환자가 자신의 질환에 대한 이해도가 높을수록 소통이 쉬워지고 진료 시간을 더 효율적으로 사용할 수 있습니다.

단, 주의할 점은 인터넷, 유튜브, TV 등의 영상매체에서 얻은 의학 정보를 백 퍼센트 신뢰하지 말아야 합니다. 인터넷상의 블로그나 유튜브의 내용에는 주관적, 편향적, 상업적인 것들로 구독자들을 자극하는 경향이 많습니다. 따라서 영상이나 대중매체를 통해 질병 정보를 얻었다면, 그 내용을 그대로 믿지 말고 담당 의사와 상의하는 것이 좋습니다.

긍정적인 생각과 마음가짐을 갖자

불안감은 질병 위험도를 증가시킵니다. 불안증을 가진 사람과 심장병과의 관계를 연구한 논문들을 종합적으로 분석한 연구에서 불안증을 가진 사람이 심장병 위험도가 26퍼센트, 심장병으로 인한 사망 위험도가 48퍼센트 높았습니다.[38] 불안장애와 뇌경색과의 관계를 연구한 논문들을 종합하여 분석한 결과, 불안증을 가진 사람은 뇌경색 위험도가 24퍼센트 높았습니다.[39] 불안장애와 당뇨와의 관계를 연구한 논문들을 종합적으로 분석한 결과, 불안장애를 가진 사람의 당뇨병 위험도가 47퍼센트 높았습니다.[40] 불안장애와 고혈압과의 관계를 연구한 논문들을 종합적으로 분석한 결과, 불안장애를 가진 경우가 그렇지 않은 경우에 비하여 고혈압 위험도가 55퍼센트 높았습니다.[41]

마음은 몸의 주인입니다. 긍정적인 생각은 우리 몸의 면역력을 강하게 만들지만 부정적인 생각은 만병의 근원이 됩니다. 질병 자체보다는 질병에 대한 절망과 공포가 더 큰 문제가 되기도 합니다. 질병에 대한 부정적인 생각을 털어내고 긍정적인 생각을 가진다면 질병에 대한 치유력을 높일 수 있습니다.

질병에 대한 부정적인 생각을 없애기 위해서는 무엇을 할 수 있을까요? 먼저 자신을 믿어야 한다고 생각합니다. 자기 내부를 향해 스스로 말을 걸어 자신을 위로하고 격려해야 합니다. '반드시 낫는다', '모든 것이 잘 될 것이다'라는 긍정적인 마음가짐을 가져야 합니다. 어떠한 경우에도 희망을 버리지 말고 건강해진 자신의 모습을 그리는 이미지트레이닝을 계속해야 합니다.

건강한 식습관을 생활화하자

가공식품이나 튀긴 음식은 건강에 좋지 않습니다. 초가공식품을 많이 먹으면 먹을수록 모든 원인에 의한 사망이 14퍼센트 정도 높았습니다.[42] 또한 초가공식품을 10퍼센트 정도 더 섭취할수록 당뇨 위험도가 15퍼센트 정도 높았고,[43] 심혈관질환 위험도도 12퍼센트 높았습니다.[44]

지금까지 튀긴 음식 섭취와 관련된 연구를 종합해 본 결과, 튀긴 음식을 많이 먹는 사람들은 적게 먹는 사람들에 비하여 주요 심장사건 28퍼센트, 심장병 91퍼센트, 뇌경색 37퍼센트, 심부전 37퍼센트, 모든 원인에 의한 사망률이 3퍼센트 높았습니다.[45]

하지만, 과일과 채소는 건강에 좋습니다. 과일과 채소가 우리 몸에 어떤 영향을 미치는지 연구한 결과에 따르면, 권장량보다 과일과 채소를 하루에 80그램을 더 섭취할 때마다 모든 원인에 의한 사망률 위험도가 5퍼센트 낮았습니다.[46] 다른 유사한 연구에서 과일과 야채를 하루에 240그램 미만으로 섭취하는 것보다 240~400그램 및 400그램 이상 섭취하는 경우, 뇌경색 위험도가 각각 11퍼센트, 26퍼센트 낮았습니다.[47]

과자나 콜라와 같은 초가공식품이나 튀긴 음식보다 신선한 채소나 과일을 섭취하는 것이 건강에 훨씬 더 좋습니다. 단, 아무리 좋은 과일이라고 해도 당뇨병으로 약물치료를 하는 사람에게는 과일의 당분이 당 조절에 악영향을 미칠 수 있습니다. 따라서 당뇨가 있다면 과일보다는 칼로리가 낮은 신선한 채소가 건강에 좋습니다.

과로와 스트레스를 줄이자

과로나 스트레스는 심장병 위험도를 높입니다. 예를 들어 주 35~40시간 정도의 표준 근무 시간을 근무한 경우보다 주당 5시간 이상 더 근무한 경우 심장병의 유병률이 유의하게 높았는데 근무 시간이 55시간 이상이면 위험도가 13퍼센트 증가하였습니다.[48] 영국의 공무원을 대상으로 11년간 관찰한 결과 표준 근로시간보다 일일 3~4시간을 더 일한 경우 심장병 위험도가 56퍼센트가 높았고,[49] 매일 11시간 이상 근무한 경우는 심장병 발생률이 67퍼센트 높았습니다.[50] 그리고 근로시간 정도는 술과 관련이 있어 성별, 연령, 사회적 계층과 상관없이 주당 49~54시간 근무한 근로자의 경우 일반 근로자에 비하여 과음할 가능성이 13퍼센트 정도

높았고, 55시간 이상 근무한 근로자의 경우에도 12퍼센트 정도 높았습니다.[51]

과로나 업무와 관련된 스트레스를 너무 많이 받고 있다고 생각이 들면 건강을 생각해 업무량과 스트레스를 줄이도록 노력해야 합니다. 과도한 음주도 과로나 스트레스와 관련이 있습니다. 물론 개인에게 부여된 업무량 자체를 줄이기는 쉽지 않겠지만 일과 자신만을 위한 시간과의 균형을 유지하도록 노력해야 합니다. 건강을 잃으면 모든 것을 잃었다고 해도 과언이 아닙니다.

아침형 인간으로 생활하자

아침형 인간이 저녁형 인간보다 훨씬 건강한 생활을 하고 건강도 더 좋습니다. 이전 연구에 따르면 저녁형 인간의 흡연율이 아침형 인간의 흡연율보다 2.3배 높았고, 텔레비전 시청 시간도 0.6시간 길었습니다. 그러나 저녁형 인간의 과일이나 채소 섭취는 각각 0.25그릇, 0.13그릇 적었습니다.[52] 평균 46세인 중장년 성인과 당뇨를 가진 사람들을 대상으로 활동량을 비교한 결과, 아침형 인간에 비하여 저녁형 인간은 앉아 있는 시간이 많았고 활동량의 정도와 강도가 낮았습니다.[53, 54]

우리나라에서도 47~59세의 성인들을 아침형 인간과 저녁형 인간으로 나누어 특징을 비교한 결과, 저녁형 인간이 당뇨 1.7배, 대사증후군 1.7배, 근육량 감소 3.1배 높았습니다. 성별에 따라 나누었더니 남성의 경우 저녁형 인간은 아침형 인간보다 당뇨 위험도가 3배, 근육량 감소는 약 3.9배

높았고 여성은 대사증후군 위험이 2배 높았습니다.[55]

만약 본인이 저녁형 인간이라는 생각이 들면 생활 패턴을 바꾸는 것이 좋습니다. 규칙적인 생활은 질병을 예방하고 이미 발생한 질병의 진행을 늦출 수도 있습니다.

자주, 그리고 억지로라도 웃자

웃으면 기분이 좋아지는데 왜 그럴까요? 웃음이 엔도르핀(endorphin)이라는 호르몬 분비를 촉진시키기 때문입니다. 엔도르핀은 스트레스나 고통을 받을 때 분비되는 호르몬이지만, 웃을 때도 분비됩니다. 엔도르핀은 마약인 모르핀의 200배에 달하는 효과를 낸다고 합니다. 우리가 짜릿하고 위험한 스포츠를 즐기거나 힘든 운동을 할 때, 엔도르핀이 분비되어 고통을 잊고 즐거움을 느끼게 됩니다. 이러한 이유로 과거부터 웃음을 통증 완화요법으로 사용하였습니다.

『동의보감』에 '웃음은 보약보다 낫다'라는 말이 있습니다. 실제 임상 연구들에서 웃으면 웃을수록 건강해진다는 결과를 확인할 수 있습니다. 일본에서 40세 이상의 성인을 대상으로 평균 5.4년간 추적 관찰한 결과 일주일에 한 번 웃는 사람에 비하여 한 달에 한 번도 웃지 않는 사람이 모든 원인에 의한 사망 위험도는 95퍼센트, 심혈관질환에 의한 사망률은 62퍼센트 높았습니다.[56] 일본에서 65세 이상의 성인을 대상으로 웃음의 정도와 건강, 우울증, 사회경제적 상태 및 사회 정신적 요인에 대한 설문조사를 실시한 결과, 매일 웃는 여성에 비해 전혀 혹은 거의 웃지 않는 여성의 나쁜 건강 상태 위험도가 78퍼센트 높았습니다.[57] 웃기만 하더라도 긍정적인 사건 발생은 16~18퍼센트, 긍정적인 변화는 15~17퍼센트, 사회 참여는 15~17퍼센트, 사회적 관계가 각각 25~47퍼센트, 긍정적인 환경조성이 25~29퍼센트 높았습니다.[58] 이들을 3년 동안 추적 관찰한 결과 거의 매일 웃는 사람에 비하여 거의 전혀 웃지 않는 사람의 경우 기능장애 발생률이 42퍼센트 높았습니다.[59] 친구들과 함께 이야기하면서 웃으면 혼자 웃는 것에 비하여 기능장애 발생 위험도가 30퍼센트 낮았습니다.[60]

웃음은 어떻게 모든 원인에 의한 사망을 줄이고 심장병을 예방하는 효과가 있을까요? 첫째, 많이 웃는 사람들은 흡연을 하거나 음주를 하는 경우가 적었고, 신체활동을 많이 하는 경향이 있습니다.[61] 둘째, 웃음은 여러 면역 요인들에 영향을 미쳐 웃을수록 여러 면역세포들의 활동이 증가하기 때문입니다.[62] 셋째, 웃으면 웃을수록 식후 혈당 증가가 낮아지고[63] 스트레스 정도가 줄어든다고 합니다.[64]

정리하면 웃음은 기분을 좋게 만들고 동시에 몸도 건강하게 만듭니다. 그렇다면 웃음의 효과를 극대화시킬 수 있으려면 어떻게 웃어야 할까요? 첫째, 억지로라도 웃어야 합니다. '웃을 일이 있어 웃는 것이 아니라, 웃어야 웃을 일이 생긴다'라는 말이 있습니다. 우리의 뇌는 진짜 웃음인지 가짜 웃음인지 구별하지 못한다고 합니다. 따라서 뇌는 억지로 웃더라도 진짜 웃음으로 착각하고 엔도르핀과 같은 행복 호르몬을 분비하기 때문에 억지로 웃더라도 행복감을 느낄 수 있습니다. 둘째, 크게 웃어야 합니다. 크게 웃는 웃음은 본인에게는 운동 효과를, 주변 사람들에게는 행복감을 줍니다. 셋째, 길게 웃어야 합니다. 웃을 때 짧게 웃는 것보다는 길고 호탕하게 웃는 것이 운동 효과가 더 좋습니다. 또한, 웃을 때 분비되는 엔도르핀이 최고로 높아지는 시점은 웃고 나서 10초 정도이므로, 10초 정도로 길게 반복적으로 웃는 것이 효과를 극대화할 수 있습니다. 넷째, 목으로 웃지 말고 배로 웃어야 합니다. 대부분의 사람들은 웃을 때 목으로 웃지만, 진짜 웃음은 배로 웃는 것입니다. '배꼽이 빠질 정도로 웃는다'는 표현처럼 웃으면 복부의 근육은 물론 다른 부위의 근육까지 수축과 이완을 하여 운동과 유사한 효과를 느낄 수 있습니다. 다섯째, 온몸으로 웃어야 합니다. 경직되어 웃거나 소리죽여 웃는 것보다는 온몸이 들썩일 정도로 웃어야 운동 효과를 볼 수 있습니다. 여섯째, 함께 웃어야 합니다. 혼자 웃는 것보다 함께 웃는 웃음은 효과가 33배 더 좋다고 합니다. 가정에서 가족과 함께 직장에서 동료와 함께 웃으면 본인은 물론 주변인까지 행복해지는 경험을 할 수 있습니다.

마음을 열고 적극적으로 대화하고 취미활동을 만들자

사람은 사회적 동물로서 혼자보다는 다른 사람과의 관계를 통해 더 많은 기쁨과 행복을 느낍니다. 외로움은 정신적 불행과 불안감을 가져옵니다. 스스로가 불행하다고 느끼는 마음은 신체에도 나쁜 영향을 미칩니다. 하지만 사회적 관계를 가지고 사회활동을 하면 건강에 좋은 영향을 미칩니다. 임상 연구에서도 이러한 사실을 확인할 수 있습니다.

미국에서 52세 이상 성인을 대상으로 설문조사 후 평균 7.25년 추적 관찰한 결과, 사회적 고립을 느끼는 경우 그렇지 않은 사람에 비하여 모든 원인에 의한 사망 위험도가 26퍼센트 높았습니다.[65] 또한 지속적인 외로움을 느끼는 경우 전혀 외로움을 느끼지 않은 경우에 비하여 치매 위험도가 91퍼센트 높았습니다.[66] 영국에서 50세 이상의 성인들을 평균 5.4년 추적 관찰한 결과, 외로움을 느끼는 경우 심장병 위험도가 27퍼센트 높았습니다.[67] 그리고 사회적 고립이나 외로움을 느끼는 경우 인지장애가 발생할 위험도가 그렇지 않은 사람들보다 높았습니다.[68] 미국에서 65세부터 99세까지 성인 여성들을 대상으로 추적 관찰한 결과, 사회적 고립이 거의 없는 군에 비하여 높은 군의 경우 심장병 위험도가 8퍼센트, 외로움이 거의 없는 군에 비하여 높은 군의 경우 심장병 위험도가 5퍼센트 높았습니다.[69]

사회적 고립이나 외로움을 느끼면 흡연이나 음주에 빠지기 쉽고, 신체적 활동은 감소하고 음식도 잘 먹지 않거나 건강에 좋지 않은 음식을 먹을 가능성이 높아 결국 건강에 악영향을 미치게 됩니다.[70] 하지만 사회적 관계를 가지고 사회활동을 하면 정신적 스트레스가 줄고 신체건강에도 도움이 됩니다.

나이가 들면서 평생을 함께했던 직장에서 은퇴하고, 친한 친구들이나 가족들이 사망하면 신체적 움직임이 떨어집니다. 이러한 삶의 변화로 점차 인간관계가 좁아지면서 고립되고 소외감을 느끼게 됩니다. 건강한 자기 자신을 위하여 마음에 맞는 사람들과 대화를 나누고 혼자이든 여럿이든 삶의 활력소가 될 수 있는 취미생활을 누리길 바랍니다.

삶의 목적을 갖자

누구나 한번은 내가 왜 태어났는지에 대하여 생각해 본 적이 있을 것입니다. 이러한 삶의 목적을 쉽게 발견하는 사람도 있고 그렇지 않은 사람도 있습니다. 어떤 사람들은 40대, 50대가 되어도 삶의 목적이 무엇인지 몰라 헤매기도 합니다. 단순히 현재를 즐기면 된다고 생각하며, 삶의 목적에 대해 깊이 고민하지 않는 사람도 있을 것입니다. 그러나 삶의 목적이 분명해야 비로소 알찬 삶을 살아갈 수 있습니다.

위대한 일을 이루었던 사람들은 거의 예외 없이 목적의식이 충만한 삶을 살았습니다. 삶의 목적이 있다면 어려움을 겪더라도 이겨낼 수 있고 더 건강한 삶을 살 수 있습니다. 실제 임상 연구에서도 이러한 사실이 확인되었습니다.

일본에서 65세 이상의 성인을 대상으로 3년간 추적 관찰한 결과, 삶의 목적이 있었다고 한 사람들은 그렇지 않은 사람들에 비하여 기능장애 발생 위험도가 31퍼센트, 치매 위험도는 36퍼센트 낮았고, 우울증상도 42퍼센트 낮았고, 행복감은 57퍼센트 높게 나타났습니다.[71] 40~79세의 성인을 대상으로 7년 이상 추적 관찰한 결과, 삶의 목적이 있다고 대답한 사람들에 비하여 그렇지 않은 사람들의 경우 모든 원인에 의한 사망 위험도가 50퍼센트, 심장병 위험도 60퍼센트, 외부요인에 의한 사망 위험도는 90퍼센트 높았습니다.[72] 삶의 목적과 건강과의 관계를 연구한 논문들을 종합적으로 분석한 결과, 삶의 목적이 가장 높은 군에 비하여 삶의 목적이 가장 낮은 군의 경우 모든 원인에 의한 사망 위험도가 18퍼센트, 심

장병 위험도가 17퍼센트 높았습니다.[73]

삶의 목적이 있으면 스트레스를 덜 느끼고, 불행한 사건을 겪더라도 회복이 빠릅니다. 삶의 목적은 사람들이 자신의 건강을 증진시키는 행동을 하게 만듭니다.[74] 지금 당신의 삶의 목적은 무엇인가요? 본인의 삶의 목적을 곰곰이 생각해 보시길 바랍니다. 만약 없다면, 지금이라도 삶의 목적을 만들어보는 것은 어떨까요?

건강하게 살기 위해서는 실력 있는 의사를 만나는 것도 중요하지만, 자신의 생활방식과 삶에 대한 태도 역시 매우 중요합니다. 자신의 질환에 대해 공부하고, 긍정적인 생각과 마음가짐으로 생활치료에 열심히 임해야 합니다. 또한 자주, 억지로라도 웃고, 적극적으로 가족이나 친구들과 대화하며, 함께 취미활동을 해야 합니다. 아울러 삶의 목적을 찾는 것도 중요합니다.

우리가 알고 있는 많은 질병들은 과로나 스트레스, 무절제한 생활방식 및 나쁜 식생활으로 발생하고 진행하게 됩니다. 예를 들어, 간 검사에서 발견되는 이상소견의 상당수는 무절제한 음주나 과로, 고칼로리 식사로 인한 것입니다. 고혈압과 당뇨병의 상당수는 과다체중, 비만, 무절제한 식사와 관련이 있습니다. 또한 수면의 양이 절대적으로 부족하거나 수면의 질이 나빠도 질병이 발생할 수 있습니다.

그런데 안타깝게도 숙면을 취하지 못하고 불면증에 시달리는 현대인들이 많습니다. 불면증을 해결하기 위한 방법 중 하나로 규칙적인 운동을 추천합니다. 운동이 건강한 신체를 유지하는 데 중요한 역할을 한다는 것을 알고는 있지만, 이를 꾸준히 실천하는 사람은 많지 않기 때문입니다. 주의할 것은 여기서 말하는 운동은 땀이 날 정도로 하는 것을 말합니다. 실제 진료실에서 환자들의 이야기를 들어보면 산책도 운동이라고 생각하는 경우가 많습니다. 그러나 지금까지의 연구 결과에 따르면, 땀이 나지 않게 터벅터벅 걷는 산책은 운동 효과가 거의 없습니다. 운동은 달리기나 자전거 타기와 같은 유산소 운동과 근력 운동을 적절히 배합해야 건강에 효과적입니다. 그래야 심폐 능력과 근육량을 적절히 유지할 수 있기 때문입니다. 또한, 운동은 한 번에 몰아서 하기보다는 일주일에 세 번, 한 번에 30분 이상 규칙적으로 하는 것이 좋습니다.

자기의 마음가짐과 생활양식을 건강하게 바꾸면 만성질환을 예방하거나 질병을 치료할 수 있습니다. 건강한 마음가짐과 생활양식은 신약보다 더 치료 효과를 발휘하기도 합니다. 특히 당뇨, 고혈압, 고지혈증과 같은 만성질환은 물론 허혈성심질환과 같은 중증질환의 경우에도 건강한 마음가짐과 생활습관이 무엇보다 중요합니다. 주의할 것은 생활습관 교정을 한다는 이유로 환자가 임의로 혈압약이나 당뇨약을 중단하는 경우를 종종 볼 수 있는데 이는 매우 위험합니다. 생활습관을 교정하면 실제로 당뇨병이나 고혈압이 잘 조절되는 경향이 있습니다만 약을 중단할 정도는 아닌 경우가 많습니다. 약물을 중단하거나 조정하는 것은 꼭 담당 의사와 상의하시기 바랍니다.

제2장

똑똑한 환자가 병원 이용할 때 알면 좋은 상식

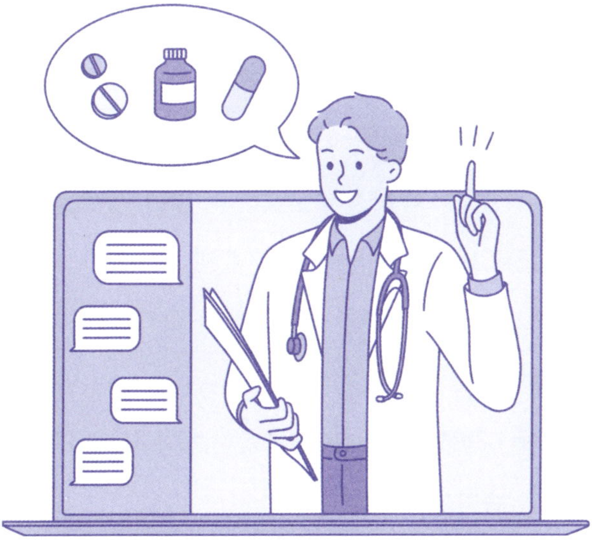

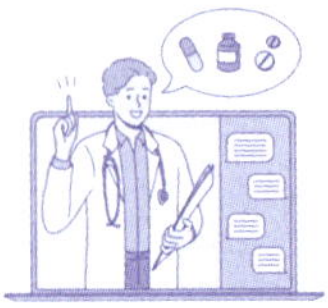

대학병원의 경우 단순 고혈압이나 당뇨병은 차별 대우를 받는다?

최근 고혈압이나 당뇨병으로 대학병원에 다닐 때, 인근 병원으로 옮기도록 은근히 권유받고, 약제비도 더 나오는 것 같다고 느낀 적이 있나요? 결론적으로 말씀을 드리면 그 느낌이 맞습니다. 많은 사람들이 단순 고혈압이나 고지혈증, 당뇨병으로 대학병원급 종합병원이나 상급종합병원에서 약물 처방을 받고 있습니다. 하지만 대학병원급 종합병원이나 상급종합병원은 중증질환 환자 치료를 전담하기 위해서 만들어진 의료기관으로 경증질환 환자들이 자주 이용하게 되면 많은 자본과 인력이 투입된 한정적인 자원을 효율적으로 사용하지 못하고, 동네 병의원도 살아남지 못하는 문제가 발생합니다. 이에 정부는 동네 병의원에서도 치료받을 수 있는 감기, 당뇨, 고혈압, 고지혈증 등 경증질환을 선정하여 이러한 경증질환 환자가 종합병원과 상급종합병원을 이용하는 경우 약제비에 대한 환자 본인부담금을 40퍼센트, 50퍼센트로 인상하는 약제비 본인 부담 차등제를 시행하고 있습니다.[75]

[표 2-1] 종합병원 및 상급종합병원에서 질병에 따른 약제비 본인부담률

구분	동일 의사 동시 진료		진료 과목이 다른 의사에게 각각 진료	
	차등 제도 적용 질병(주상병)+ 타 질병(부상병)	타 질병(주상병)+ 차등 제도 적용 질병(부상병)	차등 제도 적용 질병	타 질병
약제비 본인부담률	상급종합병원 50% 종합병원 40%	30%	상급종합병원 50% 종합병원 40%	30%

이와 함께 의료서비스를 제공하는 병원에 대한 규제도 강화되었습니다. 보건복지부는 상급종합병원이 단순 고혈압이나 고지혈증, 당뇨병과 같은 경증 환자를 진료하는 경우, 의료질 평가 지원금과 종별 가산율 산정을 받을 수 없도록 하였습니다. 또한 경증질환 환자 비율이 높으면 상급종합병원 재지정할 때 불이익을 주고 있습니다. 대학병원급 종합병원들도 경증질환 환자 비율이 높은 경우 상급종합병원에 지원할 때 불이익을 받습니다. 이러한 이유로 많은 대학병원급 종합병원이나 상급종합병원들은 단순 고혈압이나 고지혈증, 당뇨병과 같은 경증질환 환자들에게 인근 병의원에서 약물치료를 받기 권유하고 있는 것입니다.

물론 이러한 정책이 정말로 경증질환 환자들이 대학병원급 종합병원이나 상급종합병원이 아닌 동네 병원으로 이동하도록 하는 데 효과적인지에 대하여 의문이 가는 것도 사실입니다. 왜냐하면 이 정책으로 경증질환 환자들이 대학병원급 종합병원이나 상급종합병원을 이용하는 근본적인 원인을 해결하지 못하고, 단지 환자가 부담하는 비용을 약간 증가시키는 가장 단순한 방법으로 의료전달체계를 달성하려고 하기 때문입니다.

약제비 본인 부담 차등화제도로 당뇨, 고혈압, 고지혈증 등 소위 경증

질환으로 상급종합병원이나 대학병원급 종합병원에서 진료를 받으면 진료비와 약제비가 올랐다고 생각할 수 있는데 이는 사실입니다. 이렇게 증가한 약제비가 부담스럽다면 우선 약물치료는 동네 병의원에서 받고, 이후에 문제가 생기면 상급종합병원이나 대학병원급 종합병원을 방문하는 것이 경제적이고 합리적이라고 생각합니다.

약제비 본인 부담 차등화제도는 경증 환자 쏠림 현상을 호전시키는 데 효과적일까?

현재 정부에서 시행하고 있는 약제비 본인 부담 차등화 제도는 정말로 환자들의 대형병원 쏠림 현상을 해소할 수 있을까요? 개인적으로는 다음과 같은 이유로 회의적이입니다.

첫째, 왜 환자들은 집에서 가깝고, 비용도 저렴하고, 대기시간도 짧은 동네 병의원보다 집에서 멀고, 비용도 비싸고, 대기시간도 긴 대학병원급 종합병원이나 상급종합병원을 선호할까요? 가장 큰 이유는 동네 병의원의 의료시스템과 함께 의료서비스에 대한 불신과 불만이 있기 때문입니다. 환자들은 의사와 신뢰 관계를 형성하면서 자신의 모든 질병에 대하여 지속적 관리와 상담을 받을 수 있는 주치의와 같은 의사를 원하지만 동네 병의원들은 대부분이 특정과 전문의들로서 이러한 관계를 맺기는 어렵습니다. 또한 동네 병의원의 의사 실력이 대학병원급 종합병원이나 상급종합병원의 의사들보다 현저히 떨어진다는 생각을 가진 환자들은 조금이라도 이상이 생기면 대학병원급 종합병원이나 상급종합병원을 선호합니다.

결국 환자와 동네 병의원이 상호 신뢰 형성이 되지 않고 선입견이 해소되지 않는 상황에서는 환자들의 대형병원 선호 현상은 바뀌지 않을 것이기 때문입니다.

둘째, 약제비 본인 부담 차등화제도와 같은 환자의 경제적인 부담을 가중시키는 방법이 과연 경증질환 환자들의 대형병원 쏠림 현상을 해소할 수 있을지에 대한 의문입니다. 현재 우리나라 국민 중 10명 중 8명이 실손의료보험에 가입되어 있습니다. 실손의료보험은 중증질환에 걸렸을 때 환자의 경제적인 부담을 크게 줄여주는 데 일조하고 있습니다. 하지만 동시에 경증질환으로 대학병원급 종합병원이나 상급종합병원에서 진료를 받을 때에도 같은 보장을 해줍니다. 그래서 실손의료보험에 가입한 환자는 약제비 본인 부담 차등제의 영향을 거의 받지 않아 이 제도의 효과를 기대할 수 없습니다. 현재 약제비 본인 부담 차등제는 경제적으로 윤택하거나 실손의료보험에 가입한 환자들의 대형병원 이용은 막지 못하고 오히려 저소득층 환자들의 이용만 막는 차별적인 결과를 가져왔습니다.

셋째, 정부는 상급종합병원이나 대학병원급 종합병원들과 같은 의료공급자들에게 경증질환 환자를 받지 않도록 여러 불이익을 주고 있는데 이러한 불이익은 효과가 있을까요? 최근 대형병원들이 경증질환 환자 비율을 줄이기 위하여 전문의들이나 교수들에게 경증 환자들을 동네 병의원으로 보내라는 지시를 내렸습니다. 하지만 대부분의 환자들이 동네 병의원으로 가기를 거부하자 대형병원들과 교수들은 여러 가지 대책을 마련하였습니다.

가장 대표적인 것이 환자들의 진단명을 바꾸는 것입니다. 현재 의료기관에서 환자를 진료하면 담당 의사는 환자의 진단명을 한국표준질병사인 분류(KCD)를 통하여 기재해야 합니다. 한국표준질병사인 분류는 질병이환 및 사망자료를 그 성질의 유사성에 따라 체계적으로 유형화한 것으로, 이 진단명을 통해 의료행위 및 수가를 분류하고 환자의 경증질환 여부를 판단하는 기준이 되기도 합니다. 문제는 이러한 분류에는 유사한 질병명들이 많다는 것입니다. 예를 들어 고혈압의 경우 단순 고혈압은 I.10이지만 고혈압성 심장병은 I.11입니다. 이때 단순 고혈압의 경우 약제비 본인 부담 차등제 대상 질환이지만 고혈압성 심장병은 대상 질환이 아닙니다. 문제는 어떠한 진단명을 기입할지 여부는 전적으로 의사가 결정하는데 이러한 유사한 진단명 사이에 구분이 명확하지 않은 경우가 많고, 유사한 진단명을 사용한다고 하더라도 약제사용이나 검사 등에서 건강보험 급여 제한이 없기 때문에 일부 대형병원에서는 경증질환 환자 비율에 따른 불이익을 피하기 위하여 약제비 본인 부담 차등제 대상 질환이 아닌 유사 질환으로 진단명을 변경하는 소위 '업 코딩'을 의사들에게 종용하고 있습니다.

2022년 상급종합병원 경증질환자 의료 이용 분석 및 효과평가 연구보고서에 따르면 상급종합병원의 경증질환자 외래 이용은 2008년 3.0퍼센트에서 2019년 1.7퍼센트로 감소하였다고 보고하였습니다. 이 연구보고서에 따르면 병의원의 외래 경증질환 환자 수도 1.5퍼센트 줄었습니다. 이와 같은 결과는 결국 대형병원들이 '업 코딩'을 통해 경증질환을 유사한 다른 질병으로 진단명을 바꾸었다고 설명할 수밖에 없습니다. 이 외에도 경증질환 환자들의 처방일수를 길게 하는 방법이 있습니다. 예를 들어 고혈압이나 고지혈증과 같은 경증질환 환자들에게 평소에는 90일 처방하던 것을 180일로 처방하게 되면 경증질환 환자비율이 50퍼센트 감소하는 효과가 나타나기 때문입니다.

결론적으로, 경증 환자들의 대형병원 쏠림 현상은 시스템적인 문제라고 할 수 있습니다. 이러한 문제를 약제비나 진료비 부담을 증가시키는 단순한 방법으로 해결할 수는 없어 보입니다. 문제를 해결하기 위해서는 정부, 의료계, 환자 단체들이 모두 모여 논의할 필요가 있다고 생각합니다.

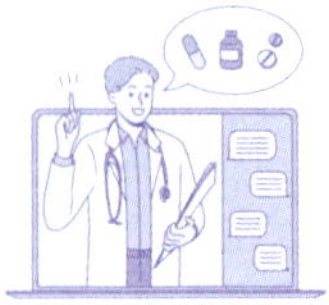

응급환자로 큰 병원 전원을 갈 때 주의할 점

동네 병의원에서 진료나 치료를 받다가 갑자기 응급상황이 발생할 수 있습니다. 이런 상황에서는 가급적 빠른 시간 안에 가까운 대형병원으로 전원을 가야 합니다. 이럴 경우 환자는 동네 병의원 의사에게 무엇을 요구해야 할까요? 최근 이와 관련된 사건과 판결이 있어 소개합니다.

41세 남자 환자 A는 구토, 오심, 전신통증, 어지럼증의 증상으로 인근 B 소화기내과 의원에 방문하였고 의사 C는 환자 A에게 오심 방지약, 비타민이 포함된 수액을 처방하였습니다. 환자 A는 수액을 맞던 중 갑자기 가슴 통증과 어지럼증을 호소하였고, 의사 C가 시행한 심전도검사에서 급성심근경색이 의심되었습니다. 환자를 이송하기 위하여 의사 C는 카카오톡으로 택시를 불러 환자와 보호자만 탑승시켜 인근 대학병원에 도착하였습니다. 하지만 환자와 보호자는 택시에서 내리고 바로 응급실로 가지 않고 병원 내 편의점에서 물을 사고 나오다가 갑자기 심정지가 발생하였고, 5분 후에 응급실로 옮겨져 심폐소생술 및 관상동맥조영술을 시행하였으나 사망하였습니다. 관상동맥 조영술상 우관상동맥이 완전히 막혀 급성심근경색 및 심정지로 사망하였다는 것을 확인하였습니다. 이에 환자 A 보호자는 의사 C를 검찰에 고소하였습니다.

위의 사례에서 쟁점이 되었던 것은 첫째, 환자 A가 응급환자인지의 여부와 둘째, 환자 A를 택시로 이송한 것과 셋째, 인근 대학병원으로 이송할 때 환자 A와 보호자만 택시에 태워 보낸 것이었습니다.

첫째, 환자 A가 응급환자인지 여부는 법률을 보면 알 수 있습니다. 응급의료에 관한 법률(이하 응급의료법)에서는 의사는 적절한 응급의료를 할 수 없다고 판단하는 경우, 지체없이 적절한 응급의료가 가능한 다른 기관으로 이송해야 합니다. 이와 같은 전원은 응급의료에 해당한다고 하였습니다. 따라서 환자 A는 급성심근경색이 의심되는 상태로 응급의료에 해당하는 응급환자라고 할 수 있습니다.

둘째, 의사 C는 환자 A를 택시로 이송한 것에 대해, 개인적인 경험으로 볼 때 119구급차를 요청하면 개인 의원에는 아예 오지 않거나 매우 늦게 도착하는 경우가 많고, 사설 구급차는 응급구조사도 없으며 장비도 열악할 뿐 아니라 요청 후 도착하는 데 수십 분 이상이 걸릴 것으로 예상되어 택시를 불렀다고 주장하였습니다. 이에 비하여 검찰은 응급환자를 구급차가 아닌 택시에 태워 전원한 것은 위법한 행위라고 주장하였습니다.

셋째, 택시로 상급병원에 이송할 때 의료진이 동승하지 않고 보낸 것에 대하여 의사 C는 당시 수면내시경을 시행한 수면마취 환자가 있어 혹시 무호흡 상태가 발생하는지 관찰하여야 하였기 때문에 자신은 의원을 벗어날 수 없는 상태였고 환자 A가 정신은 멀쩡한 상태로 스스로 움직여 택시를 탈 수 있었기 때문에 의료진의 동승이 반드시 필요한 상황은 아니었다고 주장하였습니다. 검찰은 환자가 이송 과정에서 있을 수 있는 치명적인 부정맥으로 인한 심정지 같은 응급상황이 발생할 가능성을 잘 알고 있었음에도, 환자 및 보호자만 택시에 태워 보낸 것은 위법한 행위라고 주장하였습니다.

법원은 환자를 상급병원으로 이송할 때 119구급차 대신 택시를 이용한 것에 대해서는 문제 삼지 않았습니다. 그러나 환자 A가 의식이 있어 택시에 스스로 탑승했다고 하더라도, 의사 C는 이송 과정에서 발생할 수 있는 치명적인 부정맥으로 인한 심정지와 같은 응급상황을 예상할 수 있었음에도 불구하고, 택시에 본인이나 간호사를 동반하지 않고 환자 A와 보호자만 태워 보냈다는 과실을 인정하였습니다. 법원은 이러한 과실이 피해자의 사망 결과에 대한 하나의 원인으로 작용했다고 판단하여, 의사 C에게 유죄를 선고하였습니다.[76]

이 사례로 알 수 있는 것은, 동네 병의원에서 진료나 치료를 받다가 응급상황이 발생해 상급병원으로 전원하는 경우, 환자는 의사에게 구급차에 동승해 줄 것을 요청하거나, 그렇지 않다면 적어도 다른 병원에 도착할 때까지 자신을 돌보고 응급치료를 할 수 있는 간호사가 함께 동승할 것을 요구해야 합니다. 환자를 이송할 때, 이송하는 병원은 환자를 인계받는 병원에 안전하게 인계할 때까지 환자의 안전을 책임져야 합니다.

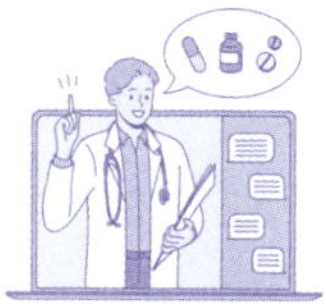

병원 측의 의료과실이 인정된 후 환자가 치료를 위해 해당 병원에 계속 입원했을 때, 병원이 환자에게 진료비를 내라고 청구할 수 있을까?

병원에서 치료를 받다가 의료사고가 발생하여 입원 기간이 연장된 경우, 환자나 보호자들은 연장된 입원 기간과 이에 대한 진료비를 내는 것이 억울할 수 있습니다. 그렇다면 환자나 보호자들은 의료 사고로 인한 합병증으로 인하여 발생한 입원비와 진료비를 내야 할까요? 예를 들어 의료과실에 따른 병원의 책임이 60퍼센트이고, 환자가 미납한 진료비가 1,000만 원이라면, 그중 환자 측의 책임 비율 40퍼센트에 해당하는 400만 원의 진료비는 환자가 병원에 납부해야 할까요? 최근 이에 대한 판결이 나와 주목을 받고 있습니다.

2015년 경추추간판탈출증 및 척추공간협착증 등에 의해 팔 저림 및 통증을 호소하던 환자는 병원에서 신경근 차단술을 받았는데 시술 직후 호흡마비, 의식소실, 전신마비가 발생했고, 이후 경추 3번 이하 완전마비가 되었습니다. 환자는 해당 병원에 입원한 상태로 하루 2차례 기계를 이용한 기침 유발, 기관절개, 위루 설치, 방광루 설치 등의 케어를 받으면서 병원을 상대로 손해배상 청구소송을 제기하였습니다. 이에 대법원은 시술 전후의 환자 상태, 척수 경색이 발생한 경위 등을 고려해 의료진의 과실에 의해 환자가 사지마비에 이른 것으로 판단하고 병원의 책임을 80퍼센트 인정, 약 12억 원 및 8년간의 이자를 지급하라고 판결했습니다. 문제는 병원은 환자가 8년간 병원에 입원하여 진료를 받으면서 미납한 진료비가 총 7억 2,600여만 원에 이르렀는데 병원은 환자 측이 미납한 진료비를 병원의 손해배상 금액과 상계를 하겠다고 주장하였습니다.

이와 같은 병원의 주장에 대해 대법원은, 의사의 진료비 채권은 의사가 환자 치유를 위해 적절한 진료 조치를 다 해야 발생하는 것이라고 판시했습니다. 만약 의사가 진료 시 주의의무를 다하지 않아 환자에게 회복이 불가능할 정도로 큰 손상이 발생했으며, 이후의 치료가 후유증 치유나 증상 악화를 방지하기 위한 것에 불과하다면, 병원은 환자에게 진료비를 청구할 수 없다고 판단했습니다. 따라서 병원의 상계 주장을 배척하고, 판결금 전액을 지급하라는 판결을 내렸습니다.[77]

현재 법원판결을 보면 손해배상 비율을 떠나 병원의 과실로 인한 의료사고 치료 목적으로 해당 병원에 입원하고 있는 경우 병원은 환자에게 해당 입원비 및 진료비를 청구할 수 없습니다. 즉, 병원이나 의료진의 과실로 인해 합병증이 발생한 경우, 이러한 합병증을 치료하기 위해 해당 병원에 입원하는 동안에는 입원비와 진료비를 내지 않고도 치료를 계속 받을 수 있습니다.

주의할 것은 이렇게 되기 위해서는 병원 혹은 의료진의 과실이 객관적으로 인정을 받아야 합니다. 만약 환자 측은 병원 혹은 의료진의 의료과실이라고 주장하고 병원 혹은 의료진은 그렇지 않다고 주장하는 등 병원 과실로 인한 합병증이 명확하지 않은 경우나 다툼의 소지가 있는 경우에는 진료비를 내야 합니다.[78]

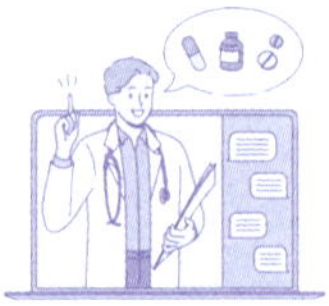

병원과 의사 중에서 무엇이 더 중요할까?

서울에 있는 대형종합병원이어도 유명한 의사는 두세 명 정도이고 나머지는 잘 알려지지 않은 젊은 의사들인 경우가 많습니다. 문제는 유명한 의사의 진료 예약이 짧게는 1~2주에서 많게는 수개월 걸린다는 것입니다. 이런 경우 기다리더라도 대형종합병원의 유명한 의사에게 진료받는 것이 좋을까요? 아니면 그 병원의 다른 젊은 의사나 아니면 다른 대학병원급 종합병원의 중견 의사에게 진료받는 것이 좋을까요?

이에 대한 정확한 답은 없습니다. 하지만 의사를 선택할 때 있어 한 가지 팁을 드리자면, 진료의 내용에 따라 진료받을 의사도 달리 생각해야 한다는 것입니다. 의사가 진단과 약 처방을 주로 하는 내과 의사인지, 아니면 수술적 치료가 필요한 외과 의사인지에 따라 선택을 달리 해야 합니다.

일반적으로 진단과 약 처방을 주로 하는 내과 계열 의사들은 병원마다 노하우를 공유하는 경우가 많습니다. 그리고 질병을 진단하고 치료하는 방법과 순서도 이미 표준화되어 같은 병원에 근무하는 의사라면 유명세와는 상관없이 진단과 처방에서 큰 차이가 없습니다. 따라서 내과 계열의 경우 만약 해당 병원의 유명한 의사의 예약이 어려우면 그 병원의 다른 의사에게 진료받거나 다른 대학병원급 종합병원 의사에게 진료를 받아도 괜찮습니다.

하지만 수술적 치료가 필요한 외과 계열 의사는 사정이 다를 수 있습니다. 수술적 치료도 어느 정도 표준화가 되어 있습니다. 그러나 외과 의사는 수술 경험이 중요하고 고유의 손기술과 노하우가 다르기 때문에 같은 병원에 근무하는 의사라도 수술 성적에 차이가 있습니다. 또한 수술 후에 의사가 아닌 간호사와 같은 의료진에 의한 관리도 매우 중요한데, 수술을 많이 하면 할수록 의료진의 수술 후 환자 관리 노하우도 효율적으로 향상되는 것이 일반적입니다.

악성종양처럼 빠른 치료가 필요한 상황에서는 진료 예약 시간이 오래 걸리면 기다리는 동안 병이 진행될 수 있습니다. 따라서 환자 본인의 질병 상황에 맞추어 의사를 선택하는 것이 좋습니다. 위암, 대장암, 유방암과 같이 비교적 흔한 암의 경우 서울에 있는 상급종합병원이 아니어도 서울과 수도권은 물론 지방에 있는 대학병원에 근무하는 외과 의사라면 수술 경험이 많을 가능성이 높습니다. 따라서 서울이나 수도권의 유명한 대형 종합병원에 있는 유명한 의사의 진료를 받기 어렵다면, 병원의 이름만 믿고 경험이 부족한 의사에게 수술이나 시술을 맡기기보다는, 유명한 병원이 아니더라도 서울이나 수도권의 중소 종합병원 또는 지방의 대학병원에서 경험이 풍부한 중견 외과 의사에게 수술이나 시술을 받는 것이 여러 면에서 더 효과적입니다. 그런데 심장 수술이나 골육종과 같이 발생률이 낮은 희귀암의 경우에는 상황이 조금 다릅니다. 이와 같은 질환은 의사의 경험 및 의료진의 수술 전후 환자를 관리하는 노하우가 많이 필요하기 때문에 기다리더라도 대형종합병원의 유명한 의사에게 수술받는 것을 권합니다.

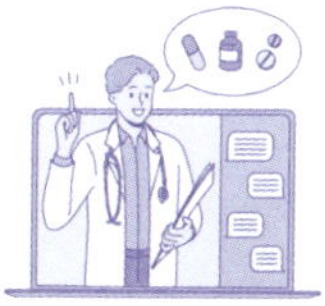

환자를 설득하는 의사의 말을 이해해야 한다

수술이나 시술에 대해 설명할 때, 의사들은 흔히 통계수치를 이용합니다. 즉, 어떤 치료를 받았을 때 성공률이나 부작용 발생률 등 어떠한 일이 일어날 가능성을 이렇게 말하곤 합니다.

"사망률이나 합병증 가능성이 1퍼센트입니다."

이러한 통계수치로 환자는 성공률과 합병증 발생 위험도를 추정하여 해당 치료를 받을 것인지 판단할 수 있습니다. 하지만 이러한 방식의 통계는 어떻게 말하는지에 따라 쉽게 왜곡이 되기도 합니다. 즉, 같은 통계수치라고 하더라도 의사가 표현하는 방식에 따라 다르게 표현될 수 있어 환자의 치료 선택 여부에도 많은 영향을 미칩니다. 통계수치는 숫자로 표현되기 때문에 객관적이라고 생각되지만, 어떻게 왜곡될 수 있으며 의사의 의견이 들어갈 수 있을까요?

첫째, 의사들이 통계수치를 전달할 때 긍정적인 수치를 강조하느냐, 아니면 부정적인 수치를 강조하느냐에 따라 환자의 치료 선택에 큰 영향을 미칠 수 있습니다. 예를 들어 보겠습니다.

"A 치료법은 30퍼센트의 호전 가능성이 있습니다."

"A 치료법은 70퍼센트의 실패 가능성이 있습니다."

통계적으로 위의 말은 모두 같은 말입니다. 그러나 전자와 같이 의사가 결과를 긍정적으로 표현할수록 환자는 의사가 제안한 치료법을 받아들일 가능성이 높습니다. 반면에 후자와 같이 결과를 부정적으로 표현할수록 환자는 의사가 제안한 치료법을 거부할 가능성이 높습니다.

둘째, 의사에게 통계수치는 치료법의 결과를 보이는 숫자에 불과하지만, 환자들은 통계수치보다는 일반적인 숫자로 들을 때 더 잘 수긍하는 경향이 있습니다.

"A 치료를 받으면 사망률이 30퍼센트 감소합니다."

"A 치료를 받지 않으면 100명 중 10명이 사망하지만, A 치료를 받으면 7명이 사망합니다."

통계적으로 같은 말이지만 이전의 연구 결과를 보면 환자들은 전자에 비하여 후자의 내용을 좀 더 쉽고, 구체적이어서 이해하기 쉽고 긍정적으로 받아들일 가능성이 높습니다.

셋째, 질병을 평가할 때 치료의 위험도를 어떻게 기술하는지에 따라 환자의 반응이 다르게 나타납니다. 예를 들어 환자가 의사로부터 급성심근경색의 위험인자를 가지고 있다고 들었습니다. 아마도 고혈압이나 고지혈증과 같은 것이겠지요. 그리고 의사는 급성심근경색의 위험인자를 치료할 약을 가지고 있습니다. 이 치료약은 부작용이 없고 비용도 건강보험적용을 받습니다. 다음의 약 중에서 어떤 것이 가장 효과적인 약물일까요?

"A 약을 5년 복용하면 급성심근경색에 걸릴 확률을 33퍼센트 낮춥니다."

"B 약을 5년 복용하면 급성심근경색에 걸릴 확률은 3퍼센트에서 2퍼센트로, 1퍼센트 감소합니다."

"C 약을 5년 복용하면 100명 중에서 1명을 심장마비로부터 구할 수 있습니다."

결론적으로 말하면 위 A, B, C 약은 모두 같은 효과의 약입니다. 즉 급성심근경색에 걸릴 위험이 3퍼센트인 사람이 A 약을 5년간 복용하면 그 위험도가 2퍼센트로 줄었다면, 결국 A 약은 심장마비에 걸릴 상대적인 위험도를 33퍼센트 낮춘 것입니다. 결국 상대적으로 보면 33퍼센트 줄인 것이지만 절대적인 수치로 보면 1퍼센트 차이에 불과합니다. 이처럼 약물 효과에 대하여 절대적인 위험도를 제시하지 않고 상대적인 위험도를 제시하면 약의 효과, 치료 효과, 부작용이 더 두드러지게 나타납니다. 그래서 이를 통해 약물이나 치료의 효과를 과장할 수 있게 됩니다.

이러한 이유로 검사나 수술을 시행할 때 의사의 의도가 들어가게 됩니다. 따라서 의사로부터 약물치료나 수술적 치료의 효과에 대하여 설명을 들을 때 이렇게 다시 물어보길 바랍니다.

"선생님께서 설명하신 것은 잘 알겠습니다. 그런데 궁금한 것이 있습니다. 검사나 치료에 대하여 여러 가지 통계수치를 말씀해주셨는데, 그 수치들을 긍정적인 경우와 부정적인 경우로 한 번씩 더 말씀해 주시면 좋겠습니다. 통계수치들은 절대적인 위험도인가요, 아니면 상대적인 위험도인가요? 만약 상대적인 위험도라면 절대적인 위험도도 함께 말씀해주세요.”

의사는 환자의 요청에 따라 통계자료에 근거한 과학적 사실을 모두 설명할 것입니다. 통계수치를 정확히 이해한 후에 검사나 치료 여부를 결정하는 것이 현명한 방법입니다.

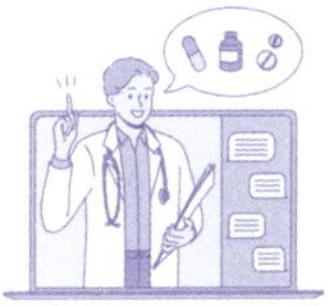

AI는 의사보다 똑똑한가?
: 의료분야의 인공지능 이용

미국에서 개발된 인공지능 챗GPT가 최근 미국 의사 시험에 합격했다고 하여 화제가 되었습니다.[79] 미래 학자들은 인공지능은 앞으로 의료의 다양한 분야에서 사용될 것으로 예측하고 있습니다. 2013년 한 기사에 의하면 의사의 잘못된 진단과 치료로 목숨을 잃는 사람이 한 해 미국에서만 4만 명이 넘는다고 보도되었습니다. 의료기관에서 의사의 오진은 있어서는 안 되는 일이지만 지금도 의사의 오진은 일어나고 있는 것이 현실입니다. 특히 의사는 제한된 정보, 경험, 직관에 의존하는 경우가 많기 때문에 의사마다 진단이나 처방이 다릅니다. 게다가 같은 의사여도 그날의 피로나 집중력에 따라 부정확한 진단과 치료 방법의 선택이 간혹 나올 수도 있습니다. 하지만 인공지능은 피로를 느끼지 않고 방대한 양의 정보와 과학적 데이터를 학습하여 얻은 의료지식으로 정확한 진단과 함께 최적화된 치료법을 제시할 수 있습니다. 아울러 환자들은 달라도 동일 질병에 동일한 처방을 하는 등 기술적인 측면에서 오류를 최소화할 수 있다는 장점이 있습니다.

실제로 의료분야에서 인공지능이 이미 사용되는 분야도 있습니다. 인공지능은 암 질환의 경우 환자의 의료정보들을 종합하여 적절한 치료법을 제시하고, CT, MRI와 같은 전문영상을 판독하고 있습니다. 그런데 인공지능을 이용한 임상 적용은 효과적일까요? 현재 임상에서 적용되는 AI에 대하여 살펴보도록 하겠습니다.

암 환자에게 치료법 제공

임상에서 인공지능이 가장 처음 도입된 분야가 바로 암 치료입니다. 인간에게는 많은 종류의 암이 있고 각각의 암마다 치료법이 다 다릅니다. 의학의 발달로 하루가 다르게 치료법이 의학 논문을 통하여 소개되고 있습니다. 그러나 의사들은 공개된 모든 치료법을 암기하고 숙지할 수는 없습니다. 이를 보완하고자 인공지능이 암 치료 분야에서 우선적으로 적용된 것입니다. IBM은 인공지능 '왓슨 포 온콜로지(Watson for oncology, 흔히 왓슨이라고 줄여서 말합니다)'라는 의료 인공지능을 개발하였으며 여기에 미국 뉴욕의 메모리얼 슬론 케터링(Memorial Sloan Kettering) 암센터의 의사들이 적극적으로 참여하였습니다. 왓슨은 자연어 처리 기능을 통해 60만 개 이상의 의학적 근거, 42개 의학저널에서 200만 페이지 이상의 문헌자료, 6만 개 이상의 임상시험 자료, 1,500건 이상의 암 사례를 학습하였습니다. 그리고 14,700시간 이상의 현장 실습 훈련을 받은 후 임상에 도입되어 사용되었습니다. 실제 왓슨이 제시한 치료법은 미국 메모리얼 슬론 케터링 암센터 의사들의 치료와 의견 일치율이 매우 높았습니다. 이에 우리나라에서도 가천대 길병원에서 2016년 9월 국내 최초로 왓슨을 도입한 후, 부산대병원과 계명대병원에서도 치료에 왓슨을 도입하였습니다.

하지만 국내에 도입된 왓슨은 미국과 달리 한국인 환자에게 잘 들어맞지 않는 경우가 많았습니다. 예를 들어 가천대 길병원은 2017년 왓슨 도입 후에 사람 의사와 왓슨의 의견 일치율을 발표한 바 있는데, 강력 추천 분야 의견 일치율은 55.9퍼센트, 대장암의 경우 의견 일치율은 78.8퍼센트로 미국 메모리얼 슬로언 케터링 암 센터의 98퍼센트와 비교하면 의견 일치율에서 상당한 차이가 있었습니다. 또한 미국에는 드물고 우리나라에 흔한 4기 위암의 경우 왓슨과 사람 의사와의 의견 일치율이 40퍼센트에 그쳤습니다.[80]

미국과 달리 우리나라에서 인공지능 왓슨이 잘 맞지 않는 이유는 무엇일까요? 첫째, 인공지능인 '왓슨'은 미국과 유럽 등 서양에서 발표된 의학 논문 데이터와 치료 방식을 주로 학습하였기 때문에, 한국인과 같은 동양인에게 잘 발생하는 질병이나 약물 관련 부작용에 관해서는 훈련이 잘 되지 않았습니다.

둘째, 국내 의료제도와 미국 의료제도의 차이 때문입니다. 우리나라에서는 약물이나 치료법을 환자에 사용하기 위해서는 국민건강보험에서 등재되어야 하고, 건강보험 적용 여부도 매우 중요합니다. 즉, 논문에서 특정약물이나 치료 효과가 인정된 최신 치료법이라고 하더라도 건강보험에서 사용을 허가해 주지 않거나 혹은 사용 허가를 받더라도 건강보험 적용의 혜택을 주지 않으면 사람 의사는 실제로 이러한 치료법을 임상에서 사용하지 않는 경우가 많습니다. 하지만 왓슨은 우리나라의 이러한 특수한 제도적 상황을 고려하지 않아 실제 현실에서 적용되는 임상치료법과 많은 차이를 보였습니다.

셋째, 치료 방법이나 약제 처방을 선택할 때 사람 의사는 임상경험에 의하여 신뢰하거나 선호하는 방법이 다를 수 있는데, 왓슨은 이런 점을 고려하지 않습니다. 이러한 문제가 불거지자 부산대병원은 왓슨을 도입한 지 2년 만에 임상에 적용하는 것을 중단하였고, 계명대병원도 1년 만에 시범적으로 운영하던 왓슨과의 재계약을 포기하였습니다. 다른 나라에서도 왓슨을 임상에 적용하는데 유사한 문제가 발생하였고 결국은 IBM은 왓슨을 포기하고 매각을 결정하였다고 합니다.[81]

영상자료 판독

인공지능을 진료에 직접 이용하는 것에 여러 문제점이 발생하자 최근에는 다양한 영상자료를 판독하는 데 사용하고 있습니다. 영상자료 판독에 인공지능을 이용하는 이유는 다음과 같습니다.

첫째, 아무리 경험이 많은 의사라고 하더라도 영상자료에서 비정상적인 부위를 사람의 눈으로 일일이 찾아내고 이를 판독하기란 쉬운 일은 아닙니다. 특히, 영상을 판독할 때 사용하는 모니터에서 지원하는 해상도, 명암비, 휘도 등에 따라 비정상적인 부위를 놓칠 수도 있습니다.

둘째, 현재 병원에서는 CT, MRI뿐만 아니라 흉부 X선, 복부 X선 등 어마어마한 양의 영상을 찍고 있습니다. 이렇게 방대한 양의 영상자료를 제한된 수의 영상의학과 의사가 제한된 시간 내에 판독하는 일은 매우 어려운 일입니다.

셋째, 영상판독은 의사에 따른 견해 차이가 크지 않고 건강보험과 같은 사회경제적 특수성에 영향을 받지 않기 때문입니다.

이러한 이유로 많은 병원과 회사들이 협력하여 인공지능을 영상판독에 보조적으로 이용하기 시작하였습니다. 예를 들어 2019년 서울대병원은 인공지능 기반 영상 판독 보조시스템 '루닛 인사이트'를 개발하고 환자들의 영상을 판독하는 데 사용한다고 발표하였습니다. 이 발표에 따르면 인공지능을 의사들이 영상을 판독하는 데 보조적인 기구로 사용한 결과, 의사들의 판독 정확도가 향상되었다고 보고하였습니다.[82] 이러한 경향은 외국에서도 나타나고 있습니다. 한 연구 결과에 따르면 유방 X선 영상검사(mammogram)에서 유방암을 진단할 때, 인공지능이 영상의학과 전문의보다 위양성률[83]과 위음성률[84]이 더 낮았다고 발표하였습니다.[85]

현재 인공지능은 사회의 많은 분야를 변화시키고 있습니다. 의료분야에서도 인공지능의 역할은 더욱 확대될 것입니다. 특히 난이도나 위해도가 적고, 보험수가가 낮고, 자동화로 병원에 돌아가는 효과가 큰 분야들은 인공지능이 적극적으로 도입될 가능성이 높습니다. 인공지능이 더욱 더 도입되어 역할이 확대되면 사람 의사의 역할이 축소될 수도 있습니다. 어떤 이들은 이러한 이유로 향후 20년 후에는 사회가 필요로 하는 사람 의사의 수가 줄어들 것이라고 조심스럽게 예측하기도 합니다. 하지만 왓슨과 같이 인공지능이 사람 의사의 모든 문제점을 해결해 주는 해결사는 아닙니다. 앞으로 의료분야에서 인공지능의 역할에 대하여 깊은 대화와 고민이 필요할 것으로 생각됩니다.

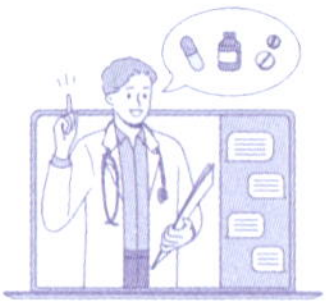

간판을 통해 의사의 전문성을 확인하는 방법

[그림 2-1] 거리에서 흔히 볼 수 있는 의원 간판

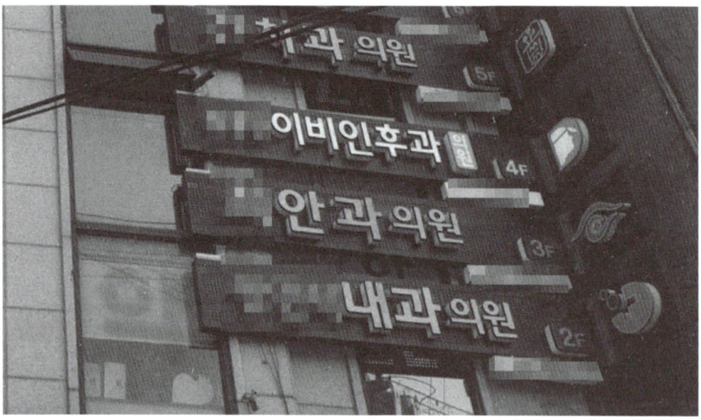

제공: 서울시

거리를 걷다 보면 많은 여러 종류의 의원 간판들을 많이 볼 수 있습니다. 각양각색의 간판은 의원의 개성을 보여주며 환자에게 광고 역할을 합니다. 간판만 봐도 그 의원에서 일하는 의사가 전문의인지 아닌지, 전문 과목이 무엇인지 등의 정보를 알 수 있다는 것을 알고 계셨나요? 이번 장에서는 의원의 간판을 해석하는 방법을 알려드리겠습니다.

의사는 수련 정도에 따라 일반의, 수련의(인턴), 전문의, 전임의, 분과전문의로 나눌 수 있습니다. 그러나 법적으로는 의사를 일반의와 전문의로 구분하며, 수련 정도에 따라 사용할 수 있는 간판이 다릅니다.

의원의 간판에 적힌 내용은 크게 고유 명칭, 전문과목, 진료과목, 종류명칭으로 나눕니다. 고유 명칭이란 '미소', '강동', '서울' 등 각 의원의 고유한 이름으로 다른 의원과 구분하는 명칭을 말합니다. 종류 명칭이란 해당 의원이 어떠한 의사인지를 말하는 것으로 치과의사라면 '치과의원', 한의사라면 '한의원', 의사라면 '의원'이 여기에 해당합니다.

[그림 2-2] 의원의 간판정보(1)

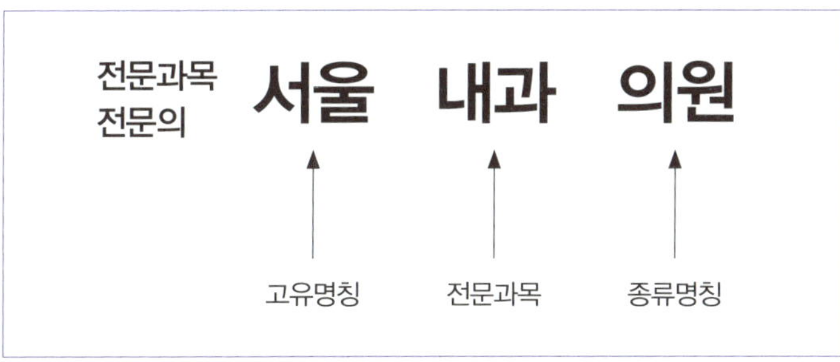

[그림 2-3] 의원의 간판정보(2)

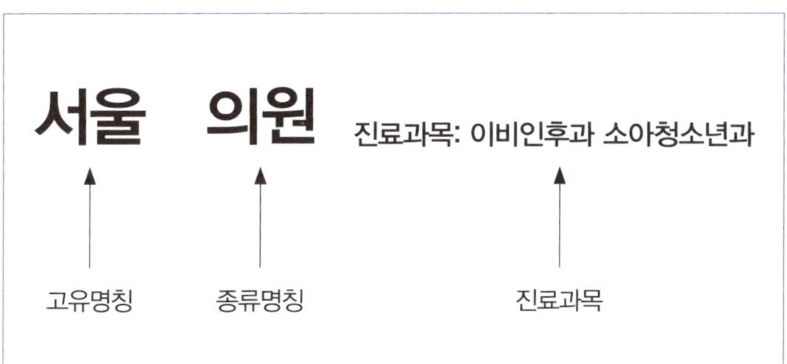

전문과목이란 해당 의원에서 진료할 수 있는 전문과목을 말하는 것으로 '내과', '이비인후과', '정형외과', '성형외과' 등이 이에 해당합니다. 간판에 전문과목을 넣는 것은 해당 과목의 전문의 자격을 가진 의사만이 할 수 있습니다. 만약 전문의 자격이 없는 의사라면 여기에 전문과목을 넣을 수 없습니다. 또한, 특정 과목 전문의는 자신의 전문과목만을 전문과목으로 표시할 수 있습니다. 예를 들어, 내과 전문의는 '내과'라는 진료과목만을 전문과목에 넣을 수 있으며, 소아과나 신경과 등 자신의 전문의 자격과 다른 진료과목을 전문과목으로 표시하는 것은 금지됩니다. '진료과목'이란 해당 의원에 근무하는 의사의 전문과목은 아니지만, 환자 진료가 가능한 진료 분야를 의미하며, 반드시 명칭 뒤에 '진료과목'이라는 이름과 함께 나열할 수 있습니다. 종합하자면, 특정 전문과목이 기재된 의원은 전문의가 운영하는 곳이며, 특정 전문과목이 적혀 있지 않은 의원은 전문의 면허증이 없는 일반의가 운영하는 의원입니다.

예를 들어 보면 조금 더 이해하기 쉽습니다. '서울내과의원 진료과목 소아과 이비인후과'라고 적힌 간판을 봤다고 합시다. 이 의원은 내과 전문의가 운영하는 의원으로, 비록 소아과나 이비인후과 전문의는 아니지만 소아과나 이비인후과 진료도 가능한 의원이라는 뜻입니다.

그렇다면 '서울의원 진료과목 내과 소아과'에서는 어떨까요? 이 의원을 운영하고 있는 의사는 전문의 자격증을 소유하지 않은 일반의로서 내과와 소아과 환자 진료가 가능한 의원이라는 뜻입니다. 주의할 점은 진료과목에 전문 진료과목을 넣지 않았다고 해서 모두 일반의는 아닙니다. 흉부외과나 산부인과, 임상병리과와 같이 전문과목으로 개업이 어려운 과의 전문의인 경우 전문의 자격이 있음에도 불구하고 전문과목을 넣지 않고 일반의로 개업하는 경우도 있기 때문입니다.

정리하면, 의원 간판에 진료과목을 많이 넣으면 넣을수록 유능한 의사를 뜻하는 것은 아닙니다. 중요한 것은 전문과목입니다. 물론 전문의 과정을 거쳐 전문의가 되었다고 해서 모두 실력이 있고 전문성을 갖추었다고 단정할 수는 없습니다. 의사들은 전공의 수련 과정을 통해 단시간 동안 많은 지식과 경험을 쌓기는 하지만 전공의 수련 과정 이후에도 더 많은 경험과 지식을 쌓을 수 있기 때문입니다. 그럼에도 의원 간판에서 제시하는 전문과목은 해당 의사의 수련 정도와 전문성을 판단하는 주요 기준이 된다는 것은 변함이 없습니다.

참고로 의원 간판들을 보면 '진료과목'이라는 단어는 작게 만들어 잘 보이지 않게 하는 경우나 종류 명칭을 기재하지 않는 등 법에서 정해진 기준을 따르지 않는 경우도 있습니다. 원칙적으로 이러한 간판들은 의료법에 어긋나는 것이지만, 몇 명 되지 않는 보건소 직원들이 모든 간판을 다 규제할 수 없기 때문입니다. 하지만 대부분의 의원은 법에서 정한 규정을 지키고 있기에 의원 간판만 확인해도 본인에게 맞는 의원을 선택하는데 많은 도움을 받을 수 있습니다.

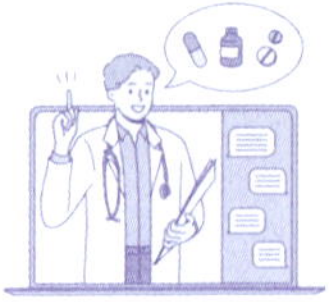

의료인의 환자에 대한 비밀유지 의무

의사는 직업의 특성상 진료를 보면서 환자의 내밀한 사생활을 알게 되는 경우가 많습니다. 의사는 이렇게 알게 된 환자의 민감한 의료정보를 다른 사람에게 말해서는 안 됩니다. 우리나라 형법에서는 의사가 직무를 처리하면서 얻은 타인의 비밀을 누설할 시 3년 이하의 징역이나 금고, 10년 이하의 자격정지 또는 700만 원 이하의 벌금에 처한다고 규정하고 있습니다. 그리고, 의료법에서 의료인이나 의료기관 종사자는 업무를 하면서 알게 된 다른 사람의 정보를 누설하거나 발표하지 못한다고 규정하고 이를 위반하는 경우 3년 이하의 징역이나 1,000만 원 이하의 벌금을 받을 수 있습니다. 실제로 의사의 비밀유지의무가 논란이 된 사건이 다음과 같이 있었습니다.

(사례1) 개그우먼 L씨는 운동과 식이요법만으로 30킬로그램 이상의 체중 감량에 성공했다고 방송에서 밝혔으며, 이 방법을 다이어트 비디오 등으로 제작해 판매하였습니다. 그런데 강남의 성형외과 의사인 K씨가 사실

L씨가 다이어트를 통해 체중을 감량한 것이 아니라, 여러 번의 전신 지방 흡입 수술을 받아 체중 감량에 성공했다고 언론에 이야기했습니다. 이에 개그우먼 L씨는 성형외과 의사 K씨의 행위가 의사의 비밀유지 의무를 위반했다는 이유로 민사소송을 제기하였습니다. 그러나 성형외과 의사 K는 개그우먼 L씨가 수술 사실을 숨기고 다이어트 비디오를 3만 장이나 판매한 것이 소비자를 우롱한 일종의 사기 행위라고 주장했습니다. 그는 자신의 행위가 유명 인사의 부도덕한 행위를 알리고 시민의 알권리를 충족시키며, 소비자가 사기를 당하지 않도록 하기 위한 공익 목적에서 이루어진 것으로, 의사의 비밀유지 의무 위반에 대한 예외에 해당한다고 주장했습니다. 그러나 법원은 의사 K가 주장한 공익이 의사가 관여할 바가 아니며, 개별 환자의 비밀을 지키는 것이 의사의 의무라고 판단해 L씨의 손을 들어주었습니다.

(사례2) 가수 S씨가 복강경으로 위장관 유착 박리 수술을 받았고 이후 범발성 복막염이 발생하여 이로 인한 복통이 있었지만, 수술을 집도한 의사는 이를 진단하지 못하고 결국 합병증인 심낭압전과 이에 따른 허혈성 뇌 손상으로 사망하였습니다. 그런데 집도의는 국내 의사들이 회원으로 가입되어 있는 한 커뮤니티 게시판에 '의료계 해명자료'라는 제목으로 이 사건과 관련된 수술과 과거 수술 이력, 관련 사진과 같은 망인의 개인정보를 임의로 게시하였습니다. 유족들은 이 의사를 법원에 고소하였습니다. 법원은 당사자가 사망하였다고 하더라도 의료인은 망인의 의료정보와 같은 비밀스러운 생활영역이 보호되어야 한다는 이유로 의사의 유죄

를 인정하였습니다.

의사는 환자의 동의를 얻거나 법원의 명령이 있을 때, 또는 에이즈나 신종 코로나바이러스와 같은 전염병처럼 법률상 신고 의무가 부과된 경우, 그리고 제3자의 건강과 안전에 직접적인 피해가 명확하게 예상되는 공익적 상황에서만 환자의 의료 정보를 타인에게 공개할 수 있습니다.[86]

만약 담당 의사가 환자의 동의 없이 환자와 관련된 의료 정보를 대중에게 공개했거나 공개하려고 한다면, 이를 경찰서에 신고하여 환자 본인의 권리를 보호받으시기 바랍니다.

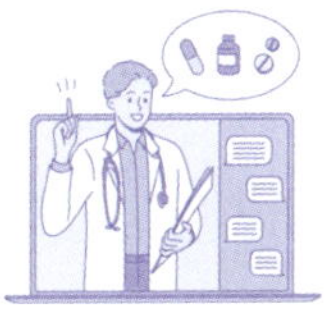

양방으로 갈까, 한방으로 갈까?

“선생님, 중풍은 양방 치료가 좋을까요? 한방 치료가 좋을까요? 아니면 양한방 치료를 함께 받으면 더 빨리 나을까요?”

자신에게 서양의학(양방)과 한방 중 어느 곳이 더 나은지 궁금해하는 환자들이 많습니다. 대중매체나 인터넷을 보면 양방과 한방 서로가 각자의 장점만을 강조하며 본인들의 분야가 더 낫다고 주장하고 있습니다. 하지만 양방과 한방을 서로 비교해 장단점을 제대로 알리는 정보도 없고 객관적인 안내도 없는 것이 현실입니다. 이렇게 헷갈리는 상황 속에서 선택에 대한 책임은 고스란히 환자의 몫일 수밖에 없습니다. 이렇다 보니 긴급하게 양방 치료를 해야 하지만 한방치료를 받다가 치료 시기를 놓치는 경우가 생깁니다. 또는 만성통증으로 수술이나 치료를 받았지만 수술의 경과가 좋지 않을 수도, 약물치료의 부작용으로 피해를 입을 수도 있습니다. 이런 상황 속에서 환자는 어디서 치료를 받아야 할까요?

양방과 한방을 단순하게 비교하는 것은 쉽지 않지만, 질병을 퇴치하고 건강을 도모한다는 궁극적인 목적은 같습니다. 단지 건강과 질병을 이해하는 시각이 다르고 진단과 치료를 위한 접근방법과 치료법이 다를 뿐입니다. 하지만 각자의 치료법이 명확한 강점과 약점을 가지고 있는 것은 사실입니다. 이러한 장단점을 이해한다면, 장점이 명확한 치료는 받고 약점인 치료는 피하는 것이 가장 좋은 방법이라고 생각합니다. 여기서는 양방과 한방의 장단점을 살펴보도록 하겠습니다. 다만 주의할 것은 제가 양방을 전공한 사람으로 한방에 대한 지식은 한의사에 비하여 피상적이고 미약할 수 있습니다. 그럼에도 불구하고 객관적으로 평가하려고 노력하였습니다.

서양의학(양방)의 특징과 장단점

현대의학이라고 할 수 있는 서양의학은 인체를 분석적, 객관적, 구조 중심적, 질병 중심적으로 연구합니다. 즉, 서양의학에서는 인체를 독립된 부분으로 나누진 기계와 같다고 생각하여 질병이 생기는 원인을 각각의 요소에서 찾고, 문제가 발생한 부분을 집중적으로 분석하고 치료하게 됩니다. 예를 들어, 흉통이라는 증상이 발생하면 흉통이 생기는 원인을 순환기계통의 문제인지, 아니면 소화기계통의 문제인지를 확인한 후에, 순환기계통인 것을 확인하면 그 흉통이 발생할 수 있는 순환기계통 중에서 원인을 찾아 원인이 되는 약물치료, 물리치료, 수술치료 등을 시행하게 됩니다.

1) 서양의학의 장점

첫째, 질병의 원인을 찾아내는 진단 기술이 매우 발달했습니다. 혈액검사, X선 촬영, CT, MRI, PET, 초음파검사, 내시경검사 등 많은 진단 및 검사장비가 개발되어 이전에는 진단이 어려웠던 질병도 진단이 가능하게 되었습니다. 최근에는 분자생물학의 발전으로 질병의 원인이 되는 조직이나 세포를 뛰어넘어 유전적 원인 혹은 분자생물학적인 문제도 찾아낼 수 있습니다.

둘째, 감염병 치료에 능합니다. 항생제 및 항진균제, 항바이러스제가 발전하면서 급성감염성 질환에 대한 치료가 획기적으로 개선되었고, 감염병으로 인한 사망을 급격히 줄일 수 있게 되었습니다. 다만 최근 항생제를 남용하면서 모든 항생제에 내성이 생긴 수퍼 박테리아가 출현하기도 하였습니다.

셋째, 응급 및 악성종양과 같은 중환 치료에 능합니다. 마취약의 개발과 함께 수술치료 및 중재적 치료가 발전하여 각종 사고, 과다출혈, 호흡곤란 등 생명이 위태로운 중증 응급환자들을 인공호흡기, 인공투석기 등 첨단장비를 이용해 치료가 가능하게 되었습니다. 최근에 외상 및 악성종양환자가 늘면서 이와 같은 치료의 유용성은 더욱 커지고 있습니다. 이러한 증중 치료기술의 발전에 따른 문제점도 대두되고 있습니다. 악성종양이나 기타 말기 환자들에게 최첨단 치료를 해야 할지, 한다면 그 기간은 어떻게 정해야 할지 등에 따른 윤리적 문제는 의사, 환자, 보호자가 진지하게 고민해야 할 것들입니다.

넷째, 약이나 수술 등 현대의학의 치료법은 그 효과가 빠르게 나타납니다. 예를 들어 타이레놀과 같은 해열진통제는 복용 후 30분이면 그 효과가 나타납니다.

다섯째, 환자의 생명을 유지하기 위한 다양한 보조 유지 요법이 있습니다. 예를 들어 산소가 필요한 환자에게는 인공호흡기로 산소를 공급하거나 혹은 심장과 폐의 기능을 대신할 수 있는 에크모(ECMO)라는 기기를 사용할 수 있습니다. 출혈로 혈액이 부족한 환자는 혈액을 수혈하거나 혈액의 역할을 대신하는 수액을 주고, 혈장 내 전해질의 균형이 깨진 환자에게는 전해질을 보충할 수 있습니다. 또한 관절이 완전히 망가진 환자에게는 인공관절, 사지 절단 환자에게 의수족, 심장 기능이 떨어져 제 기능을 못하는 경우 인공 심장기(LVAD), 심장박동에 문제가 있으면 인공심박동기 등, 다양한 인공 대체요법이 발달했습니다. 게다가 이식수술의 발달로 심장이식, 신장이식, 간이식 등 인체의 특정장기의 기능이 떨어지거나 소실된 경우 이식수술로 사람을 살릴 수 있습니다.

여섯째, 과학적 검증을 거친 임상 정보를 제공합니다. 의학은 객관성[87], 보편성[88], 재현성[89]을 바탕으로 과학적 검증을 거친 약물이나 기구, 그리고 수술적 치료만 환자들에게 사용이 가능합니다. 이러한 약물이나 기기의 효과나 안전성은 임상시험을 통해 객관적으로 증명되어야 합니다. 이로 인해서 양방에서 사용되는 약물, 기구, 수술기법들의 효과나 안전성은 정확한 임상 정보와 데이터를 제공합니다. 예를 들어, '고혈압 약품인 A에 대한 임상시험을 시행하게 되면 대조약에 비하여 90퍼센트의 환자에서 평균 11밀리미터 머큐리(mmHg)의 혈압 강하 효과가 나타나고, 10퍼센트의 환자에게서는 기침, 어지럼증 등의 부작용이 발생한다'와 같이, 효과와 안전성에 대한 객관적이고 구체적인 정보가 제공됩니다.

2) 서양의학의 단점

첫째, 치료를 하려면 먼저 진단이 되어야 합니다. 만약 증상이 있어도 진단이 되지 않으면 치료를 하지 못합니다. 따라서 증상이 있어도 검사에서 특별한 이상이 없으면, 즉 진단이 되지 않으면 치료하지 못하거나 하더라도 효과가 없는 경우가 빈번히 있습니다. 특히 양방은 중증질환 위주로 발전해 왔기 때문에, 두통이나 요통 같은 경증질환의 경우 원인을 제대로 밝히지 못하는 경우가 많습니다. 이런 경우에 약물치료나 물리치료를 한다고 하더라도 그 효과는 매우 제한적입니다.

둘째, 서양의학의 경우 만성질환이나 난치병에 대한 완치법이 없는 경우가 많습니다. 특히 고혈압, 당뇨, 고지혈증과 같은 만성질환의 경우 그 근본적인 원인을 치료하는 것이 아니라 혈압이나 혈당을 일시적으로 낮추는 치료법이기 때문에 평생 약물을 복용해야 합니다. 이렇게 오랫동안 약물치료를 받다보면 상당수의 사람들이 약물로 인한 부작용을 경험하게 됩니다.

셋째, 과학적 검증이란 통계를 통해 그 효과나 부작용을 판단하는 것으로 평균을 보여줄 뿐입니다. 개개의 사람들은 유전적, 연령, 체력, 환경, 심리적 상태, 약물대사 능력, 면역력 등이 모두 다릅니다. 그런데 통계를 통한 검증은 개인의 특성이나 특수성이 무시되는 경향이 있습니다. 예를 들어, 혈압이 같은 140/90의 환자라고 해도 어떤 환자에게는 특별히 문제가 되지 않지만 어떤 환자에게는 문제가 될 수 있습니다. 양방은 개인의 차이점을 고려하지 않고 평균인을 바탕으로 하는 표준화된 치료를 권장합니다.

넷째, 의학이 전문화되면서 의학지식이 상대적으로 적거나 문외한인 일반인은 의사의 말을 이해하기 어렵습니다.

한방의학의 특징과 장단점

한방은 중국과 우리나라를 포함한 동아시아지역의 수천 년 동안 쌓아온 경험을 바탕으로 한 전통의학으로, 최근에 과학적인 요소들을 많이 추가하고 있지만 아직도 주된 내용은 철학적이고 경험적, 기능 중심적인 의학이라고 할 수 있습니다. 따라서 국소적인 질환이나 증상에 중점을 두기보다는 총체적이고 눈에 보이지 않는 기능에 중심을 두고 음양오행, 기, 경락과 같은 추상적인 개념을 가지고 치료하게 됩니다.

1) 한방의학의 장점

첫째, 몸 전체의 균형을 중시합니다. 한방은 병든 부위에 집중하기보다는 몸 전체를 하나로 생각하여 유기적으로 접근하고, 조화를 통하여 인체 전반의 건강증진을 도모하는 종합의학의 성격을 띱니다.

둘째, 한방은 자연에서 얻은 생약을 치료제로 사용하기 때문에 양방에서 사용하는 약물이나 치료에 비하여 상대적으로 약물이나 치료에 의한 부작용이 적습니다. 하지만 때로는 심각한 부작용이 발생하기도 합니다. 예를 들어 한약을 복용한 후 간 기능이 급격하게 떨어지는 간부전이 나타나거나 봉침요법을 받을 때 벌침 알레르기 반응으로 아나필락틱 쇼크로 사망하는 경우 등이 있습니다.

셋째, 상대적으로 기능장애나 만성병에 효과적입니다. 한방은 급성질환보다는 만성질환에, 외과 영역보다는 내과 영역에 대한 치료법이 발달했습니다. 특히 근본적인 원인을 명확하게 알지 못하는 퇴행성질환 및 각종 신경통, 확실한 병명이 없지만 일상생활에 불편을 주는 기능성장애, 냉증, 안면마비 등의 증상을 완화하는 치료에 효과적입니다. 중풍의 경우 급성기에는 양방에서 신속한 진단과 처치가 현명하지만, 급성기가 지난 이후에는 한방치료의 도움을 받을 수 있습니다.

넷째, 개인의 특수성을 고려합니다. 서양의학은 과학적인 지식과 통계를 바탕으로 치료하기 때문에 특정 질환에 대한 치료는 의사와 환자에 상관없이 거의 비슷합니다. 그러나 한방에서는 개개인의 타고난 체질이 다르다는 의학적 관점에서, 각자의 체질 특성에 맞춰 치료를 진행하기 때문에 같은 질병이라도 치료법이 개인마다 다를 수 있습니다.

2) 한방의학의 단점

첫째, 한방은 질병에 대한 나름대로의 합리적인 설명과 함께 진단 및 처방, 예후 예측 등 기본 요건을 갖추고 있습니다. 그러나 주요 생리 및 병리 이론은 철학적이고 분석이 정밀하지 못하고 과학적으로 증명하거나 검증하기 어렵습니다. 특히 서양의학처럼 치료로 인한 성공률과 사망률, 약물의 치료율과 부작용 발생률 등 과학적이고 객관적인 자료를 제공하는 경우가 많지 않습니다. 따라서 한방의학에서 치료하는 치료법 중 사이비나 악덕 상술을 구별할 수 있는 객관적이고 구체적인 방법이 없습니다.

둘째, 인체 균형 및 면역력을 강화하는 치료를 추구하다 보니 원하는 효과가 양방에 비하여 늦게 나타나는 경향이 있습니다.

셋째, 서양의학은 과학적인 지식과 통계를 바탕으로 움직이기 때문에 특정 질환에 대한 치료는 의사와 환자에 상관없이 거의 비슷합니다. 하지만 한방의학은 개개인의 체질에 맞게 치료를 합니다. 이러한 이유로 같거나 유사한 질병이라도 A 한의사가 내리는 치료법과 B 한의사가 내리는 치료법이 완전히 다를 수 있습니다. 이러한 이유로 환자는 한의원을 선택할 때 일반 병의원을 선택할 때보다 혼란스러울 수 있습니다.

똑똑한 환자의 양방과 한방치료 선택법

『양한방 똑똑한 병원 이용』(전나무숲. 2010.01.08.)의 저자 백태선 원장은 현대의학과 한의학의 차이와 장단점을 이해하고 다음과 같은 이유로 병원을 선택하면 바르게 이용할 수 있다고 말합니다.

첫째, 증상의 원인을 찾는 진단은 양방에서 하는 것이 좋습니다. 한방에서도 고유의 진단법이 있지만 양방에 비하여 정밀성이 떨어지고 인체의 기질적 이상을 정확히 찾기 어렵습니다. 따라서 증상이 발생하면 먼저 양방을 통해 정밀한 진단을 받아 증상의 원인을 확인한 후, 빠른 치료가 필요하면 양방에서 치료를 받고, 중증질환이 아닌 것으로 확인되면 한방에서 치료받는 것이 좋습니다.

둘째, 응급 및 급성질환은 양방에서 먼저 치료를 받는 것이 좋습니다. 뇌출혈이나 급성심근경색, 맹장염 등 생명과 관련된 응급 및 급성질환의 경우 한방에서 치료하는 것은 한계가 있습니다.

셋째, 증상이 있지만 검사에서 특별한 이상이 없다고 나오는 경우가 종종 있습니다. 이렇게 현대의학의 진단법으로도 특별한 이상이 나오지 않는 경우이거나 뚜렷한 해결책이 없는 병이라면 한방에서 그 치료의 가능성을 찾아보는 것을 고려할 수 있습니다. 만약 한방치료에서도 효과를 볼 수 없다면 무리해서 지속적으로 치료받는 것을 권하지는 않습니다.

의학적 지식이 부족한 일반인들은 양방과 한방 중 어느 것을 선택해야 할지 고민할 수밖에 없습니다. 또한, 상황에 따라 어느 곳을 선택해야 할지 명확히 알려주는 사람이나 정보도 거의 없습니다. 일반적으로 사람들은 병원을 선택할 때 주변 사람들과 정보를 공유하거나 인터넷에 올라온 내용을 바탕으로 스스로 결정할 수밖에 없습니다. 이러한 이유로, 양방과 한방의 특징과 장단점을 알아보았습니다. '아는 만큼 보인다'는 말이 있듯이, 이번 장에서 제시한 내용들이 병의원을 선택할 때 도움이 되기를 기대합니다.

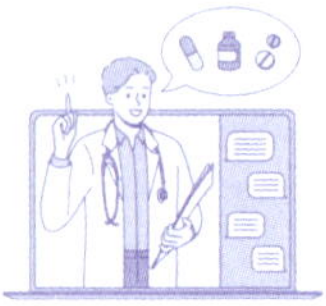

외래에서 한 번에 세 명씩 들어가는 것은 인권침해인가?

환자의 입장에서 대학병원에서 외래진료를 바로 보는 것은 쉬운 일이 아닙니다. 진료 예약 시간에 맞추어 외래를 방문해도 30분은 기본이고 한두 시간 더 기다려야 할 때도 왕왕 있습니다. 대학병원에서는 같은 시간대에 많은 외래환자의 예약을 받고 초진환자나 수술환자 등 상담 시간이 길게 걸리는 환자들이 있기 때문입니다. 그렇다면 진료 시간은 어떨까요? 대학병원에서 넉넉한 시간을 가지고 의사와 상담할 수 있는 환자는 거의 없을 것입니다. 어렵게 잡은 예약은 진료를 봐도 겨우 3~4분 정도에 불과합니다. 환자의 입장에서는 이야기하고 싶은 것이 많아도 몇 마디 하지도 못하고 진료실 밖으로 쫓겨나듯 나오게 됩니다. 이러한 외래진료와 관련된 문제를 해결하고자 병원에서는 외래 예약 환자 수를 한 진료 시간에 40~50명까지 제한하지만 (물론 이 숫자도 적은 수는 아닙니다) 그럼에도 불구하고 넘쳐나는 환자를 해결하지 못하고 있습니다. 소위 명의로 알려진 교수는 한 진료 시간에 예약환자가 100명이 넘는 경우도 흔합니다.

짧은 시간에 많은 환자를 진료하기 위해 대학병원에서는 다양한 방법을 내놓고 있습니다. 가장 흔한 방법 중 하나는 외래진료실을 2~3개 열어, 각 방에 간호사나 전공의가 대기하며 진료 준비를 하고, 교수가 각 방을 오가며 환자를 진료하는 것입니다. 이러면 외래진료에 필요한 준비시간을 단축시키고 교수는 환자의 질문을 적절하게 자를 수 있습니다. 다른 방법으로는 외래진료실을 한 방만 여는 대신, 한 번에 환자들을 한 번에 3~4명이 들어오게 하는 것입니다. 이 방법은 환자들이 드나드는 시간을 줄일 수 있고, 환자가 질문을 하고 싶어도 뒤에서 기다리는 다른 환자들의 눈치때문에 진료 시간을 오래 끌지 못하게 하는 효과가 있습니다.

최근에 후자의 진료 방법에 대한 국가인권위원회의 결정이 나와 눈길을 끌고 있습니다. 진정인은 OO대학병원의 산부인과 진료를 보았는데, 해당 대학병원은 진료실에 환자 3명을 1미터 간격으로 앉게 하고 순서대로 진료하였습니다. 진정인은 진료실에 모르는 환자 3명과 함께 앉아 진료를 기다리며, 자신의 병명과 치료 방법이 다른 사람들에게 노출되었습니다. 또한, 다른 환자가 내진실 진료대에서 내진을 받고 있는 동안, 진정인은 내진실과 커튼으로만 분리된 탈의실에서 환복을 했으며, 탈의실에는 내진 중인 환자의 소지품이 그대로 있었습니다. 게다가 진정인은 다른 환자의 내진 과정을 들을 수 있었다고 합니다. 이런 대학병원의 외래 진료 관행에 문제가 있다고 생각한 진정인은 국가인권위원회에 진정을 제기하였습니다.

국가인권위원회는 '해당 대학병원 산부인과의 경우 한 진료실 내에 여러 명의 환자가 대기하도록 한 것이 고의는 아니지만 진료 과정에서 환자의 내밀한 정보를 타인에게 알리는 결과를 가져와 환자들에게 심적 동요와 수치심을 느끼게 하였다. 그리고 이런 상황이 반복되는 경우 환자 정보가 악의로 사용될 수 있는 가능성을 완전히 배제하기 힘들다. 이와 같은 진료환경은 환자의 개인정보자기결정권과 인격권을 침해하는 것에 해당하기 때문에 대학병원장에게 유사한 인권침해가 발생하지 않도록 시설 구조 및 진료 절차 개선 등 재발 방지 대책을 마련할 것'을 권고하였습니다.[90]

물론 국가인권위원회의 이러한 권고 조치는 법적인 구속력은 없습니다. 하지만 해당 기관이 수용하지 않을 경우 언론 등에 공표하는 등 사회적 문제화를 시킬 수 있고, 수사와 기소의 권한은 없으나 진정 내용이 범죄에 해당하면 수사 의뢰나 고발도 가능합니다. 따라서 국가인권위원회 권고의 수용률이 90퍼센트에 달할 만큼 상당한 영향력이 있습니다.

국가인권위원회의 권고는 특정 대학병원에만 국한된 것이 아닙니다. 만약 진료실에 여러 환자가 함께 들어가게 되는 상황이 발생한다면, 구체적인 날짜와 교수의 이름을 기록해 해당 병원의 민원실에 민원을 제기하시기 바랍니다. 그럼에도 불구하고 상황이 개선되지 않으면 국가인권위원회에 진정을 하길 바랍니다. 자신의 인권과 권리는 본인이 적극적으로 노력할 때만 지킬 수 있습니다.

[참고 2-1]
서울과 수도권 대형종합병원에 환자가 몰리는 이유

최근 야당 대표가 부산에서 현지 방문일정을 소화하면서 기자들과 문답을 진행하던 중에 60대 남성에게 흉기로 왼쪽 목 부위를 피격을 당한 일이 발생하여 사람들을 깜짝 놀라게 하였습니다. 야당 대표는 피를 흘리며 쓰러졌고, 인근에 위치한 OO대학교병원으로 옮겨졌습니다. 검사 결과 다행히 생명에 중요한 경동맥은 괜찮았으며, 경정맥만 손상된 것으로 진단되었습니다. 하지만 출혈로 인하여 빠른 치료가 필요한 상황이었습니다. 이에 OO대학교병원 의료진은 응급수술을 권했지만 야당 대표는 헬기를 타고 서울에 있는 국립OO대학교병원으로 이송되어 치료받았습니다. 이 사건은 지방에 사는 환자들이 서울, 수도권에 있는 대학병원으로 환자들이 지나치게 많이 몰리는 현상을 극적으로 보여주고 있어 많은 사람들의 주목을 받았습니다. 서울이나 수도권에 있는 대학병원에 환자가 몰리는 현상은 어제오늘의 일이 아닙니다. 요즘에는 지역에 있는 대학병원에도 환자가 많이 몰려 사회적 문제가 되고 있습니다. 이처럼 서울, 수도권 그리고 지역의 대학병원으로 환자가 몰리는 현상이 해결되지 않는 이유는 무엇일까요?

첫째, 지방의 병의원을 신뢰하지 않는다는 것입니다. 방송이나 신문에서 이름을 알리는 의사들은 서울이나 수도권의 대형종합병원에서 근무합니다. 또한 우리나라의 경우 대학교가 서열화되어 서울이나 수도권에 있는 대학교들의 서열이 지방대학보다 높습니다. 더군다나 서울과 지방의 종합병원 진료비는 같습니다. 따라서 환자 입장에서는 같은 값이면 서울이나 수도권에 있는 잘 알려진 대형종합병원에서 진료를 받는 것을 더 선호합니다.

둘째, 거의 모든 대학병원에서는 진료성과급제도를 운영하고 있습니다. 진료성과급이란 해당 교수의 총진료액에 따라 경영성과급을 주는 것으로 총진료액이 높으면 높을수록 많은 성과급을 받을 수 있습니다. 진료성과급을 줄 때, 진료의 질은 계산하기 어렵다는 이유로 평가하지 않습니다. 따라서 의사들은 최대한 많은 환자를 문제가 생기지 않을 정도로 진료하게 됩니다. 이러한 이유로 일부 의사는 한 진료 시간에 100명이 넘는 환자를 진료하기도 합니다. 이런 시스템에서는 대학병원이 소수의 중증 환자 치료에 집중하기보다는 다수의 경증 환자 치료에도 관심을 가지게 됩니다.

셋째, 우리나라 건강보험에서는 진료의 질에 따른 요양급여액에 차이가 없습니다. 즉, 한 사람에게 3분의 진료를 하든, 5분의 진료를 하든, 10분의 진료를 하든, 환자와 건강보험공단으로부터 받는 진료비는 같습니다. 결국 하루에 10명을 진료하든, 100명을 진료하든 진료비는 총 환자수와 비례하게 지급됩니다. 이러한 건강보험 급여시스템에서 병원은 수익을 증가시키기 위해서 짧은 시간 동안 많은 환자를 진료하는 시스템을 만들게 됩니다. 문제는 이렇게 서울, 수도권의 대형종합병원으로 중증 환자는 물론 경증 환자들이 몰리면 지방에 있는 중소병원들은 경영난을 겪게 된다는 것입니다. 이러한 경영난으로 지방의 중소병원은 병원 환경을 정비하거나 최신 의료장비를 구매하기 어렵고, 유능한 의료 인력을 고용할 수 없어 자체 경쟁력이 낮아질 수밖에 없습니다. 이런 상황은 환자들이 다시 서울이나 수도권의 대형종합병원으로 몰리는 악순환으로 이어지게 됩니다.

위에서 언급한 국가인권위원회의 결정은 한 명의 교수가 너무 많은 환자를 진료하는 현재의 시스템적인 문제에 대하여 어떻게 해결해야 할지에 대한 대안을 주지 않고 있습니다. 다만 외래 진찰실에서 환자가 여러 명 기다리고 있는 현상을 어떻게 해결할 지에 대해서만 권고하고 있습니다. 이러한 결정은 서울이나 수도권의 대형종합병원뿐만 아니라 지역대학병원으로 환자들이 몰리는 현상을 근본적으로 해결하기보다는, 짧은 시간 안에 더 많은 환자들을 보게 하는 또 다른 문제를 유발할 가능성이 높습니다. 현재의 외래진료환경의 문제점을 어떻게 해결할 수 있을지에 대하여 사회적인 논의가 필요하다고 생각합니다.

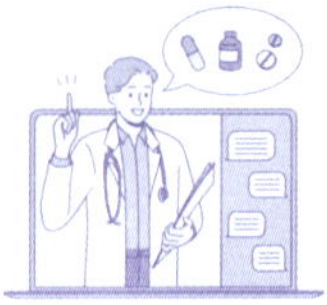

의사의 성별과 나이가 환자의 예후에 영향을 준다?

2020년 TvN에서 방영했던 '슬기로운 의사생활'이라는 드라마를 아시나요? 이 드라마는 병원에서 중년에 접어든 남녀 의사들뿐만 아니라 다양한 연령대의 의사들이 사명감을 가지고 의사로서의 충실한 삶을 사는 이야기를 그려서 대중들에게 많은 호평을 받았습니다. 병원을 가면 다양한 의사들을 볼 수 있습니다. 어떤 의사는 30대 초중반이지만, 60대의 머리가 희끗희끗한 선생님도 볼 수 있습니다. 또한 남성의사도 있지만 여성의사도 있고, 서울의 명문 의과대학을 졸업한 의사도 있지만 지방에 있는 의과대학을 졸업한 의사도 있습니다. 이러한 이들의 경력이 궁금하다면 인터넷 홈페이지를 방문하여 볼 수 있습니다.

이렇게 다양한 의사의 성별, 나이, 그리고 출신학교가 환자치료에 영향을 미칠까요? 최근에 이와 관련된 여러 연구 결과들이 발표되어 눈길을 끌고 있습니다.

의사의 성별에 따른 환자 예후

미국에서 65세 이상 입원환자들을 진료한 내과 의사의 성별에 따라 입원 30일 사망 위험도를 분석한 결과, 여성 내과 의사가 진료한 경우 남성 의사보다 사망 절대 위험도가 0.43퍼센트, 30일 이내 재입원 절대 위험도도 0.55퍼센트 낮았습니다.[91] 하지만 미국에서 외과 의사를 대상으로 담당 의사의 성별에 따라 65세부터 99세까지의 환자 사망도를 분석한 결과 담당 의사의 성별에 따른 차이는 없었습니다.[92] 캐나다에서 외과 의사의 성별과 수술 후 30일 이내 사망률, 재입원율, 합병증 발생률을 비교한 결과 여성 외과 의사의 경우 11.1퍼센트인 반면, 남성 외과 의사의 경우 11.6퍼센트로 나타나, 여성 외과 의사의 수술 후 예후가 더 좋았습니다.[93]

미국에서 당뇨 치료에서 여성 의사와 남성 의사와의 당뇨합병증 정도를 분석한 결과, 여성 의사에게 치료받은 환자들은 당화혈색소 조절(혈중 당화혈색소가 6.5퍼센트 이하로 조절되는 경우)이 14퍼센트 잘 되었고, 혈중 LDL 콜레스테롤 수치가 잘 조절되는 경우도 16퍼센트 더 높았습니다. 또한, 고혈압 치료에서도 더 나은 결과를 보였습니다.[94]

독일에서 심부전 치료를 받고 있는 환자들과 주치의의 성별에 따른 예후를 분석한 결과, 남성 의사에 비해 여성 의사는 심부전 약물치료 방법에는 차이가 없었지만, 심부전 가이드라인을 더 잘 따르고 치료 약물의 최종 용량까지 약물 용량을 더 높였습니다.[95] 의사의 성별에 따라 치료 가이드라인을 잘 따르고 있는지를 평가한 결과, 여성 의사가 남성 의사에 비하여 치료 가이드라인을 좀 더 잘 따랐습니다.[96]

캐나다에서 성별에 따라 환자에게 예방적 보건 행위에 얼마나 차이가 있는지를 확인한 결과, 체계적인 건강 카운슬링을 하는 여성 의사는 52퍼센트인 반면 남성 의사는 37.8퍼센트로, 여성 의사가 체계적인 건강 카운슬링을 하는 경우가 더 많았습니다.[97]

의사와 환자 간 의사소통에 관한 논문들을 종합적으로 분석한 결과, 여성 의사는 남성 의사보다 환자 진료 시간이 약 10퍼센트인 2분 정도 더 길었습니다. 또한, 여성 의사는 환자와 더 환자 중심으로 이야기하고, 긍정적인 자세로 사회적, 정신적으로 상담하며 소통하는 경향을 보였습니다.[98]

미국에서 일차 진료 의사의 성별에 따른 환자 진료 패턴을 분석한 결과, 여성 의사는 남성 의사에 비해 진료비가 평균 10.9퍼센트 낮았고, 환자들이 10.8퍼센트 더 적게 방문하도록 했으며, 진료 시간도 평균 2.4분 더 길었습니다.[99]

캐나다에서 66세 이상의 치매 환자를 대상으로 가정의학과 의사의 성별에 따른 약물치료 패턴을 분석한 결과, 여성 의사의 경우 좀 더 주의 깊고 보수적으로 환자를 치료하는 것으로 나타났습니다.[100]

의사를 성별에 따라 분류하고 환자들에게 설문조사를 한 결과, 환자들은 여성 의사가 환자를 대하는 태도가 좋고 기술도 뛰어나며 설명도 잘해주고, 건강과 관련된 정서적인 측면도 더 고려하여 환자에게 힘을 준다고 평가하였습니다. 이에 따라 환자들은 여성 의사의 진단을 더 신뢰하고, 의료 처치에도 더 잘 따르며, 신체검진에서도 여성 의사를 더 선호했습니다.[101]

의사 연령에 따른 환자 예후

미국에서 내과와 가정의학과 의사들을 대상으로 급성심근경색, 심부전, 위장관출혈, 고관절골절, 폐렴으로 입원한 환자들의 사망 위험도와 의사의 의과대학 졸업 연도를 비교한 결과, 의사의 진료량은 병원 내 사망과 통계적으로 유의한 관련성이 없었지만 의과대학을 졸업한 후 10년이 지날수록 상대적인 환자 사망률이 4.5퍼센트 증가하였습니다.[102] 미국에서 병원에 입원한 65세 이상의 환자들의 치료 예후와 의사의 연령과 비교한 결과, 환자의 30일 이내 병원 내 사망률이 40세 미만인 경우 10.8퍼센트인 반면 40~49세인 경우 11.1퍼센트, 50~59세인 경우 11.3퍼센트, 60세 이상인 경우 12.5퍼센트로 의사의 연령이 증가할수록 사망률이 증가하였습니다. 하지만 환자 진료량이 많은 의사의 경우 나이에 따른 환자 병원 내 사망률에 차이가 없었습니다.[103] 미국에서 평균 50.5세인 외과 의사를 대상으로 의사의 연령과 환자의 사망도를 분석한 결과, 40세 미만, 40~49세, 50~59세, 60세 이상인 경우 수술 후 환자 사망률이 각각 6.6퍼센트, 6.5퍼센트, 6.4퍼센트, 6.3퍼센트로 나이가 들면 들수록 수술 후 사망 위험도가 감소하는 경향을 보였습니다.[104] 의사의 나이와 환자 예후를 연구하는 논문들을 종합적으로 분석한 결과, 전문의 자격을 취득한 이후 점차적으로 진료 기술이 감소하는 양상을 보였습니다.[105]

의사가 졸업한 학교와 환자 예후

미국에서 진료를 수행하고 있는 내과 의사 중에서 미국 대학교를 나온 의사와 해외 대학교를 나온 의사들과 환자의 예후를 비교한 결과, 미국 대학교를 나온 의사의 30일 병원 사망률은 11.6퍼센트[106]인 반면, 해외 대학을 나온 의사의 30일 병원 사망률은 11.2퍼센트로 해외 대학교를 나온 의사들이 낮았습니다. 하지만 재입원율은 차이가 없었습니다.[107] 미국에서 진료를 수행하고 있는 내과 의사 중에서 미국 대학교를 나온 외과 의사와 해외 대학교를 나온 의사들과 환자의 예후를 비교한 결과, 미국 대학교를 나온 의사의 30일 병원 사망률과 합병증 발생 위험도, 병원 입원 기간에서 차이가 없었습니다.[108]

앞서 연구들을 정리하면 의사의 나이에 따른 진료 성과를 보면 내과 계열 의사의 경우 나이가 들면 들수록 더 많은 진료 경험에도 불구하고 진료 성과가 점차적으로 떨어지는 경향을 보이지만 외과 계열 의사의 경우 큰 차이가 없습니다. 이러한 결과는 내과 의사의 경우 진료 경험도 중요하지만 최신의 의학지식과 기술을 잘 습득하는 것이 더 중요하다는 것을 보여줍니다. 이에 비하여 외과 의사의 경우 최신 의학지식이나 기술보다는 수술경험이 더 중요하다는 것으로 생각됩니다. 여성 내과 의사가 남성 내과 의사보다 환자 예후가 더 좋은 방향으로 나오는데 이는 여성 내과 의사의 경우 진료를 자세하고 꼼꼼하게 보고 환자와 대면하는 진료 시간도 더 길게 보기 때문으로 생각됩니다. 미국 의과대학교를 나온 의사와 외국에서 의과대학교를 졸업하고 의사가 된 사람들의 진료 성과를 비교하였을 때 차이를 보이지 않은 점을 보면 의사의 학벌은 환자 진료에 크게 중요하지 않다고 생각합니다.

주의할 것은 위의 연구들은 대학병원이 아닌 일반적인 중소병원에서의 진료 성과를 보여주는 것입니다. 하지만 대학병원도 위의 연구 결과와 크게 다르지 않을 것이라고 생각합니다. 이런 연구 결과들을 고려한다면 환자들은 의사를 선택할 때 어떤 기준으로 의사를 선택하는 게 좋은지 자기만의 기준점을 세울 수 있을 것으로 생각합니다.

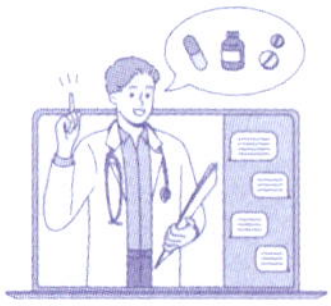

의사가 설명할 의무와 환자가 설명받을 권리

2020년 TvN에서 방영했던 '슬기로운 의사생활' 시즌 1의 2화에서 신경외과 의사인 용석민(문태유 역)이 환자 보호자들에게 뇌수술로 발생할 수 있는 부작용을 설명하는 장면이 나옵니다. 용석민은 표정이 없는 얼굴로 "마지막으로 합병증인데요. 의식장애, 경련, 운동장애, 감각마비, 언어장애가 올 수 있는데 환자 중에서 1퍼센트에서 발생합니다. 또한 수술 후에는 수술부위 감염, 뇌염, 뇌막염, 뇌농양 등의 후유증이 발생할 수 있습니다. 혹시 궁금한 건?"이라고 보험회사 광고처럼 빠르고 이해하기 어려운 방식으로 설명한 후, 수술 동의서에 서명할 것을 요청합니다. 다음 장면 역시 보호자들에게 "간혹 환자 중에 1퍼센트의 확률로 장기로의 산소공급이 부족하여 장기부전, 뇌 손상, 그리고 수술도중 심근경색이 발생할 수 있으며 심한 경우 사망에 이를 수 있습니다"라며 수술 후 합병증이나 부작용에 대하여 설명합니다. 설명을 들은 환자 보호자들이 울고불고 소리를 지르자, 용석민은 난감해하며 "이럴 수도 있으니 미리 알고 계시라고 말씀드리는 거구요."라며 달랩니다. 이 장면은 의사들이 시술이나 수술 전에 환자나 보호자들에게 수술이나 시술 동의서를 받는 현실을 위트와 풍자를 섞어 묘사한 것입니다.

의료행위는 본질적으로 침습적인 행위로 다른 사람에게 고의로 상해를 입히는 것입니다. 그렇다면 이러한 침습적인 의료행위를 한 의사가 법적인 처벌을 받지 않는 이유는 무엇일까요? 과거에는 의사가 환자를 치료하기 위한 의료행위가 정당한 행위이기 때문에 위법성이 없다고 해석하였습니다. 다시 말해 의사의 침습적인 의료행위는 사회구성원들이 보편적으로 가지고 있는 가치관 혹은 관념인 사회상규에 반하지 않는 적법한 행위로서, 의술이라는 특별한 기술을 보유한 의사가 질병을 가진 환자를 치료하기 위하여 환자의 몸에 칼로 상처를 내거나 장기를 자르는 등 침습적인 성격을 띤다고 하더라도 상해에 해당되지 않는다는 것입니다.

문제는 이러한 법 해석에 따르면 의사가 의료행위를 하는 데 환자의 동의가 없어도 적법한 행위가 됩니다. 이러한 해석이 문제가 있다는 인식이 퍼지면서 최근에는 법 해석을 변경하여 '의사의 의료행위가 환자에게 해를 입히는 행위임에도 불구하고 적법한 이유는 환자가 침습적인 행위에 동의하였기 때문'이라고 해석합니다. 이렇게 해석하는 이유는 의사와 환자의 관계가 수평적임을 보여주는 동시에 의사가 의료행위를 할 때는 환자에게 사전에 반드시 설명해야 하는 의무가 발생하기 때문입니다.

의사의 설명할 의무는 법에 명문화되어 있지 않다가 2016년이 되어서야 명문화되었고 2024년 더욱 구체화되었습니다. 이 법에 따라 설명의무를 제대로 이행하지 않은 의사는 과태료 처분과 함께 민법상 위자료나 손해배상을 해야 합니다. 이러한 의사의 설명의무는 동의서라는 형식으로 구체화됩니다. 즉, 의사가 환자에게 환자나 보호자가에게 침습적인 검사, 시술 혹은 수술에 대한 구체적인 설명과 함께 동의서를 작성하고 서명을 받아야 합니다. 그렇다면 의사가 환자나 보호자에게 어떻게 설명해야 할까요? 현재까지 설명의무와 관련된 논문이나 여러 매체의 글들을 종합하면 다음과 같습니다.

설명의 주체

의료행위에 대한 설명은 의사가 하는 것이 원칙입니다. 시술 난이도가 높지 않고 부작용이 한정되어 있어 충분한 정보제공이 필요하지 않는 경우에도 의사가 설명해야 합니다. 설명 주체를 의사로 제한한 이유는 의료행위에 대한 설명이 단순히 부작용 등 특정 사항을 나열하는 것이 아니라 설명 내용에 대한 보충적인 질문을 받는 등 의사가 아닌 사람들은 충분한 정보를 제공해 줄 수 없기 때문입니다. 의료행위에 대한 설명은 원칙적으로 주치의가 해야 하지만 특별한 사정이 없으면 담당 의사나 아니면 다른 의사를 통한 설명도 가능합니다. 만약 의사가 중요한 내용만 간략히 설명하고 간호조무사나 코디네이터가 추가적으로 자세한 설명을 한 후에 동의서에 서명을 받는 것은 의료법 위반의 소지가 있습니다.

설명의 대상

설명을 듣는 사람은 원칙적으로 환자 본인이어야 하지만 환자 본인에게 설명할 수 없는 경우에 한하여 대신 보호자에게 설명할 수 있습니다. 환자가 의료행위를 받을지 여부에 대하여 보호자와 이견이 있는 경우, 환자가 미성년자라고 하더라도 환자에게 직접 설명해야 합니다.

설명의 범위

환자들의 관심 사항을 고려하여 설명해야 합니다. 예를 들어, 질병의 유무와 종류, 의사가 시행할 치료의 종류와 방법, 해당 치료에 따르는 부작용이나 후유증 등을 포함하여 치료의 필요성과 그로 인해 발생할 수 있는 위험과 부작용에 대해 설명해야 합니다. 이러한 설명은 환자나 보호자가 이해할 수 있도록 환자의 눈높이에 맞춰야 합니다.

주의할 점은 의사가 자신의 지식과 능력에 따라 치료 방법을 선택할 수 있지만, 환자가 자신이 선호하는 치료 방법을 선택할 권리가 우선된다는 것입니다. 따라서 특정 질병에 여러 가지 치료 방법이 존재할 경우, 의사는 각각의 대안에 대해 상세히 설명해야 합니다. 또한, 후유증이나 부작용에 대해 설명할 때, 흔히 나타나는 부작용뿐만 아니라 발생 가능성은 희박하지만 회복할 수 없는 중대한 부작용에 대해서도 설명해야 합니다. 만약 시술이나 수술 이전에 동의서를 받았더라도 수술 부위의 확대가 필요하거나 상황에 새로운 변화가 생겼을 경우에는 다시 설명을 하고 동의를 받아야 합니다.

이러한 설명의무는 특정 상황에서는 면제되거나 줄어드는데, 대표적으로 응급수술이나 응급 시술 등 빠른 처치가 필요한 응급상황이 이에 해당합니다. 또한 '의사로부터 침습 행위 등의 부작용에 관한 설명을 듣기를 포기한다'라는 의사표시를 환자가 한 경우에도 설명의무가 면제됩니다. 하지만 '설명을 전부 하면 환자들이 겁을 먹고 치료를 포기하기 때문에 전부 설명하지 않았다'라는 이유로 설명의무가 면제되지는 않습니다.

동의서 서명

의사가 설명의무를 다한 후에 환자나 보호자로부터 문자로 된 동의서에 서명을 받아야 하는데 단지 동의서에 서명날인만을 받은 것만으로는 설명의무를 다한 것으로 인정되지 않습니다. 실제로 환자에게 알기 쉽게 자세히 설명했다는 것을 입증하기 위해, 의사는 자필로 동의서에 후유증이나 다른 치료법에 대해 설명했다는 근거를 남겨야 합니다. 예를 들어, 중요한 설명 부분에 밑줄을 긋거나 별표, 동그라미를 표시하고, 이해를 돕기 위해 동의서의 공란에 그림을 그리는 방법 등이 있습니다.

설명의무 위반에 의한 효과

의사가 설명의무를 위반한 것이 인정되면 과태료와 함께 환자에게는 적절한 설명을 하지 못한 것에 대한 위자료를 주어야 합니다. 만약 설명의무위반과 나쁜 결과 사이에 인과관계가 있다는 것이 증명되면 재산상 손해배상도 할 수 있습니다. 예를 들어, 특정 후유증에 대하여 설명을 했다면 환자가 해당 의료행위를 받지 않았을 것이라는 사실이 인정되면 위자료는 물론 재산상 손해배상도 추가로 배상할 수 있습니다.

설명에 대한 입증책임

의사가 설명의무를 위반하였다고 환자가 소송을 한 경우 이에 대한 입증 책임은 환자가 아닌 의사에게 있습니다. 따라서 의사는 환자의 서명이 기재된 설명을 하였다는 것을 확인할 수 있는 동의서를 반드시 보관하게 됩니다.

설명의 시기

의사의 설명의무는 원칙적으로 의료행위가 있기 전에 해야 합니다. 또한 빠른 치료가 아니면 생명에 위협을 받는 응급상황이 아니면서 중대한 신체 침해일수록 환자가 충분히 숙고할 시간을 가질 수 있도록 미리 설명해야 합니다. 다만 예외적으로 응급환자의 경우 설명할 의무가 면제되거나 줄게 됩니다.

환자에게 의료행위의 위험성이나 부작용에 대한 설명을 언제 하여야 하는지에 대한 판단은 사례에 따라 다릅니다. 일반적으로 응급상황이 아닌 경우에는 환자의 자기 결정권과 선택권을 실질적으로 보장하기 위해서 수술이나 시술의 위험성에 대하여 충분히 숙고할 시간을 주어야 합니다. 예를 들어, 허리 통증으로 내원한 환자에게 동맥경화로 인해 뇌에 혈액을 공급하는 경동맥 협착 소견이 발견되었지만, 숙고할 시간적 여유를 주지 않고 수술을 진행한 후 뇌경색이 발생한 사건에서, 법원은 환자에게 의료행위의 필요성과 위험성을 숙고하고 주변 사람들과 상의할 시간적 여유가 필요하다고 판단하며, 의사의 설명의무를 위반했다고 보았습니다.[109]

정리하면, 의사는 수술이나 시술 등의 의료행위를 하기 전에 환자에게 충분히 설명하고, 동의서를 작성 및 보관할 의무가 있습니다. 또한, 수술의 필요성과 위험성에 대해 의사가 직접 설명할 때, 환자나 보호자가 관심을 가질 수 있는 질병의 유무와 종류, 의사가 시행할 치료행위의 종류와 방법, 그리고 해당 치료행위에 따르는 부작용이나 후유증 등을 포함해야 합니다. 의사는 치료행위로 인해 발생할 수 있는 위험과 부작용, 그리고 다른 대안에 대해 환자나 보호자가 이해할 수 있도록 환자의 눈높이에 맞춰 설명해야 합니다. 그리고 동의서에 자세히 설명했다는 근거를 남겨야 하고, 동의서에 서명을 받은 후 따로 보관해야 합니다. 하지만 급성심근경색과 같이 긴급한 수술이나 처치가 필요한 경우에는 의사의 설명의무가 면제되거나 줄어들 수 있습니다. 그러나 응급환자가 아니면서 다른 사람에 비하여 의료행위와 관련된 합병증이나 부작용 발생 위험도가 더 높다고 생각하면 환자와 보호자에게 치료 여부 판단을 위한 시간을 충분히 주어야 합니다.

환자는 위와 같은 의사의 설명의무를 확인해야 하고 이러한 절차를 거치지 않았다고 생각하면 소송을 통해 법원의 판단을 받을 수도 있습니다.

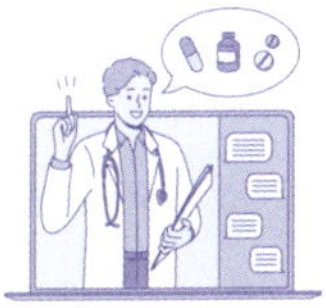

의사의 진료 거부, 그리고 진료 거부에 대처하는 법

2024년 국회의원선거를 앞에 두고 정부는 지역필수의료 의사가 심각하게 부족하다는 이유로 의과대학 정원을 현재보다 2,000명 증원하는 계획을 발표하였고 이에 반발한 전공의들은 단체로 사직을 결정하였습니다. 이러한 단체 사직을 막기 위해, 정부는 이와 같은 단체 사직이 정당한 진료 거부에 해당하지 않는다고 판단하고, 의사가 진료를 중단해 환자 진료에 막대한 지장을 초래하거나 우려가 있다는 이유로 진료유지 명령을 내렸습니다.

현재 의료법에서 의사는 정당한 사유 없이 환자의 진료 거부를 할 수 없습니다. 만약 정당한 이유 없이 진료를 거부한 경우 1년 이하의 징역이나 1,000만 원 이하의 벌금 및 자격정지 1개월의 행정처분 등 법적인 처벌을 받을 수 있습니다. 그렇다면 의사가 진료를 거부할 수 있는 '정당한 사유'란 무엇일까요? 의료법에서 의사가 진료를 거부할 수 있는 정당한 사유를 규정하고 있지는 않습니다. 이에 보건복지부는 의사가 진료를 거부할 수 있는 '정당한 사유'를 다음과 같이 제시하고 있습니다.[110]

- 의사가 부재중이거나 신병으로 인하여 진료를 행할 수 없는 경우
- 병상, 의료인력, 의약품, 치료 재료 등 시설 및 인력 등이 부족하여 새로운 환자를 받아들일 수 없는 경우
- 의원 또는 외래진료실에서 예약 환자 진료 일정 때문에 당일 방문 환자에게 타 의료기관 이용을 권유할 수밖에 없는 경우
- 의사가 타 전문과목 영역 또는 고난이도의 진료를 수행할 전문지식 또는 경험이 부족한 경우
- 타 의료인이 환자에게 시행한 치료 사항을 명확히 알 수 없는 등 의학적 특수성 등으로 인하여 새로운 치료가 어려운 경우
- 환자가 의료인의 치료 방침에 따를 수 없음을 천명하여 특정 치료의 수행이 불가하거나, 환자가 의료인으로서 양심과 전문지식에 반하는 치료 방법을 의료인에게 요구하는 경우
- 환자 또는 보호자 등이 해당 의료인에 대하여 모욕죄, 명예훼손죄, 폭행죄, 업무방해죄에 해당될 수 있는 상황을 형성하여 의료인이 정상적인 의료행위를 행할 수 없도록 한 경우
- 과거의 모욕죄, 명예훼손죄, 폭행죄, 업무방해죄 등으로 인하여 의료인 판단으로 위해가 생길 우려가 있다고 보는 경우로서, 당장 진료하지 않더라도 환자에게 중대한 위해가 발생하지 않는다는 전제하에 다른 의료기관을 안내하는 경우
- 더 이상의 입원 치료가 불필요함 또는 대학병원급 의료기관에서의 입원 치료는 필요치 아니함을 의학적으로 명백히 판단할 수 있는 상황에서 환자에게 가정 요양 또는 요양병원, 의원급 의료기관, 요양시설 등의 이용을 충분히 설명과 함께 권유하고 퇴원을 지시한 경우

진료 거부와 관련된 실제 사례들을 소개합니다. 교통사고로 난 상처에 대하여 최선의 치료를 하였지만 점차적으로 악화되는 양상을 보이자 주치의는 자신이 치료할 수 있는 범위를 넘어선 것으로 판단하고 상급종합병원으로 전원을 시켰습니다. 그런데 이와 같은 행위가 환자 진료 거부에 해당하는지 여부에 대해 법원은, 환자와 그 가족에게 조직 괴사에 대응하기 위해 필요한 검사나 치료를 위한 목적으로 상급종합병원으로 전원할 것을 권유했다면 이는 의사의 진료 의무를 다한 것으로 판단하였습니다. 가족들이 다른 병원으로 전원하는 것을 만류하거나 제지하지 않았고, 환자가 그 권유를 따르지 않아 증상이 악화된 경우 의사의 과실이 있다고 볼 수는 없다고 판시했습니다.[111]

의사나 간호사가 아닌 원무과 직원이 이전에 미납된 비용 문제로 환자 접수를 거부한 행위가 진료 거부에 해당되는지 여부에 대해 법원은, 과거에 환자가 진료비를 미납한 경우가 있더라도 응급 진료에 대한 판단은 의사에게 있는 것이므로 의학적 지식이 없는 원무과 직원이 이를 판단해서는 안 된다고 하였습니다. 이에 따라 법원은 원무과 직원에게 실형을 선고하였습니다.[112]

의사는 정당한 사유가 있는 경우만 환자 진료 거부를 할 수 있습니다. 정당한 사유가 없으면 의사는 진료 거부를 할 수 없습니다. 또한 환자가 '진료비를 내지 못할 것 같다'와 같은 경제적인 이유로 원무과에서 접수를 거부하는 것은 허용되지 않습니다.

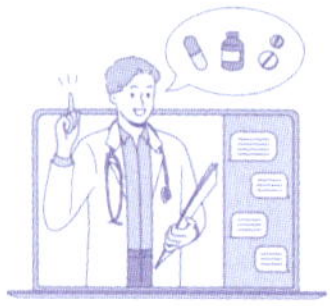

의료사고에 대처하는 법

의료사고란 의사의 과실 여부와 관계없이 환자의 진단, 검사, 치료 등 의료의 모든 과정에서 발생하는 인신사고를 말합니다. 여기서 의료사고라는 단어는 의사의 과실 여부와 무관한 가치중립적인 개념으로, 의료사고가 있다고 해서 반드시 의사의 과실이 있다고 말할 수는 없습니다. 반면에 의료과실이란 의료진이 환자를 진료하면서 의료진이 업무상 주의의무를 게을리하여(과실로 인하여) 환자의 신체나 생명의 악화를 초래한 경우를 말합니다. 하지만 과실이 있다고 해도 모두 문제가 되는 것은 아니고 과실로 인하여 환자 상태가 악화된 결과를 초래해야 합니다.

의료소송

한국의료분쟁조정중재원(이하 의료중재원)의 통계에 따르면 2016년부터 2020년 의료사고 누적 조정 상담 건수는 약 28만여 건으로 연평균 4.9퍼센트 증가하고 있습니다. 의료분쟁 조정신청도 연평균 3.8퍼센트 증가하여 2016~2020년 누적 1만 2천여 건이었고, 의료사고 상담건수도 매년 11.1퍼센트 증가하고 있습니다. 의료소송 건수도 1989년 69건이었던 것이 1998년 500건 이상이었고, 2012년에는 1,008건, 2017년 1심 기준 민사 1,885건, 형사 1,008건으로 점차적으로 증가하는 추세입니다. 의료에 대한 국민 의식 수준이 높아지고 의료기관 이용이 증가하면서 앞으로 의료소송은 더 늘어날 것으로 보입니다. 의료소송이 많은 과는 어떤 과일까요? 2018년 의료중재원의 자료에 의하면, 정형외과가 21.9퍼센트로 가장 많고 이어서 내과 12.9퍼센트, 치과 12.9퍼센트, 성형외과 6.6퍼센트, 산부인과 5,9퍼센트, 외과 5.9퍼센트 순이었습니다.

의료분쟁 합의 및 조정/중재 배상 금액은 2016년의 57억 원에 비하여 2017년 71억 원으로 지속적으로 늘고 있으며 1억 원 이상 고액 배상 금액 건도 2016년 5건에 비하여 2017년 10건으로 점차 늘고 있습니다.[113]

1) 의료소송의 특징

의료소송의 가장 큰 특징 중의 하나는 재판 기간(심리 기간)이 1심 재판의 경우 평균 26개월, 2심 판결에는 평균 1.3년으로 일반소송보다 길었습니다. 하지만 환자가 승소하는 경우가 일반소송에 비해 낮습니다. 예를 들어 의료중재원 2018년 통계 연보에서 대법원 '사법연감'을 토대로 분석한 자료에 따르면, 2017년 전국 법원에 접수된 의료사고 손해배상청구소송 총 955건에서 의료진의 책임을 일부 인정하는 원고 일부승소는 20퍼센트, 의료진의 책임을 전부 인정하는 전부승소는 1.2퍼센트에 불과하였습니다.

그렇다면 의료과오 소송에서 환자 측이 승리하기 어려운 이유는 무엇일까요? 첫째, 소송에서 승리하기 위해서는 환자 측에서 의사의 과실을 찾아 입증해야 하지만 의료행위가 수술실 등 비공개적인 공간에서 이루어지고, 의학 지식 자체가 전문성을 요구하기 때문에 실제 의사의 의료과실을 입증하는 것이 매우 어렵습니다. 둘째, 생명이 위급한 중증 환자가 있거나 수술이나 시술이 매우 고난이도인 경우, 의료행위가 일정 정도의 위험성을 가지며 많은 의료행위가 의료인의 재량으로 인정되고 있기 때문입니다.[114] 셋째, 의사 측의 명백한 과실이 인정되어도 의사 책임을 제한하는 경우가 많아 환자 측이 전부 승소를 하기 어렵습니다.

2) 민사소송과 형사소송

우리나라 의료분쟁의 특징 중의 하나는 민사소송 전에 형사고소를 하는 비율이 상대적으로 높고 실제로 업무상 과실치상 및 과실치사로 형사처벌을 받는 경우도 증가하고 있습니다.

환자 측이 민사소송에 앞서 형사소송을 시행하는 이유는 무엇일까요? 첫째, 민사소송을 제기할 때에는 환자 측에서 변호사 선임비, 인지대[115], 의료감정[116] 및 검증 비용, 증인 여비[117] 등 소송비용이 많이 들어가며 승소할 확률도 높지 않습니다. 하지만 형사소송의 경우 소송비용이 전혀 들지 않고, 형사소송에서 이기는 경우 형사판결 자체가 유력한 증거가 되어 민사소송에서도 유리하기 때문입니다. 둘째, 의료사고가 발생하면 피해자인 환자 측과 의사 측의 감정 대립으로 인하여 환자 측은 경제적 보상보다는 담당 의사를 신체적으로 처벌하려는 보복 감정을 가지는 경우가 많습니다. 셋째, 의료소송을 진행하려고 하더라도 환자 치료에 관한 자세한 정보에 접근하기 곤란한 경우가 있어 이러한 문제를 수사기관을 통해 진료기록부를 확보하고자 하는 것입니다.

3) 의료소송에서 주의할 점

의료사고가 발생한 경우, 해당 의료인의 의료과실이 객관적으로 인정되는 경우에만 의료인이나 병원이 이에 대한 법적 책임을 지게 됩니다. 즉, 의사가 진찰이나 치료 등의 의료행위에서 환자위험을 예방하기 위하여 최선의 조치를 취할 주의의무를 게을리하여 환자의 생명이나 신체에 피해를 입히거나, 사전에 이러한 사실을 충분히 알리지 않았을 경우에 한하여 의료과실이 인정되는 것입니다. 이러한 의료인의 주의의무의 정도는 일반적인 의학 수준과 의료환경 및 조건, 의료행위의 특수성을 종합적으로 고려하여 판단하게 됩니다. 통상적으로 의사로서 선택할 수 있는 재량에 속하거나, 보통 의사로서 피하기 어려운 오진 범위에 속하거나, 진료방법이 결과적으로 효과적인 경우나 환자에게 무해한 경우에는 과실이 인정되지 않습니다.

설명의무와 입증책임 전환

앞서 말씀드린 바와 같이, 의사의 설명의무란 인간이 자율적인 자기 결정에 따라 자신에 대한 침습 행위를 허용한 경우에만 의료행위가 정당성을 가진다는 전제하에, 의사가 의료행위를 시행하기 전에 환자에게 진단

결과, 치료 방법, 예후, 부작용 등을 충분히 설명해야 한다는 것을 의미합니다. 특히 의료행위는 잘못될 수 있다는 위험성이 항상 존재하기 때문에 이러한 설명의무가 더욱 강조되고 있습니다.

일반적으로 법원은 의료소송이 발생할 경우, 의료진의 과실 여부와 설명의무 위반을 중점적으로 살핍니다. 최근에는 환자 측의 입증 책임을 완화하거나, 입증 책임을 의료진에게 돌리는 경우가 많아졌습니다. 이는 환자 측이 의사의 과실과 손해 발생 간의 인과관계를 입증하기 매우 어렵기 때문입니다. 그러나 환자 측에 항상 유리한 것은 아닙니다. 최근 의료소송에서는 의사의 과실과 손해 발생 사이의 고도의 개연성을 요구하는 경우가 많고, 환자 측의 과실 상계비율을 높이는 경향이 있어, 환자 측이 이기더라도 적은 위자료만을 받는 경우가 많습니다.

대체적 분쟁해결제도 (Alternative dispute resolution, ADR)

법원에서 판결받는 민사소송은 많은 비용과 시간이 걸리고 당사자 감정대립이 격화될 뿐만 아니라 승소 혹은 패소라는 이분법적인 해결 방식으로 분쟁을 해결한 이후에도 후유증이 남는다는 단점이 있습니다. 이에 대한 대안으로 제시되고 있는 것이 바로 대체적 분쟁해결제도(alternative dispute resolution, ADR)입니다.

의료와 관련된 대체적 분쟁해결제도란 법원 소송이 아닌 다른 방식으로 제3자가 관여하여 조정/중재[118]를 통해 분쟁을 해결하는 것으로 법원

소송보다 결론에 이르는 시간과 비용이 훨씬 적게 듭니다. 대표적으로 한국소비자원과 한국의료분쟁조정중재원(이하 의료중재원)이 있습니다. 의료중재원 조정부의 경우 조정절차가 개신된 날로부터 90일 이내(1회에 한하여 30일까지 연장가능)에 조정 결정을 하도록 정하고 있어 평균 사건 처리 기간은 2018년 평균 102.7일로 민사소송보다 짧고, 이용 수수료는 법원 소송에 들어가는 비용보다 매우 적습니다. 예를 들어 민사소송의 경우 변호사 선임비, 송달 비용, 인지세, 감정료를 포함하면 소송 한 건에 1,000만 원 이상의 비용이 들어가게 됩니다.[119] 또한 1심에 불복하여 2심, 3심까지 가는 경우 각각의 건에 대하여 변호사 선임비, 송달 비용, 인지세가 들게 됩니다. 이에 비하여 의료중재원의 기본 조정 중재 수수료는 22,000원으로 청구금액이 500만 원을 초과하는 경우, 1만 원당 10원(5,000만 원 이하)에서 20원(5,000만 원 초과)를 가산하는 등 환자 측이 부담하는 비용이 민사소송의 10분의 1 정도에 불과합니다.

한국소비자원

한국소비자원은 소비자 권익을 증진하고 소비생활 향상을 도모하여 국민경제 발전에 이바지하기 위하여 국가에서 설립한 전문기관입니다. 소비자(환자 측)가 한국소비자원에 인터넷, 전화 및 우편으로 의료사고 구제신청을 하면 한국소비자원장은 합의를 권고하고, 합의되지 않는 경우 한국소비자원 소비자분쟁조정위원회에 분쟁조정을 신청하게 됩니다. 소비자분쟁조정위원회는 의료사고의 사실관계를 조사하고 검토한 후에 분쟁 조정 내용을 당사자에게 통지하면 환자 측과 의사 측은 통지를 받은 날부터 15일 이내 분쟁 조정 내용에 대하여 수락 여부를 통보하여야 합니다. 만약 양측이 모두 조정 결정을 수락하면 조정위원회는 조정조서를 작성하게 됩니다. 이때 작성된 조정조서는 재판상 화해와 동일한 효력을 지니게 됩니다. 만약 의사 측이나 환자 측 중에서 한쪽이라도 조정 결정을 수락하지 않으면 한국소비자원의 조정 결정은 무효가 됩니다. 이러한 경우에 원고(환자 측)는 민사소송이나 의료중재원 등 다른 절차적인 방법을 찾거나 중단하게 됩니다.

한국의료분쟁조정중재원(의료중재원)

의료중재원이란 의료분쟁이 발생하였을 때 중립적으로 신속하고 공정하게 판정하고 적정한 배상이 이루어질 수 있게 2012년 만들어진 국가기관입니다. 의료사고 분쟁당사자(환자 측)는 의료중재원을 방문하거나 전화 또는 인터넷을 통해 상담을 받은 후 조정 또는 중재 신청을 하게 됩니다. 만약 분쟁당사자(환자 측)가 의료중재원에 조정 신청을 하면 의료중재원은 피신청인(의료진 또는 병원)에게 조정신청서를 송달하고 피신청인(의료진 또는 병원)이 조정에 응하고자 하는 의사를 중재원에 통지하면 조정 절차가 시작이 됩니다. 하지만 피신청인(의료진 또는 병원)이 14일 이내 조정절차에 대한 의사 통지를 하지 않으면 조정 신청이 각하되어 의료중재원은 이 사건에 대한 조정을 하지 않습니다. 이런 경우 신청인(환자 측)은 한국소비자원이나 민사소송 등 다른 절차적인 방법을 찾아야 합니다.

양측 모두 조정에 응하는 의사 통지를 하면 중재원 내 조정부에서는 의료분쟁 사실관계를 파악하여 90일 이내 조정 결정을 하고, 조정결정서를 양측에 송달하고 받은 날로부터 15일 이내 동의 여부를 통보하게 됩니다. 만약 의료중재원의 조정 결정에 대하여 의사 측과 환자 측이 모두 동의한 경우에는 재판상 화해와 동일한 효력을 가지게 됩니다. 하지만 환자 측이나 의사 측 중에서 한쪽이라도 조정 내용에 수락하지 않는 경우 조정 결정은 무효가 됩니다. 이러한 경우에 원고(환자 측)는 민사소송이나 한국소비자원 등 다른 절차적인 방법을 찾거나 중단하게 됩니다. 의료중재원에서는 중재도 시행하고 있으며, 양측이 의료분쟁의 사실관계를 파악하기 전에 의료중재원의 중재 결정에 따르기로 서면으로 합의하면 중재 절차가 진행됩니다. 중재 판정이 이루어지면, 이는 재판상의 확정 판결과 동일한 효력을 가지며 단심으로 종결되고, 중재 판정에 불복할 수 없습니다.

의료중재원 대불제도

만약 조정이나 중재로 인하여 손해배상금이 확정되었음에도 의사나 병원으로부터 이를 받지 못하는 경우 신청인은 의료중재원에 미지급금에 대한 대불(대신지급)을 청구하면 미지급금을 지급받을 수 있습니다. 의료중재원이 미리 지급한 금액은 나중에 피신청인(의사나 병원 측)에 대하여 구상권[120]을 청구하게 됩니다.

의료사고 분쟁조정 강제개시제도

2017년 법이 개정되어 사망이나 1개월 이상의 의식불명, 장애 1등급 중 하나라도 해당되는 중대한 의료사고가 발생하였을 경우에 피해자나 가족이 의료중재원에 조정신청을 하면 의사나 병원 측의 동의가 없어도 조정절차를 자동으로 개시하도록 하는 의료사고 분쟁조정 강제개시제도(소위 신해철법)이 시행되고 있습니다.

하지만 2017년부터 2020년까지 의료중재원의 자료에 따르면 자동 개시는 580여 건에 불과하였고 이 중 자동개시 후 합의나 조정결정이 이뤄진 건수는 297건에 불과하였습니다.[121]

환자의 입장에서 본 의료분쟁 해결 절차

의료사고란 갑자기 일어나기 때문에 이는 환자와 담당 의사 모두에게 고통이 아닐 수 없습니다. 환자 측에서 아무런 준비 없이 무조건 법원 소송으로 가는 것은 무모한 일입니다. 그렇다면 의료사고가 발생하였을 때 피해자 및 가족은 어떻게 행동하는 것이 좋을까요? 의료소송 변호사나 법률회사가 제공한 정보를 정리하면 다음과 같습니다.

첫째, 일반인인 환자나 그 가족이 의료전문가인 의사의 잘못이 있는지, 있다면 어떤 것이 있는지를 밝히기 어려운 것이 사실입니다. 따라서 우선 사건 경위를 한국소비자원이나 의료중재원에 전화나 인터넷으로 먼저 접촉하거나, 변호사 또는 의료사고 피해자 단체와 상의하는 것이 좋습니다.

둘째, 우리나라에서는 유교의 영향으로 부검에 부정적이지만 원인 규명에 부검이 결정적인 증거가 되는 경우가 많습니다. 그래서 가능하다면 부검을 실시하는 것이 좋습니다. 부검을 원하는 경우, 경찰서에 변사사건으로 신고를 하면 국립과학수사연구소에서 부검 전문의료인이 나와 부검을 하고, 사인에 대한 종합감정서는 부검 약 15일 후 관할 경찰서로 보내게 됩니다.

셋째, 사고가 발생하면 담당 의사를 만나 당시의 진료 상황이나 처치에 대한 설명을 적극적으로 요구하는 것이 좋습니다. 이때 냉정하게 듣고 메모가 가능한 사람을 동반하거나 대화 내용을 녹음하는 것도 도움이 됩니다.

넷째, 의료사고 당시 의무기록을 확보해야 합니다. 환자와 가족이 의무기록을 확보하는 것은 당연한 권리입니다. 만약 의사가 의무기록을 위조 혹은 변조하거나 은닉, 훼손 또는 제출을 기피하는 경우 의사에게 이에 대한 책임을 물을 수 있습니다.

다섯째, 의료사고분쟁에서 소송보다는 합의가 중요하지만 섣부른 합의는 하지 않는 것이 좋습니다. 의료사고에 대한 합의금이 어느 정도가 적정한지 모르는 상태로 섣불리 합의한다면 나중에 상당한 손해를 볼 수도 있습니다.

여섯째, 의무기록은 의사에 의해 작성되기 때문에 의사의 입장에서 작성될 가능성이 높습니다. 따라서 환자나 보호자는 환자의 입장에서 최대한의 기억력을 동원하여 사고의 진행 과정에 대한 경위서를 따로 작성해 놓는 것이 좋습니다.

일곱째, 의료사고에도 소멸시효가 있습니다. 소멸 시효라는 것은 일정 기간 동안 권리를 행사하지 않는 경우 그 권리가 실효되는 기간으로서 소멸시효가 지나면 보상받을 권리를 주장할 수 없습니다. 의료사고의 경우 소멸시효는 사고를 안 날로부터 3년, 사고가 발생한 날로부터 10년이며, 이 기간 내에 소송을 제기해야 합니다.

여덟째, 특별한 증거가 없고 의사 과실을 입증할 수 없다면 형사고소를 우선적으로 고려할 수도 있습니다. 형사소송의 경우 비용이 들지 않고, 형사소송에서 이기는 경우 형사판결 자체가 유력한 증거가 되어 민사소송에서도 유리하기 때문입니다. 이와 더불어 의료소송을 진행하려고 하더라도 환자에 관한 자세한 정보에 접근하기 곤란한 경우가 있는데 형사고소를 한다면 수사기관을 통해 좀 더 자세한 진료기록부를 확보할 수 있습니다.

아홉째, 아무리 억울하더라도 의사나 병원 측에 폭력, 폭언, 농성 등 폭력적인 행위는 하지 말아야 합니다. 폭언이나 폭행 등 폭력을 사용하는 경우 의사나 병원 측으로부터 업무방해, 폭행에 대한 민사상 손해배상청구 및 형사고소를 당할 수도 있습니다.

변호사를 선임할 때 주의할 점

소송을 하기로 결정하였다면 변호사를 선임하고 소장을 법원에 제출해야 합니다. 선임한 변호사에게는 의료사고에 대한 사건 개요를 설명하고 소송에 참고가 될 수 있는 내용이나 증거자료를 주어야 합니다. 많은 사람들이 비싼 비용을 주고 변호사를 선임하였으니 변호사가 알아서 할 것으로 생각하는데 그렇지 않습니다. 대부분의 변호사는 의료인이 아니며, 의사 면허를 가진 변호사라 해도 모든 의료 분야를 알지 못하기 때문에, 의료분쟁이 발생한 사건 개요를 담당 변호사에게 쉽고 자세하게 설명해야 합니다. 이렇게 해야 변호사가 소송에 필요한 준비서면을 꼼꼼하게 준비할 수 있습니다. 또한, 재판을 준비할 때 변호사에게만 모든 것을 맡기지 말고, 재판에서 쟁점이 될 수 있는 사항들을 함께 정리하며, 필요하다면 진료기록부도 함께 검토해야 합니다.

변호사를 고용하는 경우 소송을 시작할 때 선임 비용(착수금)과 승소하는 경우 성공보수금(승리 수당)을 지불해야 됩니다. 착수금은 일반적으로 약 330만 원에서 550만 원 정도이며, 소송액(소가)이 크거나 소송이 복잡할수록 그 금액은 더 커질 수 있습니다. 성공보수금이란 재판에서 승소하였을 경우 이익이 발생한 범위 내에서 추가로 지불해야 하는 일종의 인센티브로서 보통 승소액의 10~20퍼센트 정도 됩니다.

만약 패소하였을 경우, 패소한 이유를 확인하고 억울하다고 생각이 들면 고등법원(또는 지방법원 항소부)에 항소하거나, 대법원에 상고하게 됩니다. 항소기간은 민사소송의 경우 판결문 송달일로부 터 14일 이내에 해야 하기 때문에 항소나 상고를 고려한다면 이 기간을 놓치지 않도록 주의하여야 합니다. 참고로 변호사 선임 비용은 1심, 2심, 3심 각각 지불하는 것이 원칙입니다. 재판을 진행 중에 선임한 변호사가 마음에 들지 않아 교체하려는 경우, 변호사의 귀책 사유가 있거나 사건을 검토하기 이전이 아니라면, 이미 지불한 착수금을 거의 환불받을 수 없습니다. 변호사를 선임한다고 하더라도 소송에 드는 인지액(청구금액에 따라 다릅니다만 소송 액수의 0.5퍼센트 정도입니다), 송달료(1회분 5,200원, 5~15회 정도), 의무기록 감정비(한 건에 60만 원 정도) 가 추가로 들게 됩니다.

[참고 2-2]
의료사고 특례법

2024년 정부는 의료인의 의료사고로 인한 소송부담을 줄이고 필수의료에 전념할 수 있게 한다는 목적으로 의료사고 특례법 제정안(이하 특례법)을 발표하였습니다. 특례법 제정안을 보면 일반의료를 제외한 필수의료의 경우 책임보험 가입을 전제로 반의사불벌(피해자의 명시적 의사에 반하여 공소제기 불가) 및 환자에게 일반상해나 중상해가 발생한 경우 해당의사는 형사처벌을 받지 않지만 사망한 경우는 형사처벌을 경감한다는 내용입니다. 다만, 특례법은 한국의료분쟁조정원의 조정중재 절차에 참여한 경우에만 적용됩니다. 만약 진료기록이나 CCTV를 위변조하거나, 감정이나 배상 절차를 위한 의료분쟁 조정을 거부하거나, 환자의 동의 없이 의료행위를 하거나, 다른 부위 수술 등 의학적 상당성을 현저히 결여한 경우에는 특례법 적용이 배제됩니다. 그리고 필수의료 분야와 전공의들의 책임보험공제 보험료는 정부에서 지원할 예정이라고 하였습니다.

[표 2-2] 법무부가 공개한 의료사고처리 특례법 제정안 설명자료

<table>
<tr><th colspan="2" rowspan="2">구분</th><th rowspan="2">고의</th><th colspan="4">과실(중과실 포함)</th></tr>
<tr><th>면책 제외 사유</th><th>처벌불원</th><th>종합보험 가입</th><th>기타</th></tr>
<tr><td rowspan="2">사망</td><td>필수의료</td><td colspan="2" rowspan="2">처벌○</td><td rowspan="2">처벌○*</td><td>임의적 감면*</td><td>처벌○**</td></tr>
<tr><td>일반의료</td><td>처벌○</td><td>처벌○</td></tr>
<tr><td rowspan="2">중상해</td><td>필수의료</td><td colspan="2" rowspan="2">처벌○</td><td rowspan="2">공소권×</td><td>공소권×</td><td>처벌○**</td></tr>
<tr><td>일반의료</td><td>처벌○</td><td>처벌○**</td></tr>
<tr><td rowspan="2">일반 상해</td><td>필수의료</td><td colspan="2" rowspan="2">처벌○</td><td rowspan="2">공소권×</td><td rowspan="2">공소권×</td><td>처벌○</td></tr>
<tr><td>일반의료</td><td>처벌○</td></tr>
</table>

* 피해자가 사망한 경우이므로 처벌불원 의사표시 불가

** 응급의료의 경우, 현행 「응급의료법」에 따른 임의적 감면도 가능

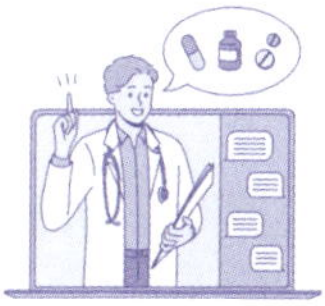

골든타임(골든아워)이란?

증상이 심하거나 응급환자라고 생각이 되면 빨리 병원에 가서 빠른 응급처치를 받는 것이 매우 중요합니다. 이렇게 빠른 치료가 중요한 이유는 환자 생명을 구조하기 위한 골든타임을 놓쳐서는 안 되기 때문입니다. 여기서 골든타임(golden time)이란 '황금과 같은 시간'이라고 번역할 수 있습니다.

그런데 미국에서는 같은 의미로 골든타임보다는 골든아워(golden hour)란 말을 사용합니다. 원래 '골든아워'란 태양이 뜨고 한 시간 및 태양이 지기 전 한 시간으로 사진을 찍기에 햇빛이 가장 좋은 시간을 말하는데, 이러한 개념을 의료에 가져온 것으로 '외상이나 응급환자들의 생명을 구할 수 있는 가장 중요한 한 시간'이라는 뜻입니다. 참고로 국내 중증 외상분야의 권위자인 이국종 교수는 '골든타임'이라는 말은 골든아워에 비하여 그 위급성이 부각되지 않고, 골든아워의 '아워' 즉 시간이라는 말이 반드시 한 시간 이내로 치료가 진행되어야 한다는 의미가 더 직관적으로 다가오기 때문에 환자의 생사를 결정지을 수 있는 수술과 같은 치료가 이루어져야 하는 시간을 말할 때는 골든아워라는 용어가 더 적절하다고 말한 바 있습니다. 그래서 여기서는 골든타임보다는 골든아워라는 말을 쓰겠습니다.

골든아워는 질병에 따라 다릅니다. 예를 들어, 급성심근경색은 가슴 통증이 발생하고 2시간 이내에 막힌 혈관을 뚫어주는 치료를 받는 것이 가장 효과가 좋습니다. 즉, 심근경색의 골든아워는 2시간입니다. 증상이 생기고 8시간 이내에 치료받는 것도 나쁘지 않습니다. 하지만 12시간이 지나게 되면 효과가 많이 떨어지고, 24시간이 지나면 효과가 거의 없습니다.

뇌졸중의 골든아워는 4시간 30분입니다. 이 시간 이내에 병원에 도착하면 정맥 내로 막힌 혈관을 뚫을 수 있는 혈전용해제를 투여할 수 있습니다. 4시간 30분은 초과했지만 6시간 이내에 도착한 경우는 동맥으로 접근해 막힌 부분을 뚫어주는 동맥 내 혈전제거술을 시도할 수 있습니다. 6시간이 지난 후 병원에 도착한 경우에는 뇌 손상이 완전히 진행되지 않았을 것으로 예측되는 경우에만 선별적으로 치료를 시도하게 됩니다.

외상환자의 골든아워는 사건이 발생하고 1시간으로 매우 짧습니다.

응급환자를 이송할 때 주의할 점

외상환자를 이송할 때 목이나 척추 부상이 의심되면, 환자를 섣부르게 움직여서는 안 됩니다. 섣부르게 움직이다가 척추가 손상되면 하반신 마비나 전신 마비가 발생할 수 있기 때문입니다. 의식을 잃은 환자의 경우 숨을 쉴 수 있도록 기도를 확보하는 것이 매우 중요합니다. 만약 정신을 잃은 채로 구토하면 토사물이 기도를 막지 않도록 얼굴을 옆으로 돌리고 입 안에 있는 토사물을 제거해야 합니다. 또한 의식을 잃은 환자에게는 약이나 물을 먹이지 않는 것도 매우 중요합니다. 정신을 잃은 상태에서 약이나 물을 먹이게 되면 이러한 물질들이 기도로 들어가 오히려 상황을 악화시킬 수 있기 때문입니다.

119구급차

응급상황이 발생하면 어떻게 해야 할까요? 가장 좋은 방법은 119에 연락하여 도움을 요청하는 것입니다. 119에는 전화로 응급상황을 확인하고 통제할 수 있는 사람이 있으며, 119구급차에는 응급구조사가 탑승하여 병원에 도착할 때까지 환자를 돕고, 필요하면 응급치료를 직접 할 수도 있습니다. 또한 응급치료에 이용할 수 있는 여러 기구들을 상비하고 있기 때문입니다. 따라서 응급상황이 발생하면 지체하지 말고 119에 연락을 하셔서 도움을 요청하시기 바랍니다.

응급실 이용할 때 알면 좋은 것들

대학병원 응급실은 언제나 환자들로 북적북적하고 오랫동안 기다리는 것으로 악명이 높습니다. 때에 따라서는 자신보다 늦게 도착했는데 먼저 진료를 받는 경우도 있습니다. 외래와 달리 왜 응급실은 도착한 순서대로 진료를 하지 않을까요? 응급실은 말 그대로 응급환자를 치료하기 위한 시설과 의료진을 갖춘 공간이기 때문에 환자를 진료하는 순서가 도착한 순서가 아닌 치료가 필요한지 여부입니다. 환자가 응급환자인지에 대한 판단은 전적으로 응급실에 근무하는 의료진에 의해서 결정이 됩니다. 만약 응급실 의료진이 해당 환자의 상태가 빠른 치료가 필요하지 않다고 판단이 되면 오랫동안 기다릴 수 있습니다.

또한 응급실은 응급환자를 진료하기 위한 공간이다 보니 많은 장비와 의료진을 갖추어야 합니다. 그래서 검사도 많고 비용도 외래보다 훨씬 비쌉니다. 이러한 이유로 대학병원 응급실은 반드시 필요한 경우에만 이용하는 것이 좋습니다. 만약 필요하지 않다면 조금 기다리더라도 외래로 찾아가는 것이 좋습니다.

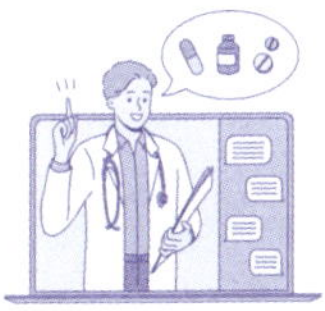

방송에 나오는 명의,
믿을 만한가?

저는 군대를 제대하고 서울에 있는 한 대형종합병원에서 내과 전공의를 하였습니다. 내과 전공의는 내과의 여러 파트를 돌면서 각 과에서 환자를 직접 진료하면서 해당 과의 기초적인 지식과 실기를 배우는 병아리 의사입니다.

2년 차 내과 전공의로 소화기내과를 돌던 때의 일입니다. 평소처럼 오전에 담당 환자들의 회진을 돌고 검사와 처방을 정리하고 있던 중, 전임의 선생님으로부터 전화가 왔습니다. 며칠 후가 '간의 날'이라 방송국 기자가 올 예정인데, 간암이 잘 보이는 CT 영상을 보여주며 인터뷰를 하라는 지시였습니다. 한 시간쯤 후 기자가 카메라 기자와 함께 병동에 도착했습니다. 전임의 선생님의 지시에 따라 간암이 뚜렷이 보이는 환자의 CT 영상을 보여주며 인터뷰를 진행했습니다. 촬영이 끝난 후, 기자는 실제 환자를 진찰하는 모습도 찍어 달라고 요청하여 그렇게 했습니다. 며칠 뒤, 9시 뉴스에서 간의 날에 대한 간단한 소개와 함께 CT 영상을 설명하고 회진을 도는 제 모습이 TV에 나왔습니다.

한 달쯤 지나 내과 중환자실로 파트가 바뀌어 환자를 보고 있던 중, 갑자기 원무팀에서 연락이 왔습니다. 어떤 환자가 이전에 9시 뉴스에 나온 저를 보고 '명의'라며 진료를 받고 싶다고 했다는 것이었습니다. 그런데 외래진료를 보니 제가 없어서 어떻게 하면 진료를 받을 수 있느냐는 문의를 했다고 합니다. 너무 당황한 나머지, 아직 배우는 중인 전공의라 외래진료는 하지 않으니 경험이 더 많은 다른 의사를 소개해 달라고 부탁하며 서둘러 전화를 끊었습니다.

한 공영방송에서는 〈명의〉란 텔레비전 프로그램이 있습니다. 신문이나 텔레비전에서는 그들만의 기준으로 명의를 선정하고 발표하고 있습니다. 서점에 가면 '명의'란 단어를 제목에 포함시킨 책도 많이 볼 수 있습니다. 아침 건강프로그램에서는 명의들이 나와 의료정보를 제공하고 있습니다. '명의'란 무엇일까요? 대중매체나 인터넷에서 제공하고 있는 의사들은 명의가 맞을까요? 이러한 사람들이 하는 말을 다 믿을 수 있을까요?

명의(名醫)란 '의술'로 유명하여 '이름이 널리 알려진 의사'를 말합니다. 흔히 명의라고 하면 '허준'을 연상합니다. 허준은 환자의 얼굴만 봐도 다른 의원들이 진단하지 못하는 어려운 질병을 진단하고, 본인만 아는 비법으로 고치지 못하는 병이 없을 정도의 당대 최고의 의원입니다. 하지만 세상에는 허준과 같은 의사는 찾기가 힘듭니다. 오늘날 의사는 의과대학 및 대학병원과 같이 통일되고 규격화된 교육과 수련을 거쳐 양성되기 때문에 이러한 정규과정을 거친 의사들의 의료지식이나 기술은 거의 차이가 없습니다.

또한 건강보험에서는 임상시험을 통해 과학적으로 그 효과가 증명된 약제나 의료행위만 환자에게 적용하는 것만을 인정하고 있습니다. 따라서 과학적으로 증명되지 않은 진단법이나 치료법은 건강보험의 혜택을 받을 수 없고 이와 같은 진단법이나 치료를 한 의사는 불법적인 의료행위로 처벌을 받습니다. 따라서 우리나라에서 서양의학을 공부한 의사는 그 병원 규모에 따라 진단하고 치료하는 것이 거의 대동소이합니다.

이러한 사실을 신문이나 TV와 같은 대중매체들이 모를 리 없습니다. 그럼에도 이들이 명의를 지정하는 이유는 무엇일까요? 근본적인 이유는 명의를 지정하는 행위를 통해 건강에 관심이 많은 중장년층의 주목을 받기 쉽기 때문입니다. 문제는 명의를 지정하는 수많은 대중매체가 어떠한 기준으로 명의를 선정하였는지 그 기준을 공개하지 않거나 공개하더라도 이들이 제시한 기준이 정말로 객관적이고 합리적인지 명확하지 않다는 것입니다. 그리고 이들이 지정하는 명의들은 서울의 유명 대형종합병원에 근무하는 교수가 거의 대부분입니다. 이러한 상황은 결국 서울의 대형종합병원에 근무하는 교수들이 좋은 의사라는 인식을 심어주어 사람들이 서울의 대형종합병원에만 몰리는 부작용을 낳았습니다.

최근에는 이런 명의 마케팅이 시들해지면서 많은 대중매체들이 전문학술지에 발표된 논문을 대서특필하고 해당 의사의 사진과 소속 병원을 싣고 있습니다. 의학에 문외한인 대중매체 기자들이 전문학술지에 실린 내용을 어떻게 알 수 있을까요? 대부분 병원의 보도자료를 통한 것입니다.

병원은 홍보팀이라는 조직이 있어 병원이나 의료진의 이름을 알리기 위해 고군분투합니다. 홍보팀은 건강정보나 상식을 보도자료를 통해 대중매체에 전달하거나 아니면 최근에 출간된 논문을 알기 쉽게 요약하여 보도자료 형식으로 대중매체에 전달하면 대중매체에서는 이러한 보도자료를 요약해서 기사화합니다.

문제는 전문학술지에 실린 논문은 그 자체로는 의미가 있지만 너무 전문적이라서 일반인이 이해하기 어렵습니다. 또한 기초적인 연구이거나 아니면 실험적으로 시행된 소규모 연구들로 실제 임상에 적용하기도 힘든 경우가 더 많습니다.

그렇다면 텔레비전에 자주 나오는 의사는 믿을 수 있을까요? 텔레비전 건강 프로그램에서 의료 관련 상담이나 자문을 하는 의사들을 많이 볼 수 있습니다. 하지만 자문이나 패널로 나오는 의사들의 대부분은 해당 질병이나 분야에 권위가 있는 전문가이기보다는 해당 프로그램에 출연하기 위해서 비용을 지불하거나 아니면 관련 제품에 대하여 유리한 말을 해주기로 하고 섭외된 경우가 많습니다. 이러한 이유로 관련 제품이나 음식에 대하여 객관적인 의견을 제시할 가능성은 높지 않습니다. 실제로 한 지역 방송사가 의료정보 프로그램에 출연을 대가로 해당의사에게 출연료를 지불해달라는 요청을 받았다는 보도가 있었습니다.[122] 또한 방송프로그램에서 이름을 널리 알린 의사 ㄱ씨는 한 홈쇼핑채널에서 크릴오일을 팔며 특별한 기능이 있는 것처럼 홍보해 방송사가 방송통신심의위원회로부터 권고조처를 받았습니다.

인터넷에 올라온 병원이나 의사의 평판은 얼마나 믿을 수 있을까요? 최근 많은 환자들이 원하는 병원에 가기 전에 병원의 서비스, 시설, 의료진에 대한 평판을 인터넷으로 먼저 확인하는 경우가 많습니다. 환자들은 본인의 질병에 관하여 미리 경험한 사람들의 의견을 중요시하기 때문입니다. 소비자(환자)의 이러한 성향을 파악한 병의원 및 마케팅 회사들은 인터넷에 병의원이나 특정 의사를 광고하고 있습니다. 인터넷 블로그나 인터넷 카페도 예외는 아닙니다.

많은 사람이 개인이 운용하는 블로그는 신뢰할 수 있다고 생각하지만, 이런 인터넷 블로그나 인터넷 카페들이 특정의료기관을 홍보하는 마케팅 수단이 된 지 오래되었습니다. 특히 미용성형과 관련된 병의원의 경우 파워 블로거를 고용하여 매일 포스팅하고 그것도 아니면 전문적인 광고 홍보 회사와 계약하고 있습니다.[123]

포털 사이트에서 병의원이나 의사를 직접 검색하는 것은 어떨까요? 건강과 관련된 주요 키워드를 포털 사이트 검색란에 입력하면 유명하거나 인기가 있는 순서대로 관련 내용들이 배열된다고 생각합니다. 하지만 포털 사이트 검색란에 올라오는 순위는 인기순이 아닐 수도 있습니다. 주요 포털 사이트들은 키워드 검색광고라는 이름으로 키워드에 돈을 받고 우선순위를 팔고 있습니다. 즉, 포털 사이트는 사람들이 많이 검색하는 단어를 입찰하여 광고가에 따라 순위를 배열하고 사람들이 포털 사이트의 검색란에 이 단어를 선택하면 최대 입찰가를 부른 광고주 순으로 배열하고 있습니다. 이와 같은 상황에서는 아무리 실력이 없다고 하더라도 포털 사이트에 많은 돈을 지불하기만 하면 검색 순위 상위권에 올라갈 수 있습니다.[124]

의료는 대표적인 서비스업으로 실제 비용을 지불하기 전까지 품질을 확인할 수 없습니다. 그래서 사람들은 자기의 건강을 책임져 줄 명의를 찾아 나섭니다. 하지만 단언하건대 과학적이고 객관적으로 그 효과와 안전성이 입증된 치료만 할 수 있는 현재의 의료시스템에서는 허준이나 화타(華陀)[125]와 같은 명의는 나올 수 없습니다. 단지 각자 근무하는 병원의 규모와 시설에 따라, 그리고 경험도에 따라 좀 더 난이도 있는 질환에 대하여 진단과 치료를 할 수 있는 의사와 그렇지 않은 의사로 나뉠 뿐입니다. 그런데 난이도 있는 진단과 치료를 할 수 있는 의사라고 해서 명의라고 할 수는 없습니다. 이러한 의사들은 한 분야에만 정진한 것으로 해당 분야에서는 깊게 알지만 전문 분야가 아닌 분야는 다방면으로 진료를 하는 동네 병의원의 의사보다 더 못할 수도 있습니다. 즉, 병원이란 환경에서 각자가 처한 위치에 따라 발전할 뿐입니다.

병원과 의사능력을 객관적으로 평가할 수 있는 지표는 없을까요? 의료사고율, 사망률, 치료 성공률 등이 통하여 그나마 의사의 능력을 객관적으로 파악할 수 있습니다. 하지만 현재 보건당국은 여러 이유를 들어 이러한 객관적이고 명확한 지표들을 대중에 공개하지 않고 있습니다.

사람들의 건강을 책임지는 의료도 서비스 업종입니다. 같은 종류의 수많은 서비스 업종이 세상에 나온 이상 서로 경쟁하는 것은 당연한 일입니다. 누구나 의료계도 상업화되었다는 점에는 이의를 제기하지 않습니다. 이러한 상황에서 환자들은 현명한 소비자가 되어야 합니다. 대중매체나 파워블로거의 거짓되거나 과장된 정보에 너무 의지할 필요는 없다고 생각합니다.

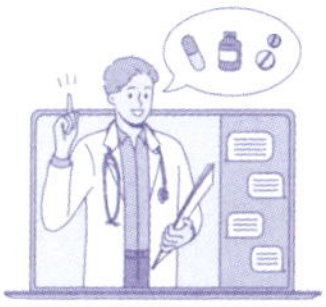

오리지널약이 제네릭약보다 더 좋을까?

약이란 화학적 과정을 거쳐 인공적으로 만들어진 화학약품으로 화학식만 알면 비교적 쉽게 만들 수 있습니다. 하지만 이렇게 만든 약을 실제 환자에게 사용하기까지는 매우 까다로운 여러 복잡한 절차를 거쳐야 합니다. 우선 여러 탐색 과정을 거쳐 신약 후보 물질을 만들고, 이 중에서 실제로 효과가 있는 물질을 골라서 동물실험과 실제 사람에게 투여하는 임상시험을 거쳐 그 효과와 안전성이 검증되어야 합니다. 따라서 신약을 만드는데 10년 이상 걸리고, 비용도 적게는 수백억 원에서 수천억 원이 들기도 합니다. 이렇게 힘들게 개발된 신약을 다른 제약회사들이 쉽게 복제하여 판매한다면 신약을 개발한 회사는 신약 개발에 들인 엄청난 노력과 비용을 보상받지 못하게 되어 파산하거나 더 이상 신약을 개발하려고 하지 않을 것입니다.

이러한 이유로 대부분의 나라에서는 신약을 개발한 제약회사에 대하여 독점적으로 판매할 수 있는 특허권을 인정하고 있습니다. 이러한 특허권 제도는 독점 판매를 통해 신약을 개발한 회사가 투자된 비용을 회수하고 다른 신약을 개발하기 위한 자본을 축적하도록 하는 것입니다. 이렇게 특허권으로 보호되는 동안은 다른 제약회사에서 같은 성분의 약제를 만들어 판매할 수 없기에 한 알에 수천 원부터 많게는 수십만 원이나 됩니다.

그러나 특허권이 있다고 무한정 독점적으로 약을 판매할 수는 없습니다. 보통 약물에 대한 특허는 약물이 처음 개발되고 15년에서 20년 동안 특허권이 인정됩니다. 즉, 15년에서 20년이 지나면 약물에 대한 특허가 사라져 다른 제약회사도 같은 성분의 약물을 판매할 수 있습니다.

특허권을 인정받아 약물을 개발한 제약회사가 일정 기간 동안 독점적으로 판매되는 약을 오리지널약이라고 합니다. 특허 기간이 만료되면 다른 제약회사에서 오리지널약과 같은 성분의 약물을 만들어 판매하기 시작하는데 이와 같은 약을 복제약 혹은 제네릭약이라고 합니다.

제네릭약은 생물학적 동등성 시험(생동성)과 같은 비교적 단순한 임상시험만 거치면 만들 수 있기 때문에 초기 투자 비용이 많이 들지 않고 동시에 여러 제약회사들이 만들어 경쟁이 붙기 때문에 오리지널약에 비하여 약값이 쌉니다. 미국의 경우 제네릭약의 가격은 오리지널약의 20~30퍼센트에 불과합니다.

오리지널약은 제네릭약보다 더 효과가 좋고 안전할까요? 제네릭약을 시장에 판매하기 위해서는 오리지널약과 동등한 효과를 내는지 평가하는 생동성 시험을 거쳐야 합니다. 생동성 시험이란 몸에서 해당 성분이 얼마나 오랫동안 혈중 농도를 유지하는지 평가하는 것으로 오리지널약과 대비하여 80~125퍼센트로 일치하면 동등하다고 평가합니다. 여기서 허용 범위가 너무 큰 것은 아닌지 의심할 수도 있습니다. 하지만 같은 사람이 같은 약을 복용하더라도 본인의 몸 상태에 따라 생체 이용률이 다르게 나타나기 때문에, 80~125퍼센트의 변동성은 오리지널약과 동등하다고 평가하는 것입니다. 이러한 기준은 우리나라는 물론 세계적으로 같습니다. 다만 오리지널약은 다국적 제약회사에서 만들고 15년에서 20년 동안 독점적으로 시장에 공급되었기 때문에 약을 만드는 제약회사 및 해당 오리지널약의 브랜드 이미지는 제네릭약보다 더 좋습니다.

실제 임상연구에서도 오리지널약과 제네릭약을 비교하였는데 유사한 효과와 안전성을 보였습니다. 예를 들어, 미국에서 1996년부터 2007년까지 미국 식약처에서 승인된 오리지널약과 제네릭약을 가지고 생물동등학적연구를 시행한 결과 오리지널약과 복제약은 차이가 없었습니다.[126] 이제까지 심혈관질환에 사용되는 제네릭약과 관련된 47개의 연구들을 종합적으로 분석한 결과 생물동등학적 효과와 안전성에 차이가 없었습니다.[127]

제네릭약이 오리지널약에 비하여 약효가 떨어진다는 것은 오해에 가깝습니다. 사실 우리나라를 포함하여 미국이나 유럽의 정부는 약제비를 절감하기 위해서 약값이 저렴한 제네릭약의 사용을 장려하고 있습니다. 물론 제네릭약이 생동성 시험을 거쳐 판매 허가를 받았다고 하더라도 간혹 신뢰가 가지 않는 제네릭약들도 있습니다. 그러나 우리나라에서 만드는 제네릭약들은 높은 평가를 받고 있습니다. 특히 고혈압약이나 고지혈증약, 당뇨약과 같이 평생을 복용해야 하는 경우 가격이 저렴해야 환자에게는 경제적으로 부담이 적습니다. 때로는 해당 제네릭약을 제조하는 제약회사 및 브랜드 이미지가 떨어질 때도 있지만 이것은 마케팅의 문제이지 약의 효과와는 상관없는 일입니다. 그러니 환자 본인의 약이 제네릭약이라고 해서 걱정할 필요는 없습니다.

[참고 2-3]
우리나라에서 오리지널약과 제네릭약 가격이 비슷한 이유

앞서 말한 바와 같이 미국에서 제네릭약의 가격은 오리지널약의 20~30퍼센트에 불과합니다. 어떻게 이런 가격이 가능할까요? 실제 약을 제조하는 데 드는 비용 즉, 제조원가는 판매가의 6퍼센트 정도에 불과하기 때문입니다. 우리나라의 경우 제네릭약의 가격이 오리지널약의 50~80퍼센트 정도로 상대적으로 제네릭약의 가격이 비쌉니다. 이렇게 제네릭약의 가격이 상대적으로 비싼 이유는 국민건강보험의 정책적 이유 때문입니다. 우리나라 국민건강보험은 제네릭약의 가격을 정할 때 등록 순서에 따라 결정합니다. 즉, 처음 다섯 번째까지 등록된 제네릭약은 오리지널 약값의 80퍼센트로, 이후 등록 순서에 따라 가격이 점차 낮아지는 계단식 구조를 띠고 있습니다.

국민건강보험이 외국에 비하여 상대적으로 제네릭약의 가격을 높게 책정한 이유는 국내 제약회사의 적정마진을 유지하여 국내 제약시장을 보호하고, 동시에 제네릭약을 판매하여 얻은 돈으로 신약 개발 등 연구개발에 사용하라는 정책적인 배려 때문입니다. 실제로 우리나라 제약회사들이 제네릭약의 판매로 얻은 이익을 신약 개발에 재투자하여 좋은 성과를 거두고 있습니다. 하지만 이러한 정책은 여러 부작용을 일으켰는데 가장 대표적인 것이 의사에게 리베이트를 제공하는 것입니다. 국내 제약회사들은 제네릭약을 판매하여 얻은 이익을 신약 개발 등 미래를 위해 투자하기보다는 현재의 시장점유율을 높이기 위해서 의사에게 리베이트를 제공하는 등 마케팅 비용으로 사용하는 경우가 많았습니다. 이로 인하여 제약회사의 리베이트와 관련된 사고들이 끊이지 않고 있습니다.

의사의 입장에서 보면 현재 건강보험의 가격정책에 따르면 오리지널약과 제네릭약의 가격 차이가 크지 않고, 아무래도 약을 만드는 제약회사의 회사나 브랜드 이미지가 오리지널약이 더 좋기 때문에 금전적인 이득이 아니라면 굳이 제네릭약을 쓸 이유가 낮은 것도 사실입니다. 오리지널약과 제네릭약의 가격 차이가 20퍼센트 정도 난다고 가정할 때, 약제비의 70퍼센트를 건강보험에서, 30퍼센트를 본인이 부담하는 것으로 책정이 되면, 제네릭약을 처방하더라도 환자가 체감하는 약제비 감소 정도는 6퍼센트 정도에 불과하기 때문입니다. 이 때문에 제네릭약이 판매되더라도 의사들은 오리지널약을 제네릭약으로 잘 바꾸지 않았습니다. 따라서 제네릭약을 만드는 제약회사들은 리베이트와 같은 불법적인 영업활동으로 시장 점유율을 높이려는 전략을 사용하는 것입니다.

그렇다면 국민건강보험의 이러한 제네릭약의 약값 책정 정책을 포기하는 것이 좋을까요? 아니면 현재의 약값 정책을 유지하는 것이 국가 경제에 도움이 되고, 국민 생활의 안정에 더 도움이 된다고 생각하시나요? 여러분의 생각이 궁금합니다.

[참고 2-4]
바이오의약품과 바이오시밀러(Biosimilar)

바이오의약품이란 살아있는 세포, 단백질, 유전자와 같이 사람이나 다른 생물체에서 유래한 물질을 재료로 만드는 의약품으로서 생물학적 제재, 유전자재조합의약품, 세포배양의약품 등이 있습니다. 바이오의약품도 일반적인 약품과 같이 일정 기간 특허를 통해 약품을 개발한 제약회사의 독점판매가 허용됩니다. 하지만 특허 기간이 만료되면 기존의 바이오의약품을 본떠 만든 제품판매가 허용되는데 이를 바이오시밀러라고 합니다. 즉, 바이오시밀러란 바이오의약품의 복제 의약품이라고 할 수 있습니다.

그런데 바이오시밀러를 복제약이라고 하지 않고 바이오시밀러라고 하는 이유는 무엇일까요? 화학 공정을 거쳐 제조하는 복제약은 화학적으로 보면 오리지널약과 동일합니다. 하지만 바이오의약품은 의약품을 만드는 회사마다 살아있는 세포를 생산하는 조건이나 정제하는 방법이 다르기 때문에 완전히 같게 만들 수 없고 매우 비슷하게(similar)만 만들 수 있습니다. 그래서 복제약이 아닌 바이오시밀러(Bio-similar)라고 하는 것입니다.

따라서 생동성 시험이라는 단순한 절차만 거치면 상업적으로 판매가 가능한 제네릭약과 달리 바이오시밀러는 오리지널 바이오의약품과 같은 임상시험을 거쳐 그 효과, 안전성, 품질이 오리지널 바이오의약품과 같거나 차이가 없다는 것을 입증해야 상업적인 판매가 가능합니다.

그럼에도 불구하고 바이오시밀러는 바이오의약품을 처음부터 개발하는 것보다는 비교적 적은 비용으로 짧은 시간 안에 개발할 수 있기 때문에 오리지널 바이오의약품 가격의 50~80퍼센트 정도의 상대적으로 저렴하고 합리적인 가격으로 환자에게 제공되고 있습니다.

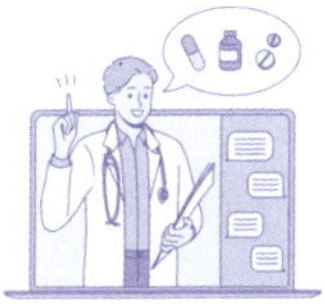

임상시험에 참여할 때 주의할 점

지난 몇 년간 우리나라의 임상시험 역량이 가파르게 성장하면서 환자들을 대상으로 하는 임상시험 연구 건수도 폭발적으로 증가하고 있습니다. 2022년 식약청의 자료를 보면, 2022년 임상시험 총 승인 건수는 711건으로 2008년 비하여 75퍼센트 증가하였고, 2004년의 136건에 비하여 5.2배 증가한 수치로 매년 가파르게 성장을 하고 있습니다. 2022년 임상시험 중 다국적 제약회사 등이 참가하는 다국가 임상시험(2개 이상의 나라에서 시험함)은 352건으로 한국은 2022년 기준 세계 임상시험 시장점유율 5위이며, 서울이 도시 기준으로 세계 1위를 기록하였습니다.[128]

임상 연구에 대한 환자들의 인식도 이전보다 많이 좋아졌습니다. 몇 년 전만 하더라도 환자들은 임상시험에 참가할 것을 권유받으면 '내가 마루타'냐며 거부하는 경우가 많았지만 최근에는 임상시험 지원자를 모집한다고 병원이나 신문에 공고하면 연구에 자발적으로 참여하겠다고 연구센터를 방문하는 경우도 심심치 않게 볼 수 있습니다.

다국적 임상 연구는 신약이나 신의료 기기의 효과 및 안전성을 객관적

[그림 2-4] 전체 임상시험계획 승인현황(2004~2022)

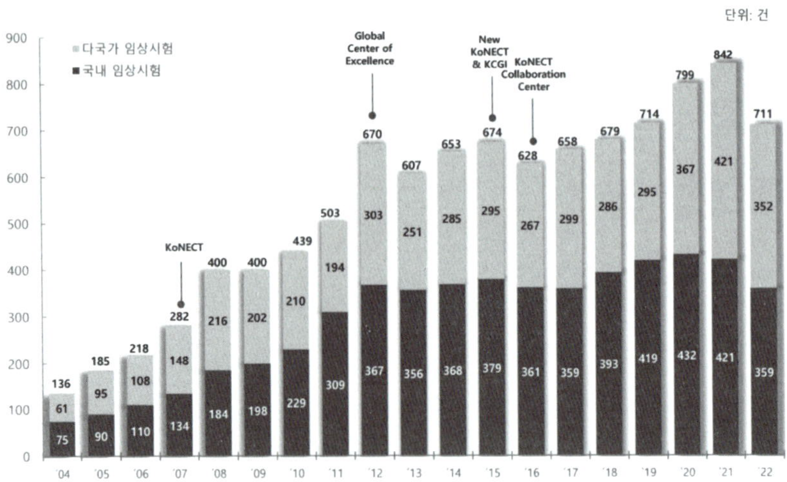

- 국내 임상시험 : 제약사 등이 의약품을 개발하여 국내에서 실시하는 임상시험
- 다국가 임상시험 : 제약사 등이 의약품을 개발하여 한국을 포함하여 2개국 이상에서 실시하는 임상시험

제공: 식약처, 임상시험계획 승인현황, 2022, KoNECT 재가공

으로 평가할 수 있고, 임상 연구 수준도 향상시키며, 동시에 진료의 표준화가 가능하기 때문에 의료의 질을 향상시킬 수 있습니다. 또한 임상시험에 대한 경험 및 노하우는 더 많은 다국적 제약사들이 한국을 찾아오게 하는데 거의 개발이 다 된 신약은 물론 최근에는 이제 막 개발을 시작한 신약에 대한 임상시험까지 시행되고 있습니다.

임상시험이 우리나라에서 진행된다는 것은 최근 개발한 약물이나 기기를 필요한 환자들이 우선적으로 접할 수 있다는 장점이 있습니다. 그리고 임상시험을 할 때 다국적 제약회사들은 많은 비용을 지불하기 때문에 의료기관이나 의료진들에게 많은 도움이 됩니다. 하지만 임상시험에 사용되는 약물이나 신의료기기는 아직까지 그 유효성이나 안전성이 검증이 되지 않은 만큼 피시험자들의 건강에 위험이 따르는 것도 사실입니다. 예를 들어 2019년 이후 2023년 6월까지 임상시험에 참가한 16만 명의 피시험자 중에서 사망자는 165명이었고, 입원한 사람은 1,657명, 예상하지 못한 약물이상 반응은 1,822명이었습니다.[129] 따라서 환자로서 임상시험에 참여할 때에는 그 위험성을 알고 참여해야 합니다. 임상시험에 참여할 때 피험자가 생각해 봐야 할 것과 주의할 점은 무엇인지 알아보도록 하겠습니다.

임상시험이란

임상시험이란 동물시험을 통해 그 효과가 확인된 새로운 약물이나 기기를 사람에게 적용해 보면서 그 효과와 안전성을 평가하는 과정을 말합니다.[130]

임상시험은 크게 4가지로 나눌 수 있습니다. 제1상 임상시험은 약물의 흡수, 배설, 대사, 축적 등 새로운 약물의 약리작용 및 안전성을 확인할 목적으로 시행되는 것으로, 일반적으로 20명에서 100명 정도의 건강하고 정상적인 지원자를 대상으로 약물을 투여해서 해당 신약의 적정용량과 투약기간을 결정하게 됩니다. 제2상 임상시험은 실제로 약물이 필요한 환자를 대상으로 하여, 시험 약물의 용량을 결정하고 약물의 약리효과, 유효성 및 안전성을 평가하는 단계입니다. 이 시험은 보통 100명에서 200명 정도의 소수 환자를 대상으로 하며, 약물의 용량에 따른 반응, 효과 지속 시간, 약력학 및 약동학[131] 등을 검토하는 전기 제2상 임상시험과, 비교적 많은 환자를 대상으로 무작위 배정 및 위약 또는 대조약을 사용해 약물의 유효성과 안전성을 평가하는 후기 제2상 임상시험으로 나뉩니다.

제3상 임상시험은 수백 명에서 수천 명의 대규모 환자들에게 신약을 투여하고 그 유효성과 안전성을 확인하는 단계로, 전기 제3상 임상시험과 후기 제3상 임상시험으로 나눌 수 있습니다. 전기 제3상 임상시험이란 피험자를 대상으로 약물의 효능과 안전성을 다기관 무작위 방법으로 장기간에 걸쳐 실시하는 연구이고, 후기 제3상 임상시험은 상업적 측면에서 경쟁 약물과 비교하여 신약의 우위를 입증하기 위하여 시행하는 임상시험을 말합니다. 만약 제3상 임상시험에서 효과가 인정되고 부작용이 없거나 적다면 정부로부터 시판 허가를 받아 상업적으로 판매할 수 있습니다. 제4상 임상시험이란 이미 상업적으로 판매하고 있는 약물에 추적조사를 시행하여 이전 임상 연구에서는 알 수 없었던 약물의 유효성과 안전성 정보를 모아 분석하고 사후적으로 관리하는 단계입니다.

위약 및 이중눈가림

새롭게 개발된 약물은 정말로 효과가 있는지, 혹은 부작용은 없는지 임상 연구를 통해 과학적으로 검증되어야 합니다. 하지만 임상시험을 통해 약물의 효과를 검증할 때 가장 문제가 되는 것은 위약효과와 함께 의사의 의도가 개입될 수 있다는 것입니다.

위약효과(placebo effect)란 약효가 전혀 없는 약이라도 환자가 효과가 있다고 생각하고 복용하면 환자의 병세가 호전되는 현상을 말하는 것으로, 위약효과가 있으면 단지 환자의 기분이 좋아졌다고 느끼는 것만 아니라

실제 생리적인 효과도 동시에 나타나게 됩니다. 또한 부작용도 경험하는 경우도 있습니다.[132]

이러한 위약효과는 실제 약물의 효과와 안전성을 평가하는데 혼란을 주게 됩니다. 그렇다면 신약을 평가할 때 위약효과를 어떻게 제거할 수 있을까요? 바로 진짜 약과 똑같이 생긴 가짜 약(위약, 僞藥)을 환자에게 복용하게 하고 나중에 진짜 약과 그 효과와 부작용을 비교하면 위약효과로 인하여 과장된 약물 효과와 부작용을 확인하고 평가할 수 있습니다.

의사의 의도적인 개입이란 새롭게 개발된 약물을 실제로 받은 환자가 누구인지 의사가 알게 되면 해당 환자에게 신경을 더 많이 써주고 약물로 부작용이 생기지 않도록 관심을 가지는 것을 말합니다. 의사의 의도적인 개입이 들어가면 신약의 효과는 증가하고 부작용은 감소하는 효과가 나타나게 됩니다.

이러한 의사의 의도적인 개입을 막기 위해서 임상시험에서는 이중눈가림 방법을 사용합니다. 이중눈가림(double-blind)이란 피험자인 환자와 연구자인 의사 모두 누가 신약이 투여되는지 모른 채 연구를 진행하는 방법으로 이를 통해 의사의 의도가 임상시험에 개입되는 것을 막을 수 있습니다.

임상시험의 장단점

임상시험의 장점은 현재까지 치료제가 없는 암 환자나 기타 환자들에게 최근에 개발된 신약을 무료로 먼저 투여받을 수 있게 하고, 연구에 참여하는 환자들에 대한 의사들의 관심도도 높아지기 때문에 진료 서비스의 질도 높아질 수 있습니다. 병원은 환자들에게 연구하는 병원이라는 긍정적인 이미지를 얻는 등 간접적인 홍보 효과와 함께 연구와 더 많은 환자들을 유치하여 병원 수익을 증가시킬 수 있습니다.

임상시험에 참여하는 의사는 임상연구를 수행하면서 연구비를 지원받고 학술논문집에 자신의 이름으로 논문을 출간할 수 있습니다. 관련된 연구기관들은 신약 개발에 참여하면서 신약을 만드는 과정에 대한 노하우를 얻는 기회가 생깁니다. 이를 통해 장기적으로는 국산 신약 개발에도 도움이 됩니다. 이와 같은 이유로 정부는 정책적으로 임상연구를 장려하고 있습니다.

하지만 임상시험은 단점도 있습니다. 첫째, 임상시험은 완전히 안전성과 효과성이 증명된 약이나 의료기기를 가지고 시행하는 것이 아닙니다. 따라서 예측하지 못한 부작용과 함께 때에 따라서는 기존에 시판되고 있는 약보다 못한 결과가 나올 수도 있습니다. 예를 들어, 2011년 한 TV 시사 프로그램에서 임상시험의 안전성에 대한 문제를 지적한 바 있습니다. 이 프로그램에서 임상시험에 참여하였다가 사망한 사람은 2011년 상반기에만 18명이나 되었는데, 이 가운데 7명은 임상시험 약물과의 관련성이 의심되는 경우였으며, 사망자 7명 중 4명은 다국적 제약회사의 신약(간암 치료제) 임상시험에 참여하였다가 사망하였다고 보도하였습니다. 둘째, 임상시험과 관련된 부정행위들이 많이 보고되고 있습니다. 임상시험에 참여하는 일부 의사는 임상시험을 통해 얻을 수 있는 금전적 이익과 성공적인 결과로 인한 명예를 원하며, 의뢰자인 제약회사는 질병에 대한 좋은 효과와 적은 부작용이라는 기대되는 결과를 통해 시장에서 금전적 이익을 얻고 싶어 하기 때문입니다. 이러한 공통된 욕심이 결합되어 피험자, 즉 환자의 안전과 이익이 무시되는 부정행위가 발생할 수 있는 것입니다.

동의서 및 기관생명윤리위원회

임상시험을 시행하는 병원들은 임상시험에 참여하는 피험자(환자)를 보호하기 위한 여러 법적 장치를 마련해 놓았는데 가장 대표적인 것이 충분히 설명을 한 동의서(informed consent) 작성와 기관생명윤리위원회(IRB 또는 임상시험심사위원회)입니다. 충분한 설명을 한 동의서 작성이란 피험자인 환자에게 임상시험에 참가하기 전에 해당 임상시험의 목적, 잠재적 위험과 이익에 대하여 충분히 설명하고 이에 대한 동의서를 받는 것을 말합니다. 수술이나 시술을 시행하기 전에 그것에 관하여 충분히 설명하고 동의서를 받는 것과 같습니다.

의사나 제약회사는 임상시험에 참여하려는 환자 또는 보호자에게 임상시험의 목적, 검사 내용, 환자가 준수해야 할 사항, 임상시험의 잠재적 위험과 이익, 임상시험으로 인한 신체적·정신적 손상에 대한 보상, 부작용 발생 시 치료 방법과 발생 비용, 임상시험 참여 기간, 피험자 수 등을 자세히 설명한 후 동의서를 받아야 합니다.

기관생명윤리위원회(Institutional Review Board, IRB)는 연구자가 아닌 사람들이 계획된 임상시험이 과학적으로 타당하고 윤리적인지를 검토하고, 임상시험 진행을 감독하며, 진행된 연구 결과를 보고하도록 하여 임상시험에 참여하는 피험자의 권리, 안전, 복지를 보호하는 것입니다.

임상 연구에 참여할 때 주의 사항

앞서 언급한 바와 같이 임상시험에 사용되는 거의 모든 약물과 의료기기는 그 효과나 안전성이 명확하게 확립되지 않은 경우가 많습니다. 따라서 임상시험에 참가하는 경우 반드시 다음 사항을 주의해야 합니다.

첫째, 임상시험을 권유한 교수나 해당 전문의에게 임상 연구에 대한 자세한 설명을 요구해야 합니다. 모든 임상시험은 연구자(교수나 해당 전문의)중심에서 피험자(환자)중심으로 변화하면서 피험자의 알권리와 충분한 설명의 제공을 근거로 한 동의서 작성을 강조하고 있습니다.

여기서 충분한 설명을 통한 동의서 작성이란 그냥 단순히 동의서에 서명하는 것이 아닌 충분한 설명의 제공을 근거로 한 동의를 말하는 것으로, 연구 참여자인 피험자는 연구자로부터 충분한 정보를 제공받은 후에 동의서에 서명하는 전체과정을 의미합니다. 따라서 피험자들은 임상시험에 참여하기 전에 연구자로부터 임상시험의 목적과 방법 등에 대하여 충분한 설명을 들어야 하며, 모르는 내용은 다시 한번 확인하고, 가족과 충분히 상의와 숙고한 후에 참여여부를 결정하여야 합니다. 다만 임상시험에 대한 목적이나 방법 등을 충분히 설명하는데 많은 시간과 노력이 필요하다보니 최근에는 교수나 전문의 대신 연구간호사가 설명하는 경우가 많습니다.

둘째, 동의서에 서명한 후 반드시 동의서 사본 1부를 요구해야 합니다. 동의서에는 임상시험의 개요, 향후 임상시험 진행 방식, 문제가 발생했을 때 연락할 수 있는 담당 연구자(교수나 전문의)나 담당 임상 간호사의 연락처 등 환자가 알아야 할 내용이 자세히 기재되어 있습니다. 피험자는 임상시험에 참여하기로 결정하고 동의서에 서명한 것으로 끝나는 것이 아니라, 반드시 동의서 사본을 요구하여 보관해야 합니다.

만약 임상시험과 관련된 약물이나 의료기기를 사용한 후에 열이 나거나 구토 등 평소와 다른 증상이 있다면 동의서에 기재되어 있는 연락처로 연락을 하여 필요한 조치를 받아야 합니다. 만약 부작용이 임상시험에 사용된 약물이나 의료기기와 관련이 있다고 판단되면 부작용으로 인한 모든 비용과 이에 대한 금전적 보상은 연구자 측에서 부담하게 됩니다.

셋째, 피험자들은 임상시험에 참여하면서 여러 가지 이유로 마음이 바뀔 수 있습니다. 연구에 참여하는 것이 불안하거나, 예상하지 못한 부작용이 발생하거나, 자주 병원을 방문해야 하는 등의 이유로 더 이상 임상시험에 참여하고 싶지 않을 수 있습니다. 이런 경우 고민하지 말고 동의서에 기재된 연락처로 즉시 연락하기 바랍니다. 임상시험에 계속 참여할지 말지는 피험자의 자유입니다. 굳이 마음에 내키지 않는 것을 억지로 할 필요는 없습니다. 또한 임상시험 참여 지속 여부를 빨리 결정하는 것이 피험자와 연구자 모두에게 이로울 수도 있습니다.

넷째, 많은 임상시험에서 임상시험에 참여한 피험자에게 교통비 명목으로 약간의 돈을 제공하고 있습니다. 이러한 교통비는 연구에 따라 다르지만 한번 방문할 때마다 5~10만 원 정도 주는 것이 관례입니다. 또한 임상시험과 관련된 검사비 및 진료비, 투약비 등 시험과 관련된 모든 비용은 연구자가 부담하는 것이 원칙입니다. 하지만 모든 임상시험에서 이런 혜택을 주는 것은 아니기 때문에 임상시험에 참여할 때 혜택이 있는지 확인하기 바랍니다. 다만 무료 검사 및 교통비를 제공하는 연구가 다 좋은 것은 아닙니다. 일반적으로 무료 검사나 교통비를 많이 제공하는 연구일수록, 피험자에게 자주 병원을 방문하게 하거나, 방문 시마다 혈액을 채취하고, 약 복용 여부를 상세히 기록하는 등 더 많은 요구를 하는 경우가 많습니다.

임상시험은 새로운 약물을 개발하고 의학의 발전을 위하여 반드시 필요합니다. 하지만 잘못 활용하면 독이 될 수도 있습니다. 담당 의사에게 임상 시험에 참여할 것을 권유받았다면 임상시험에 참여할지 신중히 생각하고 결정해야 합니다.

임상시험에 참여하는 도중에 부작용 등 문제가 발생하면 주저하지 말고 연구동의서에 기재된 연락처를 통해 연구간호사나 담당 의사에게 전화를 걸어 상의해야 합니다. 만약 임상시험에 참여하고 싶지 않다면 연구간호사나 담당 의사에게 생각을 솔직히 이야기해야 합니다. 임상시험에 참여했다가 그만둔다고 해서 피험자에게 불이익을 주는 담당 의사는 없습니다.

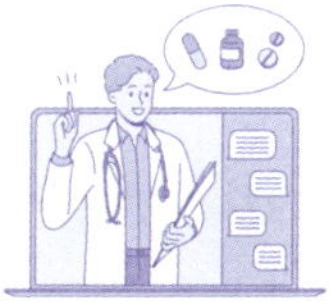

의료실비보험은 의료비를 줄여줄 수 있을 것인가?

우리나라의 건강보험이 좋다고 하지만 총진료비 중에서 실제 건강보험이 부담하는 비율은 65퍼센트 정도에 불과합니다. 즉, 진료비의 30~35퍼센트는 환자 본인이 부담해야 합니다. 특히 악성종양 등 중증질환의 경우 아직도 건강보험의 혜택을 받지 못하는 신약이나 치료가 많기 때문에 이러한 질병에 걸리면 자신이 부담해야 하는 진료비는 기하급수적으로 높아지게 됩니다. 이에 대한 대비책으로 많은 사람들이 의료실비보험과 암보험에 가입하고 있습니다. 그렇다면 이러한 사보험들은 얼마나 도움이 될까요? 많은 사람들이 가입한 의료실비보험, 암보험, 그리고 종합건강보험 특약에 대하여 알아보도록 하겠습니다.

의료실비보험

의료실비보험이란 환자로서 병의원에서 진료와 치료를 받고 지불한 의료비(급여 및 비급여 진료를 포함)를 환급받는 보험을 말합니다. 실제 많은 사람들이 의료실비보험에 가입하고 있습니다. 2022년 기준으로 총 가입자수는 약 3,565만 명(전 국민의 약 70퍼센트)으로 지속적으로 증가하고 있으며 개인당 월평균 납입료는 7~10만 원이었습니다.[133] 여전히 홈쇼핑이나 케이블 방송을 보면 의료실비보험에 가입할 것을 권유하는 광고들을 흔히 볼 수 있습니다.

1) 의료실비보험 보장 범위

의료실비보험에 가입하더라도 병의원에서 지출한 모든 의료비용을 보장받는 것은 아닙니다. 예를 들어 간병비, 증명서 발급비, 예방 접종비 등 치료와 무관하게 발생하는 비용은 보장되지 않습니다. 또한 약국에서 구입하는 보습제 등 의약 외 물품 구입비용 및 성형수술과 같이 외모 개선 목적의 의료비도 보장하지 않습니다. 의사의 소견이 있더라도 의료기기 상점 등 병의원이 아닌 곳에서 구입한 의료보조기 구입비용도 보장되지 않습니다. 다만 인공장기와 같이 신체에 이식되어 그 기능을 대신하는 경우에는 진료재료비용으로 보장받을 수 있습니다.

또한 치과치료, 한방치료의 경우 건강보험의 혜택을 받는 부분 중에서 본인이 부담하는 의료비는 보장하지만 비급여의료비는 보장하지 않습니다. 다만 한방병원에서 양방의사의 의료행위로 발생한 의료비이거나 치과에서 구강이나 턱질환의 경우는 급여와 비급여 모두 보장받을 수 있습니다.

발생의 우연성이 결여된 임신이나 출산과 관련된 제왕절개, 불임검사, 인공수정 및 비만과 관련된 의료비는 보장하지 않습니다.

2) 의료실비보험 가입제한

국민건강보험은 영리를 추구하지 않고 국가에서 제공하기 때문에 자신이 어떤 질병을 가지고 있는지 상관없이 모두 가입이 가능합니다. 그리고 보험료는 질병 위험도에 상관없이 자신의 자산이나 수입에 비례합니다. 이에 비하여 의료실비보험은 이익을 추구하는 사보험회사가 제공하는 보험이기 때문에 기존에 중대한 질병을 가지고 있거나 질병에 걸릴 위험이 높은 사람은 가입을 거절당할 수 있습니다. 혹은 가입을 하더라도 이전에 가지고 있던 질병으로는 보험료를 지급 받을 수 없습니다. 그리고 보험료는 자신의 자산이나 수입이 아닌 질병 위험도에 따라 정해집니다. 이러한 이유로 국민건강보험과 달리 의료실비보험에 가입하기 위해서는 현재나 과거에 치료를 받았거나 치료를 받고 있는 질병을 미리 보험회사에 알려주고 가입이 가능한지 여부에 대한 판단을 받아야 합니다.

3) 의료실비보험의 구성

의료실비보험의 보험료는 크게 순보험료와 부가보험료로 구성되어 있습니다. 그리고 순보험료는 위험보험료와 저축보험료로 나뉩니다. 위험보험료란 지급될 보험금의 재원이 되는 보험료를 말하고 저축보험료란 만기환급금이나 중도 해약금의 지급을 위한 보험료를 말합니다. 부가보험료는 사업비라고도 하며 보험계약을 체결, 유지, 관리하기 위하여 사용되는 보험설계사 계약비, 광고비, 회사 운영비 등을 말합니다.

현재 거의 대부분의 보험회사들은 가입자들이 납입한 보험료에서 사업비 혹은 부가보험비가 얼마나 되는지를 영업기밀이라는 이유로 공개하지

[그림 2-5] 의료실비보험 구성

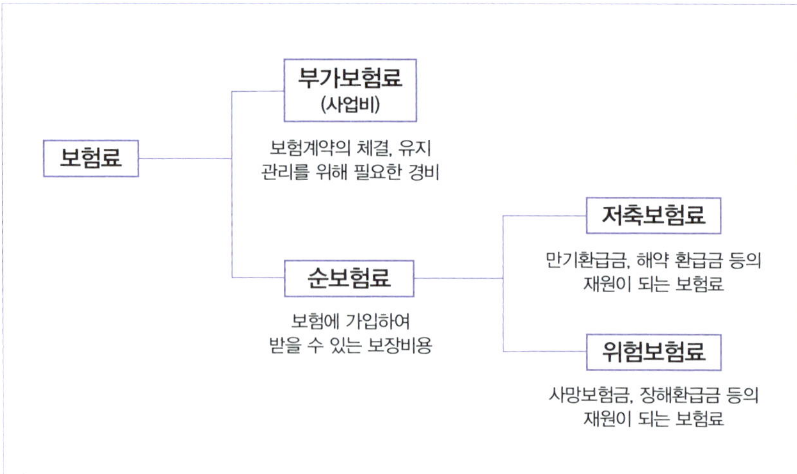

않고 있습니다. 다만 보험회사들이 속한 손해보험협회나 생명보험협회는 보험료 지수를 공개하고 있는데 이를 통해 대충 짐작할 수 있습니다.

보험료 지수란 순보험료에 대비한 보험료 수준으로, 예를 들어 보험료 지수 150퍼센트란 고객이 15만 원의 보험료를 낼 경우 10만 원이 순보험료가 되고 5만 원은 사업비가 된다는 것이고, 200퍼센트라면 20만 원을 낼 경우 10만 원은 순보험료이고 10만원은 사업비가 된다는 뜻입니다. 생명보험업계에 따르면, 23개 생명보험사가 판매하는 238개 보장성 보험의 평균 보험료 지수는 141.6퍼센트로서 가입자가 14만 1,600원을 내면 10만 원은 순보험료로 쓰이고 41,600원은 사업비로 쓰인다는 뜻입니다. 즉, 가입자들이 내는 보험료의 약 25~30퍼센트 정도가 사업비로 사용된다고 할 수 있습니다.

참고로 TV나 신문에서 보험회사의 손해율이 100퍼센트가 넘었다는 기사를 본 적이 있을 텐데요. 여기서 100퍼센트가 넘었다는 것은 순보험료를 기준으로 이야기하는 것입니다. 하지만 보험회사는 순보험료에서만 이익을 남기는 것이 아니라 사업비 및 저축성 보험료에서도 이익을 남기기 때문에 이렇게 보험회사의 손해율이 100퍼센트를 넘었다고 해서 보험회사가 바로 적자를 보는 것은 아닙니다.

4) 의료실비보험 가입 시 주의사항

① 기존에 진단받고 치료받았던 질병을 알려야

의료실비보험에 가입을 하려면 가입을 희망하는 자는 자신의 병력을 미리 보험회사에 알리고 보험 가입 가능 여부를 확인해야 합니다. 만약 자신의 병력을 미리 알리지 않고 보험에 가입한 경우 실제 질병이 발생하였더라도 보험 혜택을 받을 수 없습니다. 문제는 가입을 희망하는 자가 자기의 병력을 제대로 알리지 않고도 보험에 가입을 할 수 있다는 것입니다. 하지만 보험 가입 희망자가 보험에 가입할 당시 본인의 질병 이력을 숨길 수 있었다고 생각하는 것은 큰 착각입니다. 생명보험협회 및 손해보험협회는 보험 가입자의 개인 질병정보를 보험회사에 제공하기 때문입니다. 따라서 자신의 질병을 숨기고 가입한 가입자가 보험금 지급을 요구하면 보험회사에서는 질환에 대하여 사전에 고지하지 않았다는 이유로 보험금 지급을 거절하게 됩니다. 또한 가입자가 보험회사에 납입한 보험료도 환불하지 않습니다.

② 이중가입 시 혜택 감소

의료실비보험은 가입자가 예상하지 못한 의료비가 지출하였을 때 이를 보장하는 것입니다. 그렇다면 가입자가 의료실비보험을 복수의 회사에 가입하였을 때 각각의 보험회사로부터 의료비 모두를 전액 보상을 받을 수 있을까요? 결론부터 말하자면 그렇지 않습니다. 실손보상이란 가입자에게 발생한 손해의 크기를 측정하고 보험사에서 지급하는 보험금 총액이 실제 입은 손해액을 넘지 않도록 합니다. 따라서 복수의 의료실비보험에 가입하였다면 각 보험사가 보상액을 똑같이 부담하여 실제 입은 손해액만 지급하게 됩니다. 예를 들어, A와 B 보험사에 각각의 의료실비보험에 가입한 C가 병원비가 100만 원이 나왔다면 A와 B에서 각각 100만 원을 받는 것이 아니라 50만 원씩만 받게 됩니다. 보험회사는 가입 희망자가 복수의 의료실비보험에 가입하였는지 쉽게 확인할 수 있지만 이를 확인하지 않고, 복수 가입이 확인되었더라도 해당 가입자의 보험료를 할인해 주지 않습니다. 이러한 상황은 복수로 의료실비보험에 가입한 사람은 단수의 의료실비보험에 가입한 가입자보다 두 배의 보험료를 냈지만 혜택은 단수의 의료실비보험에 가입한 사람과 동일합니다.

5) 의료실비보험의 문제점

① 병의원 과잉이용

의료실비보험에 가입하게 되면 아무래도 병의원을 과잉 이용하는 경향이 있습니다. 가입자의 입장에서는 병의원을 방문하여 진료와 치료를 받더라도 경제적인 부담이 적고, 비싼 보험료를 내고 이용하지 않으면 왠지 손해 보는 것 같아 병의원에 더 자주 가게 되어 더 많은 검사와 치료를 받습니다. 결과적으로 의료실비보험이 보편화되면서 보험회사는 물론 국민건강보험까지 더 많은 부담을 지게 되었습니다. 이러한 일들이 실제 문제가 되자 정부에서는 실비조장 금액에 제한을 두어 입원을 한 경우 급여 항목의 경우 자기부담금의 90퍼센트, 비급여 항목의 경우 자기부담금 80퍼센트만 보상을 받고, 외래의 경우 25만 원의 한도를 두었습니다.

② 과잉 진료의 원인

의료실비보험은 과잉 진료의 원인이 되기도 합니다. 의사의 입장에서 보면 의료실비보험에 가입한 환자들의 경우 비급여 검사나 고가의 검사를 부담 없이 시행할 수 있기 때문입니다. 이러한 이유로 의료실비보험이 도입되면서 도수치료, MRI, 백내장 수술, 한방 추나요법 등 고가나 비급여 항목 검사나 치료가 폭발적으로 늘어났습니다.

③ 의료비 환급 및 연말정산 이중의 혜택

의료실비보험 가입자는 병의원에서 진료비 및 치료비 환급을 받을 수 있을 뿐만 아니라 연말정산 세액공제를 받아 이중으로 혜택을 받을 수 있었습니다. 이러한 사실이 문제가 되자 2018년 정부는 세법을 바꾸어 2019년부터 의료실비보험에서 보험금을 받은 경우 연말정산에서 세액공제를 받지 못하도록 하였습니다.

암보험

암보험이란 암으로 진단되었을 때 보험금을 지급받는 보험으로, 보험금을 일시에 지급하는 방식과 진단 시 받는 일시금은 적지만 수술비, 입원비, 통원비, 사망보험금 등 다양한 치료를 보장해주는 종합형이 있습니다. 모든 경우에 보험금을 다 받을 수 있는 것은 아니고 계약 사항에 따라 받을 수 있는 보험금은 다릅니다. 예를 들어, 암진단 보험금의 경우 보험 가입 기간 동안 암으로 진단이 확정되는 경우 지급되는 보험금으로 일반적으로 1회에 한하여 지급됩니다. 암 입원비란 암으로 진단 및 확정되고 암의 직접적인 치료를 목적으로 입원하는 경우에 지급되는 보험금으로 암과 조금이라도 관련이 있는 모든 입원을 담보하는 것이 아니라 암의 직접적인 치료를 목적으로 하는 입원만을 보장합니다. 암 수술비란 암으로 진단 및 확정되고 암의 직접적인 치료를 목적으로 수술을 받는 경우 지급되는 보험금을 말합니다. 암 통원비란 암으로 진단 및 확정되고 암의 직접적인 치료를 목적으로 통원하였을 경우 지급되는 보험금으로 통원 1회당 일정액의 보험금을 지급합니다. 암 사망 보험금이란 암으로 진단 및 확정되고 암으로 인한 사망의 경우 지급되는 보험금입니다.

1) 암보험의 문제점

① 암의 진단 및 확정의 문제점

암보험금을 지급받기 위해서는 암 진단을 확정받아야 합니다. 일반적으로 암 진단을 확정하기 위해서는 조직검사나 미세 흡인검사로 얻은 세

포나 조직에 대한 병리학적 검사를 통해 이루어지게 됩니다. 문제는 진단 기술이 발전하면서 조직검사 상 경계성 종양과 같이 악성은 아니지만 수술이 필요한 경우도 있고, 상피내암(carcinoma in situ, 제자리암이라고도 합니다)과 같이 아주 초기이거나, 양성종양이지만 위치에 따라서는 악성종양과 같이 취급하는 종양도 발견할 수 있습니다. 하지만 경계성 종양, 상피내암은 보험금을 받지 못하거나 일부만 받습니다. 양성종양이지만 위치에 따라서는 악성종양과 같이 취급하는 종양의 경우 악성종양이 아니라는 이유로 보험금을 지급받지 못합니다. 악성종양은 맞지만 진단 당시 이미 온몸에 퍼져 있거나 조직검사를 시행하기에 매우 위험하다고 판단되면 조직검사를 시행하지 않고 CT나 MRI와 같은 검사 소견만 가지고 항암치료나 방사선치료를 들어가는 경우가 있는데, 이런 경우에는 병리학적으로 진단이 확정되지 않아 보험금을 받지 못할 수도 있습니다.

[표 2-3] 종양에 따른 분류

구분	내용
양성종양과 악성종양	임상 및 병리학적으로 구분, 양성종양과 악성종양은 세포의 특성, 성장 속도, 혈관침범성, 전이성, 재발성, 예후에 큰 차이가 있음
경계성종양	양성과 악성이 구분되지 않는 경계형으로서 전이 능력은 낮지만 성장 속도가 다양하고 재발성과 침윤성도 가짐
제자리암(상피내암)	상피조직에서 발생한 암세포가 기저막까지 침범하지 못하고 상피내에 머물러 있는 상태로 비침윤성암 혹은 상피내암이라고 하며 암의 전 단계라고 할 수 있음

② 수술적 치료의 문제

암 수술비는 수술을 받아야만 지급됩니다. 전통적으로 암은 피부를 절개하고 암이 생긴 부위와 그 주위를 칼로 절제하는 수술적 치료를 해야 했습니다. 하지만 최근에 여러 장치들이 발전하면서 칼로 절개하고 자르는 수술보다 내시경을 이용하여 신체에 상처를 덜 남기는 여러 새로운 수술기법이 실제 임상에서 사용되고 있습니다. 하지만 이런 경우에 전통적인 수술치료가 아니라는 이유로 암 수술비를 받지 못하는 경우도 있습니다. 극단적으로는 신체에 상처를 덜 남기는 치료법이 있더라도 복부나 흉부를 절개하는 전통적인 수술법을 시행해야 보험금을 지급받는 황당한 상황에 처할 수도 있습니다.

2) 암보장개시일

일반적인 보험은 1회 보험료를 납부한 날부터 보장이 개시되지만 암보험의 경우 보험계약일로부터 90일이 지난날부터 보장이 개시됩니다. 만약 보험에 가입하고 89일 되는 날, 암으로 진단이 확정되는 경우는 보험계약은 무효가 되며 보험회사는 약정한 보험료 대신 이미 납입한 보험료만 반환하게 됩니다. 물론 보험회사가 이러한 기간을 정한 것은 보험가입 전에 이미 악성종양이 발생하였거나 의심되는 사람이 보험금을 받을 목적으로 보험에 가입하는 것을 방지하기 위한 것이기는 하지만 보험금을 청구하는 사람은 황당할 수도 있습니다.

3) 암종류에 따른 급부 차등화

암보험에서는 악성종양의 종류에 따라 보험금을 차등해서 지급하게 됩니다. 예를 들어 위암, 폐암, 대장암은 100퍼센트 지급하지만 갑상선암, 피부암, 대장점막내암과 같이 치료비용이 저렴하고 예후도 좋은 경우 10~30퍼센트만 지급합니다. 또한 제자리암이나 경계성 종양의 경우 악성으로 진행할 가능성이 높지만 암에는 해당하지 않는다는 이유로 10~30퍼센트만 지급합니다.

종합건강보험 특약

보험회사는 종합건강보험 또는 질병보험이라는 상품도 선보이고 있는데 이 상품은 급성심근경색이나 뇌출혈과 같은 뇌혈관질환처럼 악성종양은 아니지만 중한 질병으로 진단받을 경우 보험금을 지급하는 상품을 말합니다. 이런 보험들은 급성심근경색과 뇌혈관질환에도 보험금을 지급하기 때문에 중증질환에 모두 대비할 수 있다고 광고하고 있습니다. 과연 그럴까요? 결론적으로 말씀드리면 그렇지 않습니다.

급성심근경색은 허혈성심장질환 중에서 극히 일부에 불과하기 때문입니다. 허혈성심장질환이란 심장을 먹여 살리는 관상동맥이 완전히 막히거나 좁아지는 질환을 총칭하는 것으로 크게 협심증과 심근경색증으로 나눌 수 있습니다. 협심증이란 관상동맥이 단순히 좁아져 혈액이 심장에 충분히 공급되지 못하여 발생하는 질병인 반면, 급성심근경색이란 관상동맥이 갑자기 완전히 막히는 질환입니다. 협심증과 심근경색의 발생 비율을 보면 협심증 발생률이 심근경색 발생률보다 약 10배 정도 많습니다. 그런데 종합건강보험 특약의 보장은 협심증은 인정되지 않고 급성심근경색만 포함됩니다. 그럼에도 불구하고 종합건강보험은 상대적으로 드문 질환인 급성심근경색만 보장하면서 마치 모든 허혈성심장질환을 포함하는 것처럼 선전하고 있습니다.

뇌출혈도 마찬가지입니다. 뇌혈관질환에는 뇌혈관이 막히는 뇌경색(흔히 중풍이라고 합니다)과 뇌혈관이 터지는 뇌출혈이 있습니다. 여기서도 뇌졸중은 뇌출혈보다 2~3배 더 많이 발생합니다. 하지만 종합건강보험은 상대적으로 흔한 뇌졸중은 제외하고 비교적 드문 뇌출혈에 한해서만 보험금 지급을 보장하고 있음에도 불구하고 마치 뇌혈관질환을 모두 포함하는 것처럼 선전하는 경우가 많습니다.

정리

의료실비보험, 암보험, 종합건강보험은 건강보험의 취약한 보장성을 보완하기 위해서 설계되었습니다. 하지만 실제로 이러한 목적에 맞게 운영되고 있는지는 의문입니다. 실제 중한 질병으로 진단이나 치료를 받더라도 보험보상을 받지 못하거나 적게 받을 수 있습니다.[134] 만약 의료와 관련된 보험을 가입하고 싶다면 본인에게 진짜 필요한 보험이 무엇인지 신중하게 고민한 후 가입하는 것이 좋겠습니다.

[참고 2-5]
의료비 세액공제

본인이 월급을 받는 직장인이거나 가족이 직장인일 경우 국세청 연말정산에서 의료비용에 대한 세액공제를 받을 수 있습니다. 다만 지출한 모든 의료비용을 세액공제로 받을 수 있는 것은 아닙니다. 즉, 해당 근로자의 연봉 3퍼센트를 초과해 의료비를 지출한 경우에 한하여 초과한 비용의 15퍼센트를 세액공제로 받을 수 있습니다.

공제 대상 의료비는 본인이나 생계를 같이하는 배우자와 부양가족에 한정되는데 본인과 65세 이상 부모님은 한도가 없지만 이외 다른 사람은 연 700만 원이 한도입니다. 또한 맞벌이를 하는 배우자의 경우 배우자에 대한 인적공제는 받지 못하지만, 배우자가 지출한 의료비는 근로자 본인이 공제받을 수 있습니다.

대표적인 의료비 지출항목으로 의료기관/약국에서 지출한 내용, 안경 혹은 콘택트렌즈(50만 원 한도), 보청기 구입비용, 의료기기 구입이나 대여 비용, 산후조리원비(출산 1회당 200만 원 한도) 등이 있습니다. 최근에 법이 개정되면서 의료실비보험으로 환급받은 의료비는 세액공제로 신청할 수 없습니다. 만약 의료실비보험으로 환급을 받았는데 세액공제를 신청한 경우 적발되면 가산세를 낼 수도 있습니다.

이전에는 의료비공제를 신청하기 위해서는 병원의 진료비영수증, 약국의 약제비 영수증, 안경점에서 안경 구입 비용을 따로 보관해서 연말정산 시에 제출해야 했지만, 요즘은 모두 전산화되어 있어 제출할 필요가 없습니다.

[참고 2-6]
백내장 수술에서 다초점렌즈 사용과 관련된 논란

우리나라 사람들의 기대수명이 연장되면서 노화와 관련된 여러 질환들이 증가하고 있는데 이중 하나가 바로 백내장입니다. 백내장이란 우리 눈에서 렌즈역할을 하고 있는 수정체가 혼탁해지면서 사물이 잘 보이지 않는 질병으로 백내장 수술은 혼탁해진 수정체를 인공수정체로 교체하는 수술입니다.

기존의 백내장 수술에 사용되는 인공수정체는 초점이 하나만 되는데 (이를 단초점렌즈라고 합니다) 개발된지 오래되었기 때문에 가격이 높지 않고 건강보험 급여 대상이 됩니다. 하지만 최근에 노안으로 인한 시력보정도 함께 교정할 수 있는 다초점인공수정체(다초점렌즈)가 개발되었습니다. 문제는 다초점렌즈는 최근에 개발되어 상대적으로 가격이 많게는 10배까지 높고, 건강보험 급여 대상이 아니어서 해당비용을 환자 본인이 모두 부담하여야 합니다. 하지만 실손보험에 가입한 사람의 경우 해당 비용을 실손보험에서 환급을 받을 수 있습니다. 이러한 이유로 실손보험에 가입한 많은 사람들이 백내장 수술을 받을 때 다촛점렌즈를 사용하는 경우가 급격히 증가하였고, 어떤 사람들은 백내장이 없이 시력교정을 위하여 다촛점 렌즈를 삽입하기도 하였습니다. 이로 인하여 실손보험회사들의 비용이 급격히 증가하였습니다.

이 중에서 한 사건이 크게 이슈가 되었습니다. 다초점렌즈를 사용하여 백내장 수술을 받고 당일 퇴원한 환자가 백내장 수술 및 입원의료비 약 6백만원을 보험사에 청구하였습니다. 이에 실손보험회사는 입원보험비지급을 거부하며 소송을 제기하였습니다. 당시 실손보험 약관상 입원비는 5천만 원까지 보장이 되고 통원의료비는 약 25만 원 정도만 보장되었습니다. 2022년 고등법원은 '수술 준비로부터 수술 종료까지 2시간 정도가 소요되었을 뿐이고, 해당의료기관은 입원실이나 병상을 운영하지 않는 것으로 확인되었기 때문으로 낮병원 입원료가 발생할 수 있는 조건을 갖추지 못함을 이유로 보험회사는 외래치료에 따른 비용만 지불하면 된다'고 판결하였습니다.[135] 그리고 대법원은 심리불속행으로 위의 원심판결을 그대로 확정하였습니다. 보험사는 위 판결을 근거로 이후 모든 백내장 수술에 대하여 진료비 전액보상을 거부하고 통원의료비 정도만 보상하기 시작하였습니다. 이로 인하여 민원과 소송제기가 크게 늘어났습니다.

하지만 법원의 판결이 모든 백내장 수술에 대해 입원 치료로 인정할 수 없다고 판단한 것인지, 아니면 특정 경우에만 입원 치료가 인정되지 않는다고 판단한 것인지 불명확했습니다. 오히려 판결문에 따르면 백내장 수술을 받고 6시간 이상 관찰을 받았다면 보험사에 입원의료비를 청구할 수 있다고 볼 수 있기 때문입니다. 이러한 문제로 최근 백내장 수술과 관련하여 많은 법정분쟁이 제기되었고 최근에 백내장 수술은 입원치료에 해당되고 다초점렌즈 사용으로 인한 시력교정 효과는 부수적인 효과라고 하면서 보험사에게 입원보험금을 지급하도록 하는 판결이 증가하였습니다. 문제는 백내장 수술에 대한 보험료를 환급받기 위해서는 법원에서 소송을 통해서만 가능하다는 것입니다.

백내장 수술에 대한 실손보험금 지급과 관련된 소비자 불만과 보험회사와의 분쟁이 증가하면서 사회적인 논란이 커지자 2023년 12월 28일 정부는 65세 이상 고령자, 종합병원 혹은 상급종합병원에서 백내장 수술을 받은 경우 추가적인 증빙 없이 진료비를 환급받을 수 있도록 하였습니다. 이와 함께 백내장 수술 시 기저질환, 합병증/부작용 발생, 타 수술을 병행 등 입원이 필요할 수 있다는 점을 고려하여 객관적인 증빙서류를 제출하는 경우 입원보험금이 지급되도록 보험사의 보상기준을 명확하게 하기로 하였습니다. 또한, 2021년도 이후부터 정비방안 발표일 이전의 수술건에 대해서도 소급 적용을 하여 소비자 피해를 구제하기로 하였습니다. 이에 따라 실손보험 가입자들은 별도로 보험금 지급 신청을 하지 않아도, 보험회사는 과거에 지급되지 않았거나 통원 보험료만 지급된 건에 대해 전면 재심사를 거쳐 보험금을 추가 지급할 예정이라고 밝혔습니다. 다만 65세 미만이면서 병원 혹은 의원급 의료기관에서 수술을 받고 경미한 합병증이나 부작용 등으로 입원 필요성이 인정되기 어려운 경우 증빙서류를 제출해도 입원보험금이 지급되지 않을 수 있습니다. 또한, 상생방안의 일환으로 수술일 기준 만 70세 이상 고령자와 의료급여 수급권자 등 취약계층에 대해서는 입원 필요성에 대한 심사없이 입원보험금을 지급하는 방안을 자율적으로 실시하기로 하였습니다.

에필로그

환자에게 전하는 20년 의사의 현명한 의료 이용법

경제학에서는 모든 인간을 호모 이코노미쿠스, 즉 합리적인 인간으로 가정하고 있습니다. 다시 말해, 자신이 구매 가능한 모든 제품과 서비스를 꼼꼼하게 따지고 자신에게 맞는 최고의 조합을 선택한다는 것입니다. 하지만 최근에 발표된 여러 논문들은 이러한 가정이 틀렸음을 보여주고 있습니다.[136] 의료분야도 마찬가지입니다. 그렇다면 의료분야에서 사람들이 최적화한 과정을 거쳐 합리적인 기대에 따라 서비스를 선택하지 못하는 이유는 무엇일까요?

첫째, 선택할 수 있는 선택지가 무수히 많기 때문입니다. 마트에 들어선 소비자는 자신이 가진 예산 내에서 살 수 있는 제품들이 적게는 수십 가지에서 많게는 수백 가지에 이릅니다. 소비자는 선택할 수 있는 수많은 제품들을 보며 행복한 고민을 하다가, 결국 결정을 내리지 못하거나 정작 필요한 것을 빼먹은 채 마트를 나올 수도 있습니다. 우리가 살고 있는 집 근처에는 많은 병의원이 있습니다. 하지만 의료현장에서는 마트에서 물건을 고르는 것보다 훨씬 더 진지하고 신중하게 고민해야 할 때가 많습니다. 특히 의사의 선택이 실패로 이어지는 순간, 돈과 시간뿐만 아니라 세상에 단 한 사람뿐인 소중한 누군가의 건강까지도 잃게 됩니다. 따라서 의료분야에서는 경제학에서 말하는 것처럼 최적화를 통한 합리적인 결정을 내린다는 가정을 끝까지 고수하기가 쉽지 않습니다.

둘째, 이렇게 선택이 어려운 상황에서 어떠한 결정을 내릴 때 참고하는 정보가 편향되거나 왜곡된 것들이 너무 많기 때문입니다. 편향된 정보는 사람들로 하여금 최적의 선택을 하지 못하게 합니다. 특히 대중매체나 온라인에서 제공하는 여러 정보들은 사람들의 편향성을 해소시키기보다 더욱 강화시킵니다. 예를 들어, 텔레비전이나 신문과 같은 대중매체에서 지정하는 명의는 서울이나 수도권에 위치한 대형종합병원에서 근무하는 교수들이 많습니다.[137] 이런 빈번한 노출은 사람들은 서울이나 수도권에 위치한 대형종합병원이 지역 대학병원보다 수술과 치료를 더 잘한다는 환자들의 믿음을 더욱 강화합니다.

거의 20년 동안 필수의료에 종사하는 의사로 살아오면서, 대학에 입학할 때 정말로 가고 싶었던 길이 맞는지 되돌아보는 순간이 많았습니다. 환자의 건강만을 생각하며 걷기에도 벅찬 길에 왜 그렇게 장애물이 많은지요. 환자와 병원 사이에 서 있는 저는 결코 환자만을 바라보며 진료실을 지킬 수 없었습니다. 졸업식에서 환자의 편에 서겠다고 맹세했지만, 실제로 환자를 진료하다 보면 환자보다는 주변의 여러 상황에 더 신경을 쓰게 되는 경우가 많았습니다. 제가 가장 안타까웠던 것은 환자의 건강 앞에서 저울질하는 정부, 병원, 제약회사, 보험회사, 그리고 의사 개인의 모습들이었습니다.

어쩌면 이 글의 내용 중 일부가 그들의 마음을 불편하게 할 수도 있을 것입니다. 그러나 제가 이 글을 멈출 수 없었던 가장 큰 이유는 어떻게 해서든지 병의원과 의사를 올바르게 선택하고, 현명하게 병의원을 이용하는 데 어려움을 느낀 수많은 환자들에게 조금이라도 도움을 주고 싶었기 때문이었습니다. 그런데 막상 도움이 되는 글을 쓰고 싶어도 무엇을 어떻게 담아내야 하는지 막막하기만 하였습니다. 결국 이렇게 글이 마무리되기까지는 부끄럽게도 10년이라는 시간이 걸리고 말았습니다.

지난 20년 동안 종합병원에서 환자를 직접 진료하며 근무한 경험을 바탕으로, 이 글을 통해 환자들에게 병원에서 이루어지는 일들과 각종 검사, 그리고 병원을 현명하게 이용하는 방법을 소개하려고 노력했습니다. 그러나 이 글의 내용이 환자분들 입장에서는 충분히 만족스럽지 않을 수도 있습니다. 글에 나온 단어들이 낯설게 느껴지거나, 내용이 너무 추상적일 수도 있습니다. 최대한 환자의 입장에서 궁금해할 만한 것들을 다루려고 했지만, 일부 내용이 의료 제공자인 의사의 입장만을 반영한 것은 아닌지 우려되기도 합니다. 그럼에도 불구하고, 이 책이 대형병원과 병의원, 그리고 약국을 이용하는 환자들에게 도움이 되기를 바랍니다.

P.S.)

2024년, 정부가 국회의원 선거를 앞두고 의과대학생 수를 일방적으로 2천 명 늘리겠다고 발표하자, 전공의들은 단체로 사직을 감행했습니다. 이러한 전공의 단체 사직은 다른 나라보다 낮은 비용으로 훌륭한 의료서비스를 받을 수 있었던 이유가 교육이라는 명목으로 저임금 및 주 80시간이라는 혹독한 근로환경에서 묵묵히 일하는 전공의 때문이었다는 것을 실제로 보여주었다고 하더라도 과언이 아닙니다. 이에 의사가 어떻게 환자들을 포기할 수 있냐고 비난하는 사람들이 많았습니다. 즉, 다시 말하면 의료(의사)의 공공성에 대한 논란이라고 할 수 있을 것입니다.

'건강'은 인간의 생명이 끝나는 순간까지 삶의 핵심이며, 인간의 존엄과 가치를 보장하기 위한 가장 필요하고 기본적인 전제조건입니다. 이러한 이유로 우리나라 헌법은 모든 국민이 인간으로서의 존엄과 가치를 가진다고 규정하고 있으며, 이는 건강권의 근거가 됩니다. 헌법재판소도 국민의 보건에 관한 권리는 국민이 자신의 건강을 유지하는 데 필요한 국가적 국부와 배려를 요구할 수 있는 권리로서, 국가는 국민의 건강을 침해해서는 안 되고 더 나아가 적극적으로 국민 보건을 위한 정책을 수립하고 시행할 의무를 부담한다고 판시한 바 있습니다.

이러한 건강권의 일환으로 나온 것이 바로 의료(의사) 공공성입니다. 흥미로운 것은 현재까지 의료 공공성이 과연 구체적으로 무엇인지 명확하게 정의를 내린 적은 없습니다. 다만 이제까지 논의를 종합하면 우리나라 구성원 전체가 보건의료의 수혜를 골고루 받을 수 있도록 국가가 적극적인 보건의료 정책을 피는 것으로 정의할 수 있습니다.

의료 공공성이라는 이유로 우리나라는 물론 자유시장주의를 채택한 나라들도 의료기관의 설립과 운영에 대한 엄격한 규제와 함께 영리보다는 사회 일반이나 공공의 목적에 부합한 행위나 사업을 하도록 강요합니다. 이로 인하여 병원은 사회적 지위나 경제적 상황에 상관없이 모든 환자에게 동등한 의료서비스를 제공하여야 합니다. 특히 중환자실이나 응급실과 같이 생명을 다루는 필수의료 서비스의 경우 운영에 손해를 보더라도 의료서비스를 제공하여야 합니다. 의사도 마찬가지입니다. 공공적인 면에서 의사는 면허제도라는 독점제도를 통하여 경쟁이 제한되고, 동시에 적정한 이익을 합법적으로 보장받기 때문에 비록 어느 정도의 불이익이 있더라도 자신의 이익보다 환자와 사회의 이익에 우선하여야 합니다.

하지만 이러한 의료공공성에 대한 논의에 있어서 의사들마다 생각은 다른 것 같습니다. 우리나라에서 의사가 되기 위해서는 스스로 열심히 공부해서 그 들어가기 어렵다는 의과대학에 합격해야 합니다. 의과대학에 들어가면 비싼 대학등록금과 생활비를 자신이 부담해야 합니다. 전공의 수련을 마치면 국공립병원이나 국민건강서비스(NHS)에서 공무원으로서 월급을 받으며 근무하는 영국이나 호주와 달리 대부분의 의사는 민간이 설립한 병의원에 취직하거나 본인의 돈, 혹은 은행에서 대출을 받아 의원을 설립합니다. 만약 자신이 설립한 병의원이 경영상의 문제로 파산하거나 위기에 처하더라도 정부나 사회로부터 이에 대한 보상이나 지원을 전혀 받지 못합니다. 만약 의료사고가 발생할 경우, 그에 대한 책임은 전적으로 해당 병원이나 의사가 져야 합니다. 이처럼 학업부터 병의원 경영, 그리고 의료사고에 대한 위험까지 모든 부담을 사회의 도움이나 협력 없이 각 의사나 병원이 짊어져야 하는 상황에서, 병의원과 의사들에게 오직 '공공성'을 근거로 환자 진료를 요구하는 것은 무리라는 것입니다.

모든 사람이 사회적 및 경제적 여건에 상관없이 차별받지 않고 적절한 의료서비스를 받아야 한다는 당위성에 의문을 제기하는 사람은 없을 것입니다. 의사들은 면허제도라는 경쟁제한을 통해 사회로부터의 혜택을 받아왔던 것도 사실입니다. 하지만 세상은 급속도로 변화하면서 의사들 사이에서의 경쟁은 더욱 치열해지고 있습니다. 실제 중소형 병의원을 하다가 망했다는 기사도 많이 볼 수 있습니다.[138] 이러한 상황에서 의료의 공공성을 유지하기 위해서는 사회적인 투자와 협력이 필요한 것도 사실입니다. 전공의 파업을 보면서 의사들이 의료의 공공성을 훼손하고 자신의 이익만을 우선한다고 비난만 할 것이 아니라, 이들이 의료(의사)의 공공성이라는 문제에 이의를 제기하는 원인과 배경을 이해해야 한다고 생각합니다. 이러한 문제들을 어떻게 해결할지에 대하여 함께 고민하면서 동시에 사회에 대한 의사의 책임과 역할을 요구하는 것이 어떨지 생각합니다.

이와 함께 고민하여야 하는 것은 의사들의 근로시간 문제입니다. 많은 사람들은 의사가 되면 경제적으로 안정되고 사회적으로 존경을 받기 때문에 이러한 희생은 감수해야 한다고 말합니다. 실제로 남들이 보기에 의사는 참으로 좋은 직업입니다. 의사들은 다른 일반적인 사람들에 비하여 월급도 많고 사회적인 지위도 높습니다. 하지만 그 속을 들여다보거나, 의사 본인에게는 의사라는 직업이 그렇게 좋은 것만은 아니라고 생각합니다. 특히 밤낮 일과시간에 상관없이 위급한 환자를 진료해야 하는 의료의 특수성 때문입니다. 미국 NBC에서 1994년부터 2009년까지 방영된 'ER'이라는 의학 드라마를 본 적이 있으신지요? 응급실이라는 공간에서 벌어지는 수많은 상황과 사연을 드라마에 완전히 녹이면서 방영 당시 선풍적인 인기를 끌었는데 이 영향으로 우리나라에서도 '종합병원'이라는 유사한 의학드라마가 방영되기도 하였습니다. 이 드라마에서 지금까지 기억에 또렷하게 남아 있는 장면이 있습니다. 아마도 많은 의사들이 처해 있는 상황과 유사하기 때문일 겁니다. 장면은 이렇게 시작됩니다. 저와 같은 심장내과 의사인 주인공은 크리스마스이브에 가족과 좋은 기억을 남기기 위하여 시내의 한 근사한 레스토랑을 예약했습니다. 시간이 되어 나갈 준비를 할 때, 갑자기 응급실에서 연락이 옵니다. “선생님, 응급실에 급성심근경색 환자가 왔습니다. 빨리 병원으로 복귀해주세요” 외출 준비를 마친 부인은 “당신은 언제나 이렇군요”라고 말한 후 방에서 나가 버립니다. 주인공 의사는 갑작스런 연락을 준 삐삐(당시에는 휴대폰이 없어 삐삐를 사용하였습니다)를 침대에 내던지면서 장면이 끝나게 됩니다. 드라마 ‘ER’에서처럼 의사는 일과 개인의 생활 사이에서 분명하게 선을 긋기 어려운 직업입니다.

모든 근로자들은 주 40시간 근로가 원칙입니다. 초과근로를 하더라도 주 52시간 이상은 특수한 경우를 제외하고 거의 없습니다. 1일 3교대라는 혹독한 근로조건으로 악명이 높은 간호사도 하루에 8시간만 근무합니다. 하지만 의사는 그렇지 않습니다. 1년 365일 근무라고 해도 과언이 아닙니다. 입원환자라도 있으면 입원하는 동안 무한책임을 지게 됩니다. 환자상태가 좋지 않으면 한밤중이라도 나와서 환자를 돌봐야 합니다. 주말이나 휴일이라고 예외는 없습니다. 응급실 사정도 이와 크게 다르지 않습니다. 이러한 근로 상황에서 일반외과, 흉부외과, 내과와 같이 환자의 생명을 다루는 필수의료와 관련된 의사들은 개인의 사생활을 지켜내기 매우 어렵습니다. 그들은 원하는 시간과 기간 동안 휴가를 내기도 어렵고 설령 시간을 내어 친구를 만나거나 가족 모임을 위하여 여행을 가도 마음이 불안하고 불편합니다.

'욜로(YOLO)'라는 단어를 들어보셨을 겁니다. 욜로란 'You only live once'의 약자로 일과 삶의 균형을 강조하며, 어차피 한번 사는 인생, 즐겁게 하고 싶은 것을 다 하며 살자는 의미입니다. 그래서 '욜로'는 젊은 세대가 직업을 선택할 때 고려하는 중요한 기준 중의 하나입니다. 이러한 기준으로 보면 내과, 일반외과, 신경외과, 흉부외과와 같은 필수의료 의사의 삶은 욜로와는 거리가 멀다고 할 수 있습니다. 2018년 대한의사협회의 설문조사에 따르면 대한민국의 의사 10명 중에서 7명은 주당 평균 6일을 근무하는 것으로 나왔습니다. 또한 하루에 10시간 이상 근무하는 의사도 10명 중 6명이었는데, 이들 중 상당수는 아마도 생명을 다루는 의사일 가능성이 높습니다.

이러한 이유로 전공의 모집에 있어서 내과, 흉부외과, 일반외과, 응급의학과 등 소위 필수의료과들을 선택하려는 젊은 의사들이 급격히 줄어들고 있습니다. 이에 비하여 피부과, 마취통증의학과, 영상의학과, 정신건강의학과, 재활의학과와 같이 응급환자나 중환자를 진료하지 않는 비필수의료과들의 인기는 점점 올라가고 있습니다. 하지만 많은 사람들은 필수의료를 외면하고 비필수의료과에 몰리는 젊은 의사들만 비난합니다. 하지만 비난만으로는 문제가 해결되지 않습니다. 이들이 왜 이러한 선택을 했는지 원인을 찾아 해결해야 현재의 문제가 해결될 수 있기 때문입니다.

실제 필수의료 의사로 살아보니 환자들을 살린다는 사명감만으로는 버티기는 매우 어렵습니다. 앞서 말한 바와 같이 워라벨을 지키기 어려울 뿐더러 침해는 생명을 다루는 직업의 특성상 윤리적, 도덕적 혹은 법적인 무게로 인하여 완전한 휴식을 취한다는 것도 쉽지 않습니다. 이런 생활을 오랫동안 하다 보면 숨이 막힐 듯 갑갑할 때도 있습니다. 정부에서는 필수의료에 대한 의료수가를 인상한다고 하지만, 그렇게 의료수가를 높여도 그 혜택은 병원에만 돌아갈 뿐, 월급을 받는 의사에게는 한 푼도 돌아오지 않습니다.

이런 상황에서 "의사로서의 사명감이 없다"는 사람들의 목소리는 현장에서 일하는 의사들에게 비수와도 같습니다. 물론 일부 의사들 중에는 의사로서 당연히 갖춰야 할 사명감을 보이지 않는 이들도 있습니다. 하지만 대부분의 의사들은 환자의 생명을 구하기 위해 밤낮없이 고군분투하고 있습니다. 이렇게 힘든 의사의 삶에서 그나마 위로가 되는 것이 하나 있습니다. 진료를 마치고 진료실을 나갈 때, 환자가 건네는 "고생하시네요, 감사합니다"라는 따뜻한 말 한마디입니다.

주석

제1장. 똑똑한 환자의 병의원과 약국 선택

1. 보건소 제도는 유럽식과 미국식 두 가지 모델이 있는데 유럽식은 개업의에 의한 1차 진료와 예방보건서비스를 결합한 통합형인 반면, 미국식 보건소는 예방보건서비스 위주로 운영되고 있습니다. 우리나라는 현재 유럽식 모델을 추구하고 있어 보건소에서 1차 진료를 병행하고 있습니다.
2. 위키피디아, 레지던시, https://en.wikipedia.org/wiki/Residency_(medicine)#History
3. 대학병원이나 종합병원에 진료를 보게 되면 많은 과들이 더 세분화되어 있는 것을 확인할 수 있습니다. 예를 들면 내과는 순환기내과, 소화기내과, 신장내과, 감염내과 등의 세분화되어 있는데 여기서 근무하고 있는 사람들은 전임의 과정이거나 거친 사람들이라고 생각하면 됩니다.
4. 포괄수가제란 환자가 병원에 입원해서 퇴원할 때까지 진료 받은 진찰, 검사, 수술, 주사, 투약 등에 상관없이 미리 정해진 일정액의 진료비만을 부담하는 것입니다. 현재 백내장 수술, 편도 및 아데노이드 수술, 항문수술, 탈장수술, 맹장수술, 제왕절개 등에 시행되고 있는데 중증 정도에 따라 다시 세분화되어 진료비가 책정됩니다.
5. 의료기관 종별이나 물가 인상이나 새로운 의약품이나 치료 재료를 사용하는 것과 상관없이 일괄적으로 수가가 정해진 것으로 현재 의료급여 만성신부전증 환자들이 혈액투석을 받을 때 적용됩니다.
6. 행위별 수가제는 의사들이 제공하는 의료서비스에 따라 의료비를 지급하는 방식으로 진료에 시간이 많이 들어가거나 특별한 기술이 필요한 질병, 치료 재료가 많이 소모되는 질병에 많은 보상이 지급되기 때문에 의사들로 하여금 의료 장비나 기술개발을 촉진하게 하는 효과가 있지만 의료서비스가 과다하게 제공되거나 과잉 진료로 낭비될 가능성이 있습니다. 또한 개별의료행위에 대한 적정수가를 정하는 것이 쉽지 않고, 의료기관이나 시술자에 따른 질적인 차이가 있어도 같은 수가를 적용한다는 단점이 있습니다.
7. 건강보험의 틀을 회피했다고 보기 어려운 시급성이 있거나 의학적 안전성과 유효성, 의학적 필요성이 있는 경우 환자에게 내용과 비용에 대하여 설명을 하고 동의를 받는 경우에 한하여 합법적인 처방이나 의료행위로 인정받을 수 있습니다.
8. 예를 들어 하루에 내과, 안과, 정형외과를 방문하면 병의원 이용일수가 3일이 됩니다. 또한 방문한 각각의 의료기관에서 약을 일주일치 처방을 받았다면 3 x 7 = 21, 즉 병의원을 21일을 이용한 것으로 산정됩니다.
9. 보건복지부, 알기 쉬운 의료급여제도,
10. 2017.12.대법원 1990.3.27. 선고 89도2083판결, 대법원 2009.8.20. 2009도5261판결.

11. 보건복지부 의료정책팀-4073호(2006.10.10)

12. 보건복지부 의료보장관리과-2357(2018.12.13)

13. 조영제에 과민반응을 일으키는 것으로 매우 드물지만 갑자기 발생하는 심각한 알레르기 반응입니다. 면역반응으로 갑자기 두드러기나 입술 눈덩이가 붓거나, 호흡곤란, 어지럼증, 혈압감소가 발생하기도 합니다. 심한 경우에는 의식을 소실하기도 하고 사망하기도 합니다.

14. 옆돌기 운동이라고 하는데 회전하는 천체나 물체의 회전축 자체가 도는 형태의 운동이나 그 현상을 말합니다. 팽이를 생각하면 쉽습니다. 팽이가 빠르게 돌 때에는 바르게 서서 회전을 하지만 회전 속도가 줄면 팽이의 축 자체가 팽그르르 도는데 이것이 바로 세차운동입니다.

15. 질병의 경과를 그 특징에 따라 구분한 시기. 잠복기, 발열기, 초기, 회복기 등으로 나눕니다.

16. 5월부터 병원 갈 때 '신분증'챙겨야...약국은 확인 의무 제외, YTN, 2024.4.5.

17. 어떤 의사를 선택하십니까? '진료능력' 1위, 청년의사, 2022.6.29.

18. 최근 정부는 인터넷에 종합병원의 건강보험 급여비 용액을 공개하고 있습니다. 하지만 그 결과를 보면 각 병원 간 차이가 많지 않습니다. 이는 우리나라의 경우 건강보험 급여 항목이 매우 촘촘히 그리고 엄격하게 규정되어 있기 때문입니다. 하지만 환자들의 실제 지불해야 하는 의료비는 급여와 비급여를 포함한 총의료비로서 실제 종합병원의 경우 비급여 항목이 많고 이로 인하여 환자가 부담하는 총의료비가 병원마다 크게 차이가 나게 되는데 이를 공개하고 있지는 않습니다. 이러한 상황에서 종합병원의 건강보험 급여비용에 한정된 공개는 환자가 병원을 선택하는 데 크게 도움이 되지 않을 가능성이 높습니다.

19. 우리나라에서는 의원급 의료기관에 한하여 항생제 처방률, 주사제 처방률, 처방약품 목수 등과 같이 비교적 주변적이고 부수적인 것들만 공개하고 있습니다.

20. '병원 전체'에 간호사가 간병하는 서비스도입. 연합뉴스, 2024.1.17.

21. 하지만 이러한 설명은 너무 추상적이고 이상적인 상황이라고 변명할 수도 있습니다. 이전에 비하여 의사들이 X선 검사, 혈액검사, CT, MRI와 같은 검사들에 의지하면서 환자들과 상담하는 시간이 줄고 시진, 청진, 타진 등의 신체검진을 덜 하는 경향이 있는 것은 사실입니다. 이렇게 의사들의 진료 형태가 변하게 된 가장 큰 이유는 우리나라 건강보험체계에서는 시진, 청진, 타진과 같은 신체검사에는 추가적인 비용을 전혀 지불하고 있지 않고 X선 검사, 혈액검사, CT, MRI와 같은 검사에만 비용을 지불하고 있기 때문입니다. 또한 진료 시간이 5분인지 10분인지 상관없이 똑같은 진료비를 내는 정액제이기 때문에 의사의 입장에서는 가능한 짧은 시간 안에 많은 환자를 진료하는 것이 경영에 도움이 됩니다. 이러한 경제적인 이유 외에 검사는 문진이나 신체검진보다 훨씬 객관적이고 정확하기 때문입니다. 만약 환자를 진료하는데 문제가 발생하여 소송으로 이어질 경우 법원에서는 의사들에게 검사를 하지 않았다는 이유로 책임을 묻는 경우가 많습니다. 이러한 상황에서 의사들은 문진이나 신체검진보다는 검사에 더욱 의지하게 되었습니다. 이러한 이유로 환자와 상담하는 시간이 줄고 검사는 더 많아져 결국 환자가 부담해야 할 비용은 증가하게 되었습니다.

22. Norcini JJ, et al. Patients of doctors further from medical school graduation have poorer

outcomes. Med Educ 2017;51:480–489.

23. Choudhry NK, et al. Systematic review: the relationship between clinical experience and quality of health care. Ann Intern Med 2005;142:260–273.

24. Tsugawa Y, et al. Age and sex of surgeons and mortality of older surgical patients: observational study. BMJ 2018;361:k1343.

25. Simons LA, et al. Long–term persistence with a single–pill, fixed–dose combination therapy versus two pills of amlodipine and perindopril for hypertension: Australian experience. Curr Med Res Opin 2017;33:1783–1787.\

26. 대학교수들은 환자가 아닌 특정 질병에 특화되어 있다 보니 환자가 어디가 원인인지 명확하게 가리기 어려운 모호한 증상으로 내원하면, 교수들은 자신의 전문분야에 관련된 여러 비싼 특수검사를 시행하는 경우가 많고 여기서 나오지 않은 경우 '당신의 증상은 OO병이 아닙니다.'라고 이야기하는 경우가 많습니다. 많은 검사로 인하여 고통과 비용을 감당한 환자로서는 교수의 이러한 설명이 황당하고 오히려 답답할 수 있습니다. 하지만 교수는 자신의 분야에 대하여 여러 검사를 시행하였지만 검사에서 특별한 이상소견이 나오지 않았다는 것을 확인한 것일 뿐입니다.

27. 환자 80%, "병원도 돈 벌어야 한다". 메디게이트 뉴스 2017.7.17.

28. 박사학위는 수많은 질병 가운데에서 특정한 질병 하나를 선정하여 그 분야를 연구한 후 제출한 논문이 통과하면 취득할 수 있습니다. 박사학위란 해당 의사가 얼마나 공부를 많이 했는지, 앞으로 연구자로서 가능성을 보여주는 것이지 그것만으로는 치료 수준을 보장해 주지 않습니다.

29. 의사들은 체계적으로 의무기록을 작성하는 것을 배우는데 여기서 가장 중요한 것은 환자가 호소하는 주된 증상이 무엇인지 여부입니다. 예를 들어 환자가 가슴이 답답하고 숨이 차고 두근거린다고 병원을 내원하게 되면 많은 의사들은 그중에서 가장 불편한 것이 무엇인지 반문합니다. 환자의 입장에서는 약간 어이가 없을 수도 있지만 이렇게 의사가 물어보는 이유는 가장 주된 증상 위주로 검사를 구성하기 때문입니다. 일부 환자들의 경우 여러 증상이 혼재되어 있는 경우도 있지만 의사를 만나기에 앞서 자신에게 어떠한 증상이 가장 불편한지를 우선 생각해보는 것이 좋습니다.

30. 동반된 증상이란 핵심적인 주된 증상 외에 동반되거나 부수적인 증상을 말합니다. 예를 들어 가슴이 아픈 것이 가장 불편하다면 이 증상을 주증상으로 할 수 있습니다. 하지만 이 외에도 두근거림이나 호흡곤란 같은 증상이 있기는 하지만 가슴 통증만큼 불편하지 않다면 이는 동반증상 혹은 부가적 증상이라고 할 수 있습니다. 하지만 동반증상이나 부수적인 증상을 너무 장황하거나 많은 시간을 들여 설명하는 것은 좋지 않습니다.

31. 의사들은 증상이 언제부터 어떻게 나타나는지를 매우 중요하게 여기기 때문에 언제부터 어떻게 증상이 시작되는지 진료를 보기 전에 머릿속으로 정리를 하는 것이 좋습니다. 증상이 시작된 시기를 정확하게 이야기할 수 있으면 좋겠지만 잘 모르는 경우가 더 많습니다. 이런 경우 언제부터 시작되었는지를 대략적으로 생각하고 말합니다. 또한 증상이 얼마나 지속이

되는지, 어떨 때 증상이 나타나는지, 그리고 어떨 때 증상이 호전되는지, 증상이 얼마나 자주 발생하는지 등 증상에 대하여 구체적으로 이야기하는 것이 좋습니다. 예를 들어 가슴통증으로 병원을 방문하는 경우 가슴 통증이 언제부터 시작되었는지, 증상의 양상이 바늘로 찌르는 것 같은지 아니면 조이는 듯한 통증인지, 증상이 얼마나 지속이 되는지, 어떨 때 증상이 악화되고 어떨 때 증상이 호전되는지, 얼마나 자주 발생하는지, 최근에 증상이 악화되거나 변하지는 않았는지 변했다면 어떻게 변했는지 등을 미리 생각하고 담당 의사에게 정리해서 설명하면 문진에 걸리는 시간을 줄이고 필요한 검사나 조치를 빠르게 받을 수 있습니다.

32. 의사를 만나 진료를 하면 의사는 환자에게 처방전을 줍니다. 환자는 의사로부터 받은 처방전을 약국에 제출하면 약사는 처방전에 따라 약을 조제해 줍니다. 원칙적으로 의사는 약 처방전을 환자에게 두 장 발급하도록 되어 있습니다. 이 중에서 한 장은 약국에 제출하고 다른 한 장은 환자가 보관하게 됩니다. 종합병원은 이 원칙을 잘 지키고 있지만 동네 의원의 경우 약국 제출용으로 한 장만 주는 경우가 흔합니다. 따라서 처방전을 한 장만 받은 경우 약국에 처방전을 제출하기 전에 휴대폰으로 사진을 찍어 저장해 놓는 것이 좋습니다. 만약 다른 이유로 다른 병원에 방문하여 현재 무슨 약을 먹고 있는지 물어보는 경우 저장해 놓은 휴대폰 사진을 보여주면 되기 때문입니다. 남아 있는 처방전이 없다고 해서 너무 걱정할 필요는 없습니다. 많은 약국에서 약봉지에 복용 중인 약의 이름과 복용법에 대한 설명을 기술해 놓은 경우가 많기 때문에 약국에서 준 약봉지를 가지고 있으면 현재 먹는 약물에 대하여 알 수 있습니다. 만약 처방전이나 약봉지가 없다면 최소한 자신이 다니는 약국이나 동네 병의원 전화번호만은 알고 있으면 도움을 받을 수 있습니다. 필요한 경우 약국이나 동네 병의원에 전화하면 현재 복용하고 있는 약의 이름과 용량을 알 수 있습니다.

33. 약국에서 처방전 없이 구입이 가능한 약을 일반의약품이라고 합니다.

34. 가장 대표적인 것이 아스피린이나 클로피도그렐과 같은 항혈전제입니다. 만약 허혈성심장질환으로 관상동맥에 스텐트를 삽입한 사람은 평생 동안 항혈전제를 복용해야 합니다. 하지만 일부 사람들은 항혈전제를 복용하고 나서 속이 아프거나 아니면 온몸에 멍이 들게 됩니다. 이러한 부작용이 발생했다는 이유로 그냥 항혈전제를 중단하는 경우 삽입된 스텐트에 혈전이 발생하면서 스텐트 혈전증이라는 치명적인 합병증이 발생할 수 있습니다.

35. 식품을 만든 날로부터 유통과 판매가 허용된 기간으로 일반적으로 식품이 상하는 시점에서 50~70% 앞선 기간으로 정해진 날입니다.

36. 식품을 적절히 보관했을 때 소비자가 먹어도 안전한 기간으로 일반적으로 식품이 상하는 시점에서 80~90% 앞선 기간으로 정해진 날입니다.

37. 의사가 처방전을 작성할 때 처방되는 약을 어떻게 처방해야 하는지에 따라 크게 성분명 처방과 상품명 처방이 있습니다. 예를 들면 쉽게 이해할 수 있습니다. 우리가 잘 알고 있는 '타이레놀'의 경우 '타이레놀'은 제약회사의 상품명이고 성분명은 '아세트아미노펜'입니다. 상품명 처방이란 처방전에 '타이레놀'이라는 특정 제약회사의 상품명을 처방하는 것입니다. 이에 비하여 성분명 처방이란 '타이레놀'을 처방하는 것이 아니라 '아세트아미노펜'을 처방하면 약사가 같은 성분을 가진 상품들 중에서 하나를 선택하여 조제하는 방식을 말합니다. 현재 우

리나라에서는 상품명 처방방식을 따르고 있습니다. 이러한 상품명 처방의 문제점은 한 성분에 수십 개의 제약회사가 약을 만들기 때문에 약국은 이러한 약들을 모두 구비할 수 없다는 문제가 있습니다. 다만 병의원 인근 약국들은 근처 병의원서 처방되는 약을 잘 알기 때문에 구비되어 있는 경우가 많아 대체조제가 거의 없습니다. 하지만 병의원서 먼 약국들은 해당 약물을 구비하지 못한 경우가 많아 같은 성분을 가진 다른 회사의 약물로 대체 조제하는 경우가 종종 있습니다.

38. Roest AM, et al. Anxiety and risk of incident coronary artery disease: a meta-analysis. J Am Coll Cardiol 2010;56:38–46.
39. Perez-Pinar M, et al. Anxiety disorder and risk of stroke: a systematic review and meta-analysis. Eur Psychiatry 2017;41:102–108.
40. Smith KJ, et al. Investigating the longitudinal association between diabetes and anxiety: a systematic review and meta-analysis. Diabetic Care 2018;35:677–693.
41. Pan Y, et al. Association between anxiety and hypertension: a systematic review and meta-analysis. Neuropsychiatr Dis Treat 2015;11:1121–1130.
42. Schnabel L, et al. Association between ultraprocessed food consumption and risk of mortality amoing middle-aged adults in France. JAMA Intern Med 2019;179:490–498.
43. Srour B, et al. Ultraprocessed food consumption and risk of type 2 diabetes among participants of the NutriNet-Sante Prospective cohort. JAMA Intern Med 2020;180:283–291.
44. Srour B, et al. Ultra-processed food intake and risk of cardiovascular disease: prospective cohort study (NutriNet-Sante). BMJ 2019;365:l1451.
45. Qin P, et al. Fried-food consumption and risk of cardiovascular disease and all-cause mortality: a meta-analysis of observational studies. Heart 2021;0;1–9.
46. Wang X, et al. Fruit and vegetable consumption and mortality from all causes, cardiovascular disease, and cancer: systemic review and dose-response meta-analysis of prospective cohort studies. BMJ 2014;349:g4490.
47. He FJ, et al. Fruit and vegetable consumption and stroke: meta-analysis of cohort studies. Lancet 2006;367:320–326.
48. Kivimaki M, et al. "Long working hours and risk of coronary artery disease and stroke: a systematic review and metaanalysis of published and unpublished data for 603,838 individuals", Lancet 2015;386:1739–1746.
49. Virtanen M, et al. "Overtime work and incident coronary heart disease: the Whitehall II prospective cohort study". Eur Heart J 2010;31:1737–1744.
50. Kivimaki M, et al. "Using additional information on working hours to predict coronary artery disease: a cohort study." Ann Intern Med 2011;154::457–463.

51. Virtanen M, et al. "Long working hours and alcohol use: systematic review and metaanalysis of published studies and unpublished individual participant data." BMJ 2015;350:g7772.

52. Patterson F, et al. Smoking, screen-based sedentary behavior, and diet associated with habitual sleep duration and chronotype: Data from the UK Bank. Ann Behav Med 2016;50:715–726.

53. Nauha L, et al. Chronotypes and objectively measured physical activity and sedentary time at midlife. Scand J Med Sci Sports 2020;30:1930–1938.

54. Henson J, et al. Physical behaviors and chronotype in people with type 2 diabetes. BMJ Open Diabetes Res Care 2020;8:e001375.

55. Yu JH, et al. Evening chronotype is associated with metabolic disorders and body composition in middle-aged adults. J Clin Endocrinol Metab. 2015;100:1494–1502.

56. Sakurada K, et al. Associations of frequency of laughter with risk of all-cause mortality and cardiovascular disease incidence in a general population: findings from the Yamagata study. J Epidemiol 2020;30:188–193.

57. Hayashi K, et al. Laughter and Subjective Health Among Community-Dwelling Older People in Japan: Cross-Sectional Analysis of the Japan Gerontological Evaluation Study Cohort Data J Nerv Ment Dis. 2015;203:934–942.

58. Nagai M, et al. Does variety of social interactions associate with frequency of laughter among older people? The JAGES cross-sectional study. BMJ Open 2021;11:e039363.

59. Tamada Y, et al. Does laughter predict onset of functional disability and mortality among older Japanese adults? The JAGES prospective cohort study. J Epidemiol 2021;31:301–307.

60. Tamada Y, et al. Does laughing with others lower the risk of functional disability among older Japanese adults? The JAGES prospective cohort study. Prev Med 2022;155:106945.

61. Sakurada K, et al. Associations of frequency of laughter with risk of all-cause mortality and cardiovascular disease incidence in a general population: findings from the Yamagata study. J Epidemiol 2020;30:188–193

62. Bennett MP, et al. The effect of mirthful laughter on stress and natural killer cell activity. Altern Ther Health Med. 2003;9:38-45.

63. Hayashi K, et al. Laughter lowered the increase in postprandial blood glucose. Diabetes Care. 2003;26: 1651-1652.

64. Toda M, et al. Effect of laughter on salivary endocrinological stress marker chromogranin A. Biomed Res. 2007;28:115-118

65. Steptoe A, et al. Social isolation, loneliness, and all-cause mortality in older men and

women. Proc Natl Acad Sci USA 2013;110:5797–7801.

66. Akhter-Khan SC, et al. Associations of loneliness with risk of Alzheimer's disease dementia in the Framingham Heart Study. Alzheimers Dement 2021;17:1619–1627.

67. Valtorta NK, et al. Loneliness, social isolation and risk of cardiovascular disease in the England Longitudinal Study of Ageing, Eur J Prev Cardiol 218;25:1387–1396.

68. Shanker A, et al. Social isolation and loneliness: relationship with cognitive function during 4 years of follow-up in the English Longitudinal Study of Ageing. Psychosom Med 2013;75:161–170.

69. Golaszewski NM, et al. Evaluation of social isolation, loneliness, and cardiovascular disease among older women in the US. JAMA Netw Open 2022;5:e2146461.

70. Golaszewski NM, et al. Evaluation of social isolation, loneliness, and cardiovascular disease among older women in the US. JAMA Netw Open 2022;5:e2146461.

71. Okuzono SS, et al. Ikigai and subsequent health and wellbeing among Japanese older adults: longitudinal outcome-wide analysis. Lancet Reg Health West Pac 222;21:100391.

72. Sone T, et al. Sense of life worth living (ikigai) and mortality in Japan: Ohsaki Study. Psychosom Med 2008;6:709–715.

73. Cohen R, et al. Purpose in life and its relationship to all-cause mortality and cardiovascular events: a meta-analysis. Psychosom Med 2016;78:122–133.

74. Okuzono SS, et al. Ikigai and subsequent health and wellbeing among Japanese older adults: longitudinal outcome-wide analysis. Lancet Reg Health West Pac 222;21:100391.

제2장. 똑똑한 환자가 병원 이용할 때 알면 좋은 상식

75. 예외적으로 질병이 경증질환과 중증질환이 혼재되어 있고 주상병이 중증질환이라면 이전과 같습니다. 또한 이러한 차등적용은 외래에서 발급된 원외처방에 의한 약국조제에만 적용되며 입원환자에게는 적용되지 않습니다.

76. 부산지방법원 2020.2.3. 선고 2019고단 2637, 4359(병합) 판결

77. 대법원 2015.11.27. 2011다28939 판결

78. 의협신문, 과실 인정 후 환자 계속 입원… 진료비 한 푼도 못 받는다. 2019.11.28.

79. 미국 실리콘벨리 스타트업인 '앤서블 헬스(Ansible Health)' 연구진은 챗GPT로 USMLE(미국의사면허시험, United States Medical Licensing Examination)를 실시한 결과, 50퍼센트 이상 정확도를 보여주며 통과했다는 연구 결과를 지난 1월 21일 의학논문 사전공개 사이트 '메드아카이브(medRxiv)'에 발표했다. 연구진은 챗GPT가 의대생 2학년을 대상으로 하는 스텝1, 4학년 대상 스텝2, 레지던트 1년차 대상 스텝3 문제를 풀게 했다. 연구에는 USMLE 웹사이트

에 공개된 샘플 문제 376문항 중 챗GPT가 인식할 수 있는 텍스트 기반 305문항이 사용됐다. 그 결과, 챗GPT는 모든 시험에서 50~60퍼센트 이상 정확도를 보였다. 이 정도 수준이면 무난히 USMLE를 통과할 수 있다는 게 연구진의 설명이다. 출처 : 청년의사(http://www.docdocdoc.co.kr).2023.02.04

80. 꽃길 걷던 인공지능, 가시밭길 접어든 이유는? 메디칼업저버, 2019.1.3.

81. 의료 AI 효시 왓슨 역사속으로... 토종 인공지능 미래는? 메디칼타임즈, 2022.2.3.

82. Nam JG, et al. Development and validation of deep learning-based automatic detection algorithm for malignant pulmonary nodules on chest radiographs. Radiology 2019;290:218-228.

83. 양성(僞陽性)이란 어떤 질환에서 양성을 나타내는 검사가, 그 질환에 걸리지 않은 사람에게서도 양성을 나타내는 현상을 말합니다. 따라서 스크리닝테스트에 있어서 양성반응으로 판단된 자에 대한 2차 검사에서 질병이 없는 것으로 판단된 자의 비율이 위양성율(僞陽性率, false positive error rate)입니다.

84. 위음성율(false negative rate , 僞陰性率)은 스크리닝테스트에 있어서 음성반응으로 판단된 자 가운데 2차 검사에서 질병이 있다고 판단되는 자의 비율을 말합니다.

85. McKimmey SM, et al. International evaluation of an AI System for breast cancer screening. Nature 2020;577:89-94.

86. 공익적인 이유로 특정 환자의 허락을 받지 않고 환자의 민감 의료 정보를 열람한 후, 그 내용을 언론에 공개하는 대신 검찰과 같은 공공기관에 수사를 요청하며 넘겼다면 이런 행위는 공익을 위한다는 이유로 보호받아야 하는 행위인가 아니면 직무상 비밀 준수 의무를 위반한 것인지에 대하여 최근 판결이 있었습니다.
   2017년 서울의 한 대학병원 성형외과 A 교수가 8명의 환자들에게 대리 수술을 시키고 이를 직접 집도한 것처럼 허위 사실을 진료기록부에 작성하는 것을 본 전공의 B는 다른 전공의들과 함께 한 환자의 사흘 치 수술 기록지를 열람하고 그 사본을 검찰에 제출하였는데 자신의 의료정보가 유출된 피해 당사자인 C가 2018년 5월 의료법 위반 등의 혐의로 전공의 B를 고소한 사건이 있었습니다. 1심에서는 전공의에게 유죄를 선고하였지만 2심 재판부는 수술실 간호기록지 등 의료기록이 대리수술 혐의를 입증하기 위한 가장 유효적절한 수단이고, 전공의 입장에서는 담당 교수의 의료법 위반 혐의를 입증할 만한 다른 적법한 수단도 없었을 뿐 아니라 의료기록을 첨부하지 않고 고발했다고 하더라도 결국 해당 자료가 나중에 수사기관에 제공될 수밖에 없었을 것으로 보인다고 하면서 무죄를 선고하였습니다. 즉 법원은 개인 의무기록이 유출되어 침해된 법익보다 대리 수술을 방지함으로써 보호되는 사람들의 생명과 신체에 관한 법익이 더 중요하기 때문에 전공의들의 행위가 사회통념 상 허용될 만한 정도의 타당성이 있어 위법성이 없는 것으로 판단한 것입니다.

87. 객관성이란 누구에게나 인정을 받는 방식을 말합니다.

88. 재현성이란 누구에게도 똑같은 치료를 하면 같은 효과를 낼 수 있어야 함을 말합니다.

89. 보편성이란 어디에서나 똑같은 치료를 하면 같은 효과를 낼 수 있어야 함을 말합니다.

90. 국가인권위원회 22진정0065200 결정
91. Tsugawa T, et al. Comparison of hospital mortality and readmission rates for Medicare patients treated by male vs female physicians. JAMA Intern Med 2017;177:206;213.
92. Tsugawa Y, et al. Age and sex of surgeons and mortality of older surgical patients: observational study. BMJ 2018;361:k1343.
93. Wallis CJ, et al. Comparison of postoperative outcomes among patients treated by male and female surgeons : a population based matched cohort study. BMJ 2017;359:j4366.
94. Berthold HK, et al. Physician gender is associated with the quality of type 2 diabetes care. J Intern Med 2008;264:340–350.
95. Baumhakel M, et al. Influence of gender of physicians and patients on guideline–recommended treatment of chronic heart failure in a cross–section study. Eur J Heart Fail 2009;11:299–303.
96. Reid RO, et al. Associations between physician characteristics and quality of care. Arch Intern Med 2010:170:1442–1449.
97. Frank E, Harvey LK. Prevention advice rates for women and men physicians. Arch Fam Med 1996;5:215–219.
98. Roter DL, Hall JA. Physician gender and patient–centered communication: a critical review of empirical research. Annu Rev Public Health 2004;25:497–519.
99. Ganguli I, et al. Physician work hours and the gender pay gap–Evidence from primary care. N Engl J Med 2020;383:1349–1357.
100. Rochon PA, et al. Comparison of prescribing practice for older adults treated by female versus male physician : a restrospective cohort study. PLos One 2018;13:e0205524.
101. Shah R, Ogden J. What's in a face? The role of doctor ethnicity, age and gender in the formation of patients' judgments: an experimental study. Patient Educ Couns 2006;60:136–141.
102. Norcini JJ, et al. Patients of doctors further from medical school graduation have poorer outcomes. Med Educ 2017;51:480–489.
103. Tsugawa Y, et al. Physician age and outcomes in elderly patients in hospital in the US: observational study. BMJ 2017;357:j1797.
104. Tsugawa Y, et al. Age and sex of surgeons and mortality of older surgical patients: observational study. BMJ 2018;361:k1343.
105. Choudhry NK, et al. Systematic review: the relationship between clinical experience and quality of health care. Ann Intern Med 2005;142:260–273.
106. Shah R, Ogden J. What's in a face? The role of doctor ethnicity, age and gender in the

formation of patients' judgments: an experimental study. Patient Educ Couns 2006;6:136-141.

107. Tsugawa Y, et al. Quality of care delivered by general internists in the US hospitals who graduate from foreign versus US medical schools: observational study. BMJ 2017;356:j273.

108. Tsugawa Y, et al. Comparison of patient outcomes of surgeons who are US versus international medical graduates. Ann Surg 2021;264:e1047-1055.

109. 대법원 2022.1.27. 선고 2021다265010 판결

110. 보건복지부 보건의료정책과-5266

111. 대법원 1996.06.25. 선고 94다13046 판결

112. 서울북부지방법원 2017.12.22. 선고 2016고단5902 판결. 의료인에게 진료 거부 금지 위반으로 인정되는 사례가 많지는 않습니다. 이는 현실적으로 의사가 의료기관을 방문한 환자에게 진료를 거부하는 사례가 극히 드물기도 하지만 진료 거부를 당한 환자는 다른 의료기관에서 필요한 의료서비스를 받을 수 있기 때문이기도 합니다. 하지만 드물게 진료 거부와 관련된 사건들이 발생합니다. 이에 대한 상당수는 환자가 전원 또는 퇴원조치에 불만을 제기하거나 의료기관을 방문하는 과정에서 사망하는 경우에 발생하는 경우가 많습니다. 또한 환자들이 진료 거부 금지에 대한 내용을 가지고 의사를 고발하겠다고 하는 등 악용하는 경우도 종종 있습니다.

113. 의료사고 늘어나는데…의료배상공제 가입률 30% 그쳐. 한국공제보험신문, 2021.09.27.

114. 의료과오소송의 경우 가장 쟁점이 되는 문제는 의사의 과실 및 그 과실과 손해와의 인과관계에 대한 증명입니다. 즉 원고(환자측)는 의료과실이 존재하는지, 그로 인하여 손해가 발생하였는지, 그 의료과실과 발생한 손해사이의 인과관계가 있는지를 입증하여야 합니다. 일반적으로 이러한 입증책임은 원칙상 원고(환자측)에게 있습니다. 하지만 의료행위가 전문적인 분야이기 때문에 의료에 대하여 잘 알지 못하는 환자측은 의사와 정면으로 대결하여 자신의 주장을 조리 있게 전개하고 증거를 제시하기 어려운 면이 있어 최근에는 원고측(환자측)의 입증책임의 문제를 경감시키거나 피고측(의사측)에 과오가 없음을 증명할 것을 요구하기도 하는데 이를 입증책임의 전환이라고 합니다.

115. 민사소송을 위해 서류접수 시 붙여야 하는 인지금액을 말합니다.

116. 감정이란 법관이 재판을 할 때 법관이 잘 모르는 분야에 대하여 해당분야의 전문가에게 의견을 구하는 것으로 해당사건과 관련이 없는 제3자로서 특별한 지식이나 경험을 가진 전문가가 해당분야에 대한 전문적인 평가나 의견을 제공하는 절차입니다. 하지만 의료소송의 주된 자료인 의료기록을 감정하는 감정인은 의사(대부분 현직 대학교수)이기 때문에 이로 인하여 평등하지 않다고 주장하는 사람도 있습니다.

117. 증인이 법원에 출석을 위해 실제로 이용한 비용(일당, 교통비, 숙박비)으로 증인을 신청한 신청인이 비용에 대한 책임을 지지만 이러한 비용은 신청인이 직접 증인에게 제공하는 대신 법원에서 지불하게 됩니다.

118. 조정이란 의료분쟁이 발생하면 이 사건에 대하여 제3자인 한국소비자원 또는 의료중재원은 의료사고의 사실관계를 조사하여 검토한 후에 이에 대한 해결책을 제시하고 그 조정한 내용에 대하여 피고자(병원 측)와 원고자 당사자(환자 측) 쌍방이 동의하면 그 효력이 발생하는 것을 말하며 양측에서 동의한 경우 재판상 화해(쌍방의 합의가 성립하여 이를 조서화한 것으로 소송이 종결되며, 이 조서에 기재한 당사자 간의 합의는 확정판결과 동일한 효력이 있습니다)와 동일한 효력을 가지게 됩니다. 이에 비하여 중재란 제3자인 의료중재원이 사실관계를 확인하고 검토한 후에 해결책을 제시하게 되면 양 당사자의 동의 없이 효력이 발생하게 되며 재판상 확정판결과 동일한 효력을 지니게 됩니다.

119. 의료소송, 큰돈 들여 지는 싸움. 경향신문. 2019.08.03.

120. 남을 대신하여 빚을 갚아준 사람이 다른 연대채무자나 주된 채무자에게 그만큼의 재산 보상을 요구할 수 있는 권리를 말합니다.

121. 신해철법 시행 3년, 의료분쟁 자동개시 절반은 '조정' 안돼. 메디컬옵저버, 2020.10.7.

122. "의료정보 방송 출연시켜 줄테니 660만원만 '협찬'하세요. 청년의사, 2022.10.25.

123. '네이버' 방치하면 광고심의 단속 하나마나, 헬스코리아뉴스, 2015.3.9.

124. 묻지도 따지지도 않는 '기사형 광고', 사기성 사업에 악용. 경찰이 사기 혐의로 수사하는데 00일보는 '유망 산업'으로 소개…투자자 혼란, 투자자 현혹하는 '기사형 광고'… 00일보는 "대행사가 주는 대로 썼을 뿐", 줄어들지 않은 기사형 광고…, 언론사만 아는 'advertorial' 표기…, 한국은 '광고'라고 명확하게 표기하는 대신 'advertorial' 'promotion' 등 영문으로 광고임을 '꼼수 표기'하는 경우가 대부분이다. 글자 크기도 본문보다 작거나 같다. 한국광고자율심의기구 기사형 광고심의규정 심의세칙 제2조는 "'스폰서특집', '스폰서섹션', 'Promotion' 등과 같이 기사로 오인할 수 있는 표시를 하여서는 아니 된다"라고 정해두고 있지만, 독자가 오인하지 않도록 명확하게 '광고'라고 쓴 표기는 찾아보기 어렵다. 뉴스어디. 2023.11.20

125. 신의(神醫)라고 일컬어지는 중국의 전설적인 명의입니다.

126. Davit BM, et al. Comparing generic and innovator drugs: a review of 12 years of bioequivalent data from the United States Food and Drug Administration. Ann Pharmacother 2009;43:1583;1589.

127. Kasselheim AS, et al. Clinical equivalent of generic and brand-name drugs used in cardiovascular disease: a systemic review and meta-analysis. JAMA 2008;300:2514-2516.

128. 한국, 전세계 의약품 임상시험 점유율 '5위'...역대최고, 청년의사, 2023.4.14.

129. 제약사 임상시험 피해 4년 1822명···'사망 165명'」. 식약처 자료 분석, 약물이상사례 한국MSD '최다'···화이자·로슈도 '다수', 데일리메디, 2023.10.26.

130. 박민제, 박정인, 임상시험과 피험자보호에 관한 연구, 홍익법학, 제15권, 2014, p86-113

131. 약동학(pharmacokinetics)이란 약물의 흡수, 분포, 생체 내 변화 및 배설을 연구하는 분야이며, 약역학(pharmacodynamics)은 생체에 대한 약물의 생리학적 및 생화학적 작용과 그 작

용기전, 즉 약물이 일으키는 생체의 반응을 주로 연구하는 분야입니다.

132. 어떤 것이 해롭다는 암시나 믿음으로 약의 실제적인 효과나 반응을 부정적으로 나타나게 만드는 효과를 노시보효과(nocebo effect)라고 합니다.

133. 총 보유계약의 0.03%만을 차지하고 있는 단체 실손은 실적에서 제외

시장규모

- (보유계약) '22년 말 보유계약은 3,565만 건으로 전년 말(3,550만 건)보다 15만 건(+0.4%) 증가하였으며, 지속적인 증가세 유지
- (보험료수익) '22년 보험료수익은 13.2조원으로 전년(11.6조원)보다 1.6조원(+13.3%) 증가

금융감독원 보도자료. KDI 경제정보센터.https://eiec.kdi.re.kr. 2023.04.19.

134. 국민건강보험과 달리 보험비를 받기 까다로운 이유는 의료실비보험, 암보험, 종합건강보험 이윤을 추구하는 사보험회사에서 개발되고 판매되고 있기 때문입니다. 사보험회사들은 사기업이기 때문에 가입자의 이익보다는 회사의 이익을 우선하기 때문입니다. 실제로 보험회사는 매년 엄청난 이익과 함께 상당한 금액의 배당금을 주주들에게 지급하고 있습니다.

135. 서울고등법원 2022.1.20. 선고 2021나2013354, 2021나2013361 판결

136. 여기서 말하는 것은 행동경제학입니다. 행동경제학이란 주류경제학의 온전히 합리적인 인간이라는 주장을 부정하면서 경제주체들은 제한적으로 합리적이며 때로는 감정적으로 선택하는 경향이 있다는 것을 주장하며 이를 실제적으로 증명하면서 최근 많은 주목을 받고 있습니다.

137. 이렇게 서울이나 수도권에 위치한 대형종합병원 교수들이 대중매체에 자주 나오는 이유에 대하여 여러 해석이 있습니다. 우선 실제 소위 빅 5병원에 근무하는 교수들이 우리나라에서 가장 실력과 권위를 갖추었기 때문입니다. 둘째, 우리나라의 신문이나 TV 방송국 거의 대부분이 서울에 위치합니다. 따라서 이들이 의사들을 섭외할 때 자신들의 편의로 인하여 서울이나 수도권에 있는 대형종합병원을 선호한다는 것입니다. 셋째, 서울이나 수도권에 위치한 대학병원들은 주위에 유사한 규모의 병원들이 많아 경쟁에 치열합니다. 이러한 상황에서 생존하고 경쟁에 이기기 위해서 대중매체를 통한 광고와 홍보를 열심히 합니다. 이에 비하여 지역 대학병원들은 해당 지역에서는 경쟁이 거의 없는 독점적인 위치를 누리고 있습니다. 이러한 상황에서 굳이 시간과 노력, 비용이 많이 드는 광고와 홍보를 하지 않기 때문이라는 것입니다.

138. 도산 급증하는데 깜깜한 중소병원, 메디게이트뉴스, 2015.8.29. 김해시 대표 종합병원 도산 악재에도 시는 '침묵, 경남도민신문, 2023.10.29. 등

똑똑한 환자는 병원선택이 다르다

초판 1쇄 발행일　2024년 9월 12일

지은이　박창범
펴낸이　유성권
편집장　이재선
기 획　유지인
마케팅　김호철, 최성규, 김진형, 정명한, 김모란, 노예련,
한태수, 임예설, 김지현, 김채환, 박수경
판 형　152*224 mm

펴낸곳　범문에듀케이션
출판등록　2011년 1월 3일 제 2011-000001호
주소　서울시 양천구 목동서로 211 범문빌딩 (우 07995)
전화　02)2654-5131　팩스　02)2652-1500
홈페이지　www.medicalplus.co.kr

ISBN 979-11-5943-461-7 (03510)